临床护理理论与实践

主编◎吕文彦 赵西艳 高永美

王斐斐 张雅琳 李天宇

黑龙江科学技术出版社
HEILONGJIANG SCIENCE AND TECHNOLOGY PRESS

图书在版编目（CIP）数据

临床护理理论与实践 / 吕文彦等主编. -- 哈尔滨：
黑龙江科学技术出版社，2023.7
ISBN 978-7-5719-1980-1

Ⅰ.①临… Ⅱ.①吕… Ⅲ.①护理学 Ⅳ.①R47

中国国家版本馆CIP数据核字(2023)第107004号

临床护理理论与实践
LINCHUANG HULI LILUN YU SHIJIAN

作　　者	吕文彦　赵西艳　高永美　王斐斐　张雅琳　李天宇	
责任编辑	孔　璐	
封面设计	邓姗姗	
出　　版	黑龙江科学技术出版社	
	地址：哈尔滨市南岗区公安街70-2号　邮编：150007	
	电话：（0451）53642106　传真：（0451）53642143	
	网址：www.lkcbs.cn	
发　　行	全国新华书店	
印　　刷	黑龙江龙江传媒有限责任公司	
开　　本	787mm×1092mm　1/16	
印　　张	20.25	
字　　数	480千字	
版　　次	2023年7月第1版	
印　　次	2023年7月第1次印刷	
书　　号	ISBN 978-7-5719-1980-1	
定　　价	128.00元	

前　言

　　护理工作是为保持和促进人们健康服务的职业,对患者的生命健康负有重大责任。护理工作必须体现以健康为中心的服务思想,对人民大众的健康负责,护理工作人员要不断提高技术水平和服务质量。近年来,随着社会经济的发展,医学技术的进步,以及人民群众对健康和卫生保健需求的日益增长,人们对护理学科的地位有了更新的认识。在当前临床护理工作的经验基础上,参考大量的相关资料编写了本书。

　　本书对呼吸内科、心血管内科、消化内科、神经内科、泌尿外科、肛肠外科等疾病的护理内容进行详细阐述,内容丰富,重点突出,有较强的指导性。本书是一本简明、实用的临床常见病护理参考用书,可作为临床护理人员的指导用书,也可供相关学习者学习和参考。

　　由于编写经验和组织能力所限,加之时间有限,书中难免有不足之处,欢迎广大读者批评指正。临床使用过程中,建议读者在参考本书时根据临床实际情况判断,以避免产生疏漏。

编　者

目　　录

第一章 呼吸内科疾病的护理

第一节 肺炎

肺炎是一种常见的、多发的感染性疾病,是指肺泡腔和间质组织的肺实质感染。

一、诊断

(一)西医

肺炎的诊断标准为:①新出现或进展性肺部浸润性病变。②发热≥38℃。③新出现的咳嗽咳痰,或原有呼吸道疾病症状加重,并出现脓性痰,伴或不伴胸痛。④肺实变体征和(或)湿性啰音。⑤白细胞>10×10^9/L 或<4×10^9/L,伴或不伴核左移。以上①+②~⑤项中任何1项,并除外肺结核、肺部肿瘤、非感染性肺间质病、肺水肿、肺不张、肺栓塞等,肺炎的临床诊断确立。

(二)中医

根据其表现的主要症状不同,将其归属于中医的"咳嗽""肺热病"等范畴。

二、肺炎的分类

(一)西医

1.按感染来源分类

(1)细菌性肺炎:占成人各类病原体肺炎的80%,其重要特点是临床表现多样化、病原谱多元化、耐药菌株不断增加。

(2)真菌性肺炎:真菌引起的疾病是真菌病,肺部真菌占内脏深部真菌感染的60%以上,大多数为条件致病性真菌,以念珠菌和曲霉菌最为常见,除了可由多种病原体引起外,其他如放射性、化学、变态反应因素等亦能引起肺炎。

(3)非典型肺炎:是指由支原体、衣原体、军团菌、立克次体、腺病毒以及其他一些不明生物引起的肺炎。

2.按获病方式分类

(1)医院获得性肺炎:亦称医院内肺炎,是指患者入院时不存在、也不处在感染的潜伏期,入院48h后在医院(包括老年护理院、康复院)内发生的肺炎。我国 HAP 发病率1.3%~3.4%,是第1位的医院内感染(占29.5%)。

(2)社区获得性肺炎:又称院外肺炎,是指在医院外罹患的感染性肺实质炎症,包括有明确潜伏期的病原体感染而在入院后于平均潜伏期内发病的肺炎。

3.按部位分类

可分为大叶性肺炎、小叶性肺炎和间质性肺炎。

（二）中医辨证分型

1.风热犯肺证

症见咳嗽频剧，气粗声嘶，咽喉肿痛，咳痰不爽，痰黏稠色黄，咳时汗出，伴身热，口渴，恶风，头痛，鼻流黄涕，苔薄黄，脉浮数或浮滑。

2.痰热壅肺证

症见咳嗽气息粗促或喉中痰声，痰多黄稠，咳吐不爽，或有热腥味，吐血痰，胸胁胀满，咳时引痛，面赤，身热，口渴，舌质红，苔薄黄腻，脉滑数。

3.肺阴亏虚证

症见发病日久干咳，咳声短促，痰少黏白，或痰中带血，或声音逐渐嘶哑，口干咽燥，或午后潮热颧红，手足心热，盗汗，起病缓慢，日渐消瘦，神疲，舌红、少苔，脉细数。

三、治疗原则

细菌性肺炎治疗主要选择敏感抗菌药物及对症支持治疗。真菌性肺炎治疗目前尚无很理想的药物，临床所见真菌肺炎常继发于大量广谱抗生素、肾上腺皮质激素、免疫抑制药等的应用，也可因体内留置导管而诱发，因此，本病的预防比治疗更为重要。

（一）一般治疗

去除诱发因素，治疗基础疾病，调整免疫功能。

（二）对症治疗

加强营养支持，进食高热量、富含维生素、易消化的饮食；补充液体，维持水、电解质、酸碱平衡，对病情较重、病程较长、体弱或营养不良者应输鲜血或血浆，或应用人血清蛋白。合并休克患者应注意保证有效血容量，应用血管活性药物及正性心力药物。当有呼吸急促或有缺氧、发绀时给予氧疗，必要时予机械通气治疗；高热时予物理或药物降温，注意祛痰，采取的体位应有利于引流排痰，结合药物祛痰，必要时可经纤维支气管镜或人工气道吸痰、冲洗，当有剧咳或有剧烈胸痛时方考虑加用镇咳药物。

（三）抗生素治疗

抗菌治疗是决定细菌性肺炎预后的关键，正确选择和及早使用抗菌药物可降低病死率。治疗疗程根据病情轻重、感染获得来源、病原体种类和宿主免疫功能状态等有所不同，轻、中度肺炎可在症状控制后 3～7 天停药，病情较重者常需 1～2 周，金黄色葡萄球菌肺炎、免疫抑制宿主、老年人肺炎疗程适当延长；吸入性肺炎或伴肺脓肿形成真菌性肺炎时，总疗程则需数周至数月；抗感染治疗 2～3 天后，若临床表现无改善甚至恶化，应调换抗感染药物；若已有病原学检查结果，则根据病原菌体外药敏试验选用敏感的抗菌药物。

1.轻至中度肺炎常见病原菌

肠杆菌科细菌、流感嗜血杆菌、肺炎链球菌、甲氧西林敏感金黄色葡萄球菌。治疗抗生素可选择：①第二代及不具有抗假单胞菌活性的第三代头孢菌素。②β 内酰胺类和 β 内酰胺酶抑制药（如氨苄西林和舒巴坦）。③氟喹诺酮类（环丙沙星、诺氟沙星）或克林霉素联合大环内酯类。

2.重症肺炎常见病原菌

铜绿假单胞菌、耐药金黄色葡萄球菌（MRSA）、不动杆菌、肠杆菌属细菌、厌氧菌。治疗抗生素可选用喹诺酮类或氨基糖苷类联合下列药物之一。①抗假单胞菌 β 内酰胺类,如头孢他啶、头孢哌酮、哌拉西林、替卡西林、美洛西林等。②广谱 β 内酰胺类和 β 内酰胺酶抑制药(克拉维酸、头孢哌酮、哌拉西林和他唑巴坦)配伍。③碳青霉烯类(如亚胺培南)。④必要时联合万古霉素(针对 MRSA)。⑤当估计真菌感染可能性大时应选用有效抗真菌药物。

四、护理

(一)护理评估

1.健康史(生活史)

(1)家族史:了解家属中近期有否严重呼吸道感染病史。

(2)了解有无使用免疫抑制剂,有无局麻、全麻史。

(3)了解患者居住环境是否拥挤、潮湿、通风不良。经济条件和教育环境,近期有否遇到了生活灾难、工作压力增高等因素。

2.心理一社会评估

(1)了解患者及家属应对疾病的心理准备情况,是否存在焦虑不安、不知所措。

(2)了解患者的文化素养、家庭背景、经济条件、医疗保障及家庭社会人际关系以及家庭主要成员对患者的关心支持力度等。

(3)了解患者发热期间是否表现为情绪波动不安,因剧烈咳嗽、胸痛、呼吸困难导致痛苦等。

3.身体状况

(1)了解患者的各项生命体征,观察患者咳嗽的声音、频率、程度以及有无刺激性咳嗽等。

(2)观察患者咳痰的颜色、量、气味、喉中痰鸣音等情况。

(3)了解患者体温的变化,有无恶寒、出汗等情况。

(4)了解患者是否出现低氧血症,有无气急、发绀、呼吸急促等。

(二)一般护理

1.病室要求

保持病室安静、空气流通,每天开窗通风。若为金黄色葡萄球菌、铜绿假单胞菌感染者,应做好呼吸道隔离。

2.生活起居护理

(1)保持居室内空气新鲜、潮润,室温宜偏暖,特别禁止吸烟,避免一切刺激性气体和灰尘。

(2)应注意卧床休息,有喘息者宜取高枕位或半卧位。咳嗽多痰,应准备好痰具,放于患者易取之处,要求患者取侧卧位,还应定时更换体位以利痰液排出。

(3)保持口腔清洁,每天以等渗盐水或中药漱口液漱口和擦拭,注意口腔有无真菌感染及黏膜变化。

(4)肺炎患者,因表气虚,易感外邪,要提醒患者避风保暖,以免加重病情。

(5)食醋熏蒸法:每立方米空间用食醋 1～2mL 加 1～2 倍水稀释后加热熏蒸做空气消毒。

3.饮食护理

饮食宜清淡可口、易消化、有营养,特别是富含维生素 A、维生素 C 的食物,如胡萝卜、番茄、白萝卜、绿叶蔬菜等。忌生冷、过咸、辛辣、油腻食物及烟、酒等刺激性的物品,以免加重症状。喝淡盐水化痰,适量的饮水能稀释痰液,有利于排痰。

(1)风热犯肺证:咳嗽可用金银花、枇杷叶泡水代茶频饮,或以丝瓜炖汤以疏风化痰止咳。痰多黄黏用萝卜汁炖冰糖以清热化痰。

(2)痰热壅肺证:多食白萝卜、梨、荸荠和新鲜蔬菜。

(3)肺阴亏虚证:饮食宜进滋补肺阴、清热化痰之品。

4.情志护理

做好心理护理,由于病情多易反复,患者容易产生失望、焦虑、愤怒悲观等不良情绪,应重视情志护理,提高其对治疗的信心。使患者消除不良情绪,保持情绪稳定,怡情放怀,能使气机通畅,有利于康复。多与患者交流,使其了解有关疾病的知识及治疗情况,对于吸烟患者,积极开展戒烟咨询和心理上的支持,使其能配合治疗和护理。

5.给药护理

(1)按医嘱坚持用药,切勿时停时用,以防止慢性阻塞性肺气肿及肺心病的发生。

(2)结合细菌培养结果,选择合适抗生素以控制感染。

(3)对伴有喘病者,应慎用镇静剂,如吗啡类。可致呼吸抑制药物更要禁用。

(4)中药按中医辨证选用。

(5)根据"冬病夏治"原则,慢性支气管炎的患者应在夏季就开始应用扶正固本的方剂,如补肺汤或七君子汤加减;或在夏末秋初开始采用菌苗疗法,如注射核酪、服用气管炎菌苗等,这些措施均需在医生指导下采用。

(6)患者出现痰液黏稠或痰少咳剧等症状,可口服复方甘草合剂或其他祛痰止咳药物;药物应饭后服用,尤其是含有甘草的药物,如复方甘草合剂、复方甘草片等,如空腹服用对胃黏膜刺激较强,会产生不适;合剂药物服用后,不要马上饮水,以保持咽部局部作用,止咳效果会更好。

(7)对于喘息型慢性支气管炎或并发肺气肿的患者,应选用解痉平喘的药物,如氨茶碱、喘定、沙丁胺醇气雾剂等,如有明显的呼吸加快、呼吸费力,应行氧疗。

(8)在服用利尿剂期间,应注意补钾,除了服用药物氯化钾外,多食橘子、橙或饮用鲜橙汁都可起到补钾作用。

(三)症状护理

1.咳嗽咳痰

(1)保持病室空气新鲜、温湿度适宜,温度保持在18～22℃,湿度控制在50%～60%。减少环境的不良刺激,避免寒冷或干燥空气、烟尘、花粉及刺激性气体等。

(2)使患者保持舒适体位,咳嗽胸闷者取半卧位或半坐卧位,持续性咳嗽时,可频饮温开水,以减轻咽喉部的刺激。

(3)每天清洁口腔2次,保持口腔卫生,有助于预防口腔感染、增进食欲。

(4)密切观察咳嗽的性质、程度、持续时间、规律以及咳痰的颜色、性状、量及气味,有无喘促、发绀等伴随症状。

(5)加强气道湿化,痰液黏稠时多饮水,在心肾功能正常的情况下,每天饮水1500mL以上，必要时遵医嘱行雾化吸入，痰液黏稠无力咳出者可行机械吸痰。

(6)协助翻身拍背，指导患者掌握有效咳嗽、咳痰、深呼吸的方法。

(7)遵医嘱给予止咳、祛痰药物，用药期间注意观察药物疗效及不良反应。

(8)耳穴贴压(耳穴埋豆)：遵医嘱耳穴贴压(耳穴埋豆)，根据病情需要，可选择肺、气管、神门、皮质下等穴位。

(9)穴位贴敷：遵医嘱穴位贴敷，三伏天时根据病情需要，可选择肺俞、膏肓、定喘、天突等穴位。

(10)拔火罐：遵医嘱拔罐疗法，根据病情需要，可选择肺俞、膏肓、定喘、脾俞、肾俞等穴位。

2.发热

(1)保持病室整洁、安静，空气清新流通，温湿度适宜。

(2)体温 37.5℃ 以上者，每 6h 测体温、脉搏、呼吸 1 次，体温 39.0℃ 以上者，每 4h 测体温、脉搏、呼吸 1 次，或遵医嘱执行。

(3)采用温水擦浴、冰袋等物理降温措施，患者汗出时，及时协助擦拭和更换衣服、被褥，避免汗出当风。

(4)做好口腔护理，鼓励患者经常漱口，可用金银花液等漱口，每天饮水≥2000mL。

(5)饮食以清淡、易消化、富营养为原则。多食新鲜水果和蔬菜，进食清热生津之品，如苦瓜、冬瓜、绿豆、荸荠等，忌煎炸、肥腻、辛辣之品。

(6)遵医嘱使用发汗解表药时，密切观察体温变化及汗出情况以及药物不良反应。

(7)刮痧疗法：感受外邪引起的发热，遵医嘱刮痧疗法，可选择大椎、风池、肺俞、脾俞等穴位。

五、健康教育

(一)影响肺炎的危险因素

1.环境因素

感染、毒气、化学物质、药物、放射线以及食物呕吐物的吸入，受凉、劳累可诱发。

2.疾病因素

变态反应、风湿性疾病等。

3.年龄身体因素

儿童、年老体弱、身体抵抗能力下降易患本病。

(二)常用药物的不良反应及注意事项

1.常用药物的不良反应

常见药物有抗生素(如青霉素、头孢类、氟喹诺酮类)，用药过程中可出现皮肤瘙痒或皮疹、腹泻、胃部不适等；氨溴索类祛痰药偶见过敏性皮疹，注射时可出现心悸、恶心、胸闷、皮肤瘙痒等变态反应。

2.用药注意事项

应用青霉素前必须询问有无过敏性疾病史，以往用青霉素后有无皮疹发热等变态反应，用药前务必做青霉素皮试；本品稀释后应立即使用，因为久置可使效价降低；门诊患者尤其是初次用药后，可休息 15～30min 再离开，以便于医务人员的观察。使用氨溴索类祛痰药时，对于妊娠 3 个月内的孕妇和胃溃疡患者慎用。

(三)肺炎的饮食禁忌

1.忌食温热生痰食物

如白果、柑、胡椒、龙眼肉,以保护呼吸道黏膜,增强抗病能力。

2.忌烟

香烟中的化学品及吸烟时喷出的烟雾对肺炎患者都会有直接的影响,因为它们会刺激呼吸道,患者也要尽量避免吸入二手烟。

(四)肺炎对人体健康的危害

1.高热

肺炎链球菌感染时,可引起体温升高、多汗等,甚至并发感染性休克。

2.心律不齐

并发心肌炎时出现心律失常,如期前收缩、阵发性心动过速或心房纤颤。

六、出院指导

1.肺炎虽可治愈,但若不注意身体,易复发。

2.出院后应戒烟,避免淋雨、受寒,尽量避免到人多的公共场所。室内经常开窗通风,防止感冒,及时治疗上呼吸道感染,1 个月以后回院复查 X 线胸片。

3.合理饮食,保持心情愉快,增强机体抵抗力。

4.积极参加力所能及的体育锻炼,如打太极拳、练气功等,以调节呼吸,增加肺活量,使支气管肌肉松弛,提高呼吸道纤毛清除能力,以免细菌生长繁殖。

5.如有高热、寒战、胸痛、咳嗽、咳痰立即就诊。必要时可接受流感疫苗、肺炎球菌疫苗注射。

第二节　慢性阻塞性肺疾病

慢性阻塞性肺疾病是一种以气流受限为特征的肺部疾病,这种气流受限常呈进行性进展,不完全可逆,多与肺部对有害颗粒物或有害气体的异常炎症反应有关。此病与慢性支气管炎和肺气肿密切相关,且患病率高,病情呈缓慢进行性发展,严重影响患者的劳动能力和生活质量。

一、诊断

(一)西医

慢性阻塞性肺疾病诊断标准为:依据咳嗽、咳痰或伴喘息,每年发病持续 3 个月,连续 2 年或以上,并能排除其他心、肺疾患(如肺结核、尘肺、哮喘、支气管扩张、肺癌、肺脓肿、慢性鼻咽疾患、心脏病、心功能不全等)时,则可做出诊断。如每年发病持续时间不足 3 个月,而有明确的客观检查依据(如 X 线、肺功能等),亦可予以诊断。

(二)中医

现代医家根据其表现的主要症状的不同,将其归属于中医的"喘病""肺胀"等范畴。

二、慢性阻塞性肺疾病的分级与分类

(一)西医

1.分类

(1)肺气肿型(红喘型):其主要病理变化为全小叶性肺气肿。呼吸困难明显,但呼吸衰竭及肺心病发生较晚。

(2)支气管炎型(蓝肿型):其主要病理变化为小叶中心型肺气肿。早期即可出现低氧血症及高碳酸血症,肺动脉高压和肺心病发生亦早。

2.分级

(1)临床分级:0级:具有罹患 COPD 的危险因素;肺功能在正常范围内;有慢性咳嗽、咳痰症状。Ⅰ级(轻度):$FEV_1/FVC<70\%$;$30\%\leqslant FEV_1<80\%$预计值;ⅡA 级:$50\%\leqslant FEV_1<80\%$预计值;ⅡB 级:$30\%\leqslant FEV_1<50\%$预计值;有或无慢性咳嗽、咳痰、呼吸困难症状。Ⅲ级(重度):$FEV_1/FVC<70\%$;$FEV_1<30\%$预计值或 $FEV_1<50\%$预计值伴呼吸衰竭或右心衰竭的临床征象。

(2)在 COPD 的发展过程中,根据病情可分为急性加重期和稳定期。①急性加重期:患者在短期内咳嗽、喘息加重,痰呈脓性或黏液脓性,痰量明显增加或可伴发热等炎性表现。②稳定期:患者咳嗽、咳痰、气短等症状稳定或减轻。

(二)中医辨证分型

1.风寒袭肺证

咳嗽声重,咳痰稀薄色白,恶寒,或有发热,无汗。舌苔薄白,脉浮紧。

2.风热犯肺证

咳嗽气粗,咳痰黏白或黄,咽痛或咳声嘶哑,或有发热微恶风寒,口微渴。舌尖红,舌苔薄白或黄,脉浮数。

3.燥热犯肺证

干咳少痰,咳痰不爽,鼻咽干燥,口干。舌尖红,舌苔薄黄少津,脉细数。

4.痰热壅肺证

咳声气粗,痰多稠黄,烦热口干。舌质红,舌苔黄腻,脉滑数。

5.肝火犯肺证

咳呛气逆阵作,咳时胸胁引痛,甚则咯血。舌苔薄黄少津,脉弦数。

6.痰浊阻肺证

咳声重浊,痰多色白,晨起为甚,胸闷脘痞,纳少。舌苔白腻,脉滑。

7.肺阴亏虚证

咳久痰少,咯吐不爽,痰黏或夹血丝,咽干口燥,手足心热。舌质红,少苔,脉细数。

8.肺气亏虚证

病久咳声低微,咳而伴喘,咳痰清稀色白,食少,气短胸闷,神疲乏力,自汗畏寒。舌淡嫩,舌苔白,脉弱。

三、治疗原则

(一)急性加重期治疗

1.控制感染

住院初期给予广谱抗菌药,随后根据呼吸道分泌物培养及药敏试验结果合理调整用药。轻者可口服,较重患者用肌内注射或静脉滴注抗生素。常用的有青霉素类、头孢菌素类、大环内酯类、喹诺酮类等抗菌药物。

2.祛痰镇咳

在抗感染治疗的同时,应用祛痰、镇咳的药物,以改善患者症状。常用药物有盐酸氨溴索、乙酰半胱氨酸等。

3.解痉平喘

可选用支气管舒张药,主要有β_2受体激动药、抗胆碱药及甲基黄嘌呤类,根据药物的作用及患者的治疗反应选用。如果应用支气管舒张药后呼吸道仍持续阻塞,可使用糖皮质激素。长期规律地吸入糖皮质激素较适用于$FEV_1 < 50\%$预计值(Ⅲ级和Ⅳ级)并且有临床症状以及反复加重的 COPD 患者。联合吸入糖皮质激素和 2 受体激动药,比各自单用效果好,目前已有布地奈德/福莫特罗、福地卡松/沙美特罗 2 种联合制剂。对 COPD 患者不推荐长期口服糖皮质激素治疗。

4.纠正缺氧和二氧化碳中毒

在急剧发生的严重缺氧时,给氧具有第一重要性,可通过鼻导管、面罩或机械通气给氧。给氧应从低流量开始(鼻导管氧流量为每分钟 $1\sim2L$)。对严重低氧血症而 CO_2 潴留不严重者,可逐步增大氧浓度。

5.控制心力衰竭

对于 COPD 合并慢性肺源性心脏病并伴有明显心力衰竭者,在积极治疗呼吸衰竭的同时给予适当的抗心力衰竭治疗。

6.注意

水、电解质平衡和补充营养。

(二)稳定期治疗

1.预防

稳定期以预防为主,增强体质,提高机体免疫功能,避免各种诱发因素。

2.对症治疗

某些症状明显或加重时及时处理也是预防 COPD 急性发作的重要措施。呼吸困难时主要应用β_2受体激动药定量气雾吸入。症状较重、呼吸困难持续存在者主要应用异丙托品定量吸入治疗,并可在需要时加用 β 受体激动药以迅速缓解症状。对咳嗽、咳痰且痰液不易咳出者,可同时给予祛痰药。

3.长期家庭氧疗

COPD 稳定期进行长期家庭氧疗对具有慢性呼吸衰竭的患者可提高生存率。对血流动力学、血液学特征、运动能力、肺生理和精神状态都会产生有益的影响。

4.中医治疗

辨证施治是中医治疗的原则,对 COPD 的治疗亦应据此原则进行。实践中体验到某些中药具有祛痰、支气管舒张、免疫调节等作用,值得深入研究。

5.康复治疗

可以使进行性气流受限、严重呼吸困难而很少活动的患者改善活动能力、提高生活质量,是 COPD 患者一项重要的治疗措施。

6.外科治疗

肺大泡切除术、肺减容术、肺移植术等。

四、护理

(一)护理评估

1.健康史(生活史)

(1)家族史:家属中有无慢性阻塞性肺部疾患史。

(2)了解患者有无慢性心肺疾病,有无反复上呼吸道感染史,有无气喘等,起病的时间和进展的情况。

(3)了解患者的工作生活情况,如吸烟史,居住环境和工作环境,日常生活活动能力等。

2.心理—社会状况

(1)了解患者及其家属对疾病的态度。

(2)了解疾病对患者的影响,如情绪、性格和生活方式的改变。

(3)了解患者日常生活自理能力是否减退或丧失,社会活动及人际交往是否受到限制,患者是否感到在家庭和社会中地位降低,因而失去自信,常有焦虑和抑郁。

3.身体状况

(1)了解患者呼吸困难的程度,慢性支气管炎合并肺气肿时,在原有咳嗽、咳痰等症状的基础上出现逐渐加重的呼吸困难。

(2)了解患者咳嗽、咳痰的情况,当合并呼吸道感染时,发热、咳嗽、咳痰加重,痰为黄脓,伴喘息。

(3)了解患者食欲缺乏、体重减轻的程度,慢性缺氧时胃肠道功能紊乱,摄入减少,常引起营养供给相对不足或营养不良,在有感染时,机体处于高代谢状态,对营养的需求也增加。

(4)了解患者体温情况,有无发热恶寒等情况。

(5)了解患者腹胀的程度。

(二)一般护理

1.病室

要求病室安静整洁,空气清新,避免空气污浊或刺激性气体的吸入。夏、秋季保持空气流通,但是应避免患者直接吹风,冬季气候寒冷,应定时开窗换气。室温在 20～24℃,湿度在 50％～60％为宜。每天定时空气消毒。

(1)风寒袭肺的患者病室环境宜温暖、阳光充足,寒冷季节外出应注意防寒保暖,室温不宜太低。

(2)风热犯肺、痰热壅肺、肺阴亏虚的患者,病室环境应清新、凉爽、通风。

(3)痰湿蕴肺的患者,病室环境宜温暖、干燥、通风。

2.生活起居护理

(1)病室内空气清新、潮润,室温宜偏暖,避免呼吸道刺激。吸烟患者应戒烟。

(2)不可忽视叩背排痰的重要性,卧床患者还应定时更换体位以利痰液排出。

(3)日常起居应避免胸、腹内压过高,如不用力屏气,不做过于激烈的运动,保持大便通畅等。

(4)患者出现心力衰竭时都有不同程度的下肢水肿,家人应观察增长、消退情况并记录全日尿量,作为服用利尿剂的依据。

(5)要学会以消耗最少的热量和氧气,达到最大可能的肺膨胀;要处于舒适的体位,最好是端坐位;要学会放松肩和颈部的肌肉;呼吸时尽量延长呼气时间;尽量保持有节律的呼吸;养成安静、不慌张的习惯。

(6)患者在家中禁用镇静剂,无论患者是在缓解期还是在发作期。因为镇静剂能抑制呼吸中枢,并可引起呼吸暂停。

(7)有条件的患者可在家中氧疗,每天 15h,最好在夜间进行。需要注意的是氧疗时氧流量一定不可过高,保证持续低流量吸氧,即每分钟 1~2L。

(8)加强个人防护,在寒冷季节或气候转变时,注意防寒保暖,防止呼吸道感染,这一点至关重要。

3.饮食护理

给予高蛋白质、高维生素饮食,特别是富含维生素 A、维生素 C 的食物,鼓励多饮水。急性发作期,饮食以清淡、易消化、高营养为宜;恢复期饮食要有规律,忌辛辣、肥腻、生冷食物。

(1)风寒袭肺证:饮食以疏风散寒、宣肺止咳为宜,可选用温性调味品,如生姜、胡椒、葱等,以助祛寒。可用生姜、红糖、红枣加水适量煎,热服,盖被取微汗,以祛风散寒。忌肥甘、厚味的食物。

(2)风热犯肺、痰热壅肺证:饮食以疏风清热、宣肺止咳为宜,多食萝卜、梨、枇杷、荸荠等新鲜蔬菜、水果,或选雪梨 1 只,去核,加冰糖适量,炖服,以润肺化痰止咳。忌食香燥、肥厚、过咸之品。

(3)燥热犯肺、肝火犯肺、肺阴亏虚证:鼓励多饮水或清凉饮料,多食润肺之品。干咳少痰、口咽干燥者,可予苦杏仁去皮打碎,与去核切块的生梨加水同煮,生梨熟后加冰糖少许饮用。痰中带血者可食生藕片、藕汁以清热止血。

(4)痰浊阻肺证:可食赤小豆、白扁豆、山药等食物。忌糯米、甜食、过咸食物。

(5)肺气亏虚证:喘息、咳嗽者可常食杏仁奶。

4.情志护理

(1)对久咳不愈、肝火犯肺者,做好情志调护,避免精神刺激,教会其自我调节的方法,如听音乐、阅读等。

(2)正确评估患者的心理需求,辅以适当的心理指导,并做好疾病知识的相关宣教,以消除其担心、怀疑、焦虑、恐惧的心理,树立信心,配合治疗。

(3)指导患者进行生活方面的自我护理。宜升高床头并采用高枕卧位,注意居室通风。

5.给药护理

(1)中药汤剂适宜温服,每天 1 剂,分 2 次于饭后服用,丸剂用温开水送服,观察用药后反应及效果。

(2)遵医嘱应用抗感染、止咳、平喘、化痰、强心、利尿等药物,并观察疗效和不良反应。

(3)慎用镇静安眠药,患者烦躁不安时,要警惕呼吸衰竭的发生。切忌随意服用安眠药及镇静剂,以免诱发和加重肺性脑病,尤其要禁用吗啡、哌替啶,以免抑制呼吸,加重病情。

(三)症状护理

1.咳嗽咳痰

(1)保持病室空气新鲜、温湿度适宜,温度保持在 18～22℃,湿度控制在 50%～60%。减少环境的不良刺激,避免寒冷或干燥空气、烟尘、花粉及刺激性气体等。

(2)使患者保持舒适体位,咳嗽胸闷者取半卧位或半坐卧位,持续性咳嗽时,可频饮温开水,以减轻咽喉部的刺激。

(3)每天清洁口腔 2 次,保持口腔卫生,有助于预防口腔感染、增进食欲。

(4)密切观察咳嗽的性质、程度、持续时间、规律以及咳痰的颜色、性状、量及气味,有无喘促、发绀等伴随症状。

(5)加强气道湿化,痰液黏稠时多饮水,在心肾功能正常的情况下,每天饮水 1500mL 以上,必要时遵医嘱行雾化吸入,痰液黏稠无力咳出者可行机械吸痰。

(6)协助翻身拍背,指导患者掌握有效咳嗽、咳痰、深呼吸的方法。

(7)指导患者正确留取痰标本,及时送检。

(8)遵医嘱给予止咳、祛痰药物,用药期间注意观察药物疗效及不良反应。

(9)耳穴贴压(耳穴埋豆):遵医嘱耳穴贴压(耳穴埋豆),根据病情需要,可选择肺、气管、神门、皮质下等穴位。

(10)穴位贴敷:遵医嘱穴位贴敷,三伏天时根据病情需要,可选择肺俞、膏肓、定喘、天突等穴位。

(11)拔火罐:遵医嘱拔罐疗法,根据病情需要,可选择肺俞、膏肓、定喘、脾俞、肾俞等穴位。

(12)饮食宜清淡、易消化,少食多餐,避免油腻、辛辣刺激及海腥发物,可适当食用化痰止咳的食疗方,如杏仁、梨、陈皮粥等。

2.喘息气短

(1)保持病室安静、整洁、空气流通、温湿度适宜,避免灰尘、刺激性气味。

(2)密切观察生命体征变化,遵医嘱给予吸氧,一般给予鼻导管、低流量、低浓度持续给氧,每分钟 1～2L,可根据血气分析结果调整吸氧的方式和浓度,以免引起 CO_2 潴留,氧疗时间每天不少于 15h。

(3)根据喘息气短的程度及伴随症状,取适宜体位,如高枕卧位、半卧位或端坐位,必要时安置床上桌,以利患者休息;鼓励患者缓慢深呼吸,以减缓呼吸困难。

(4)密切观察患者喘息气短的程度、持续时间及有无短期内突然加重的征象,评价缺氧的程度。观察有无皮肤红润、温暖多汗、球结膜充血、搏动性头痛等 CO_2 潴留的表现。

(5)指导患者进行呼吸功能锻炼,常用的锻炼方式有缩唇呼吸、腹式呼吸等。

(6)耳穴贴压(耳穴埋豆):遵医嘱耳穴贴压(耳穴埋豆),根据病情需要,可选择交感、心、胸、肺、皮质下等穴位。

(7)穴位按摩:遵医嘱穴位按摩,根据病情需要,可选择列缺、内关、气海、足三里等穴位。

(8)艾灸疗法:遵医嘱艾灸疗法,根据病情需要,可选择大椎、肺俞、命门、足三里、三阴交等穴位。

(9)指导患者进食低糖类、高脂肪、高蛋白质、高维生素饮食,忌食辛辣、煎炸之品。

3.发热

(1)保持病室整洁、安静,空气清新流通,温湿度适宜。

(2)体温37.5℃以上者,每6h测体温、脉搏、呼吸1次,体温39.0℃以上者,每4h测体温、脉搏、呼吸1次,或遵医嘱执行。

(3)采用温水擦浴、冰袋等物理降温措施,患者汗出时,及时协助擦拭和更换衣服、被服,避免汗出当风。

(4)做好口腔护理,鼓励患者经常漱口,可用金银花液等漱口,每天饮水≥2000mL。

(5)饮食以清淡、易消化、富营养为原则,多食新鲜水果和蔬菜,进食清热生津之品,如苦瓜、冬瓜、绿豆、荸荠等,忌煎炸、肥腻、辛辣之品。

(6)遵医嘱使用发汗解表药时,密切观察体温变化及汗出情况以及药物不良反应。

(7)刮痧疗法:感受外邪引起的发热,遵医嘱刮痧疗法,可选择大椎、风池、肺俞、脾俞等穴位。

4.腹胀纳呆

(1)保持病室整洁、空气流通,避免刺激性气味,及时倾倒痰液,更换污染被褥、衣服,以利促进患者食欲。

(2)保持口腔清洁,去除口腔异味,咳痰后及时用温水或漱口液漱口。

(3)与患者有效沟通,积极开导,帮助其保持情绪稳定,避免不良情志刺激。

(4)鼓励患者多运动,以促进肠蠕动,减轻腹胀。病情较轻者鼓励下床活动,可每天散步20~30min或打太极拳等。病情较重者指导其在床上进行翻身、四肢活动等主动运动,或予四肢被动运动,每天顺时针按摩腹部10~20min。

(5)耳穴贴压(耳穴埋豆):遵医嘱耳穴贴压(耳穴埋豆),根据病情需要,可选择脾、胃、三焦、胰、胆等穴位。

(6)穴位按摩:遵医嘱穴位按摩,根据病情需要,可选择足三里、中脘、内关等穴位。

(7)穴位贴敷:遵医嘱穴位贴敷,根据病情需要,可选择中脘、气海、关元、神阙穴等穴位。

(8)饮食宜清淡、易消化,忌肥甘厚味、甜腻之品,正餐进食量不足时,可安排少量多餐,避免在餐前和进餐时过多饮水,避免豆类、芋头、红薯等产气食物的摄入。

五、健康教育

向患者及家属讲解疾病的相关知识。

(一)影响慢性阻塞性肺疾病的危险因素

(1)酶的缺乏。

(2)气道高反应性:支气管哮喘和气道高反应性是发展成为COPD的重要危险因素,与某些基因因素和环境因素等相关的复杂发病因素有关。气道高反应性可能与吸烟或暴露于其他的环境因素相关。

(3)环境因素:如吸烟、生物燃料(柴草、木头、木炭和动物粪便等)、职业粉尘和化学物质、大气污染(氯、氧化氮、二氧化硫等烟雾)、呼吸道感染(肺炎球菌和流感嗜血杆菌)。

(4)气候因素:气候变化,特别是寒冷空气能引起黏液分泌物增加,支气管纤毛运动减弱。在冬季,COPD患者的病情波动与温度和温差有明显关系。

(5)迷走神经功能失调:这可能是本病的一个内因,大多数患者有迷走神经功能失调现象。部分患者的副交感神经功能亢进,气道反应性较正常人增强。

(二)常用药物的不良反应及注意事项

1.常用药物的不良反应

使用支气管扩张剂者可出现头晕、头痛、心悸、手指震颤等;长期使用糖皮质激素,可诱发和加重感染、溃疡、精神症状、骨质疏松等;长时间大剂量抗生素使用可引起二重感染,如口腔溃疡等。

2.用药注意事项

使用糖皮质激素,应同时加用足量有效的抗菌药物,以防感染扩散;病情改善后,应将剂量逐渐减小,避免骤停、骤减。祛痰剂仅用于痰黏难咳者,不推荐规则使用。镇咳药可能不利于痰液引流,应慎用。

(三)慢性阻塞性肺疾病的饮食禁忌

1.少食胀气、油脂类食物

胀气、油腻食物可致消化不良,痰浊内生,因此应减少食用。

2.少食海鱼、虾、蟹等

海鲜类食物容易生痰,因此应该尽量少食或者避免食用。

3.减少糖类的摄入

糖类食物容易发生 CO_2 潴留,加重病情,发生危险,因此应该减少摄入。

4.忌辛辣、酒等刺激性食物

防止对呼吸道产生刺激,加重病情。

5.忌烟

香烟中的化学品及吸烟时喷出的烟雾对COPD患者都会有直接的影响,因为它们会刺激呼吸道,患者也要尽量避免吸入二手烟。

(四)慢性阻塞性肺疾病对人体健康的危害

1.自发性气胸

慢性阻塞性肺疾病可引起自发性气胸,因基础肺功能差,且多为张力性气胸,病情常较重。

2.呼吸衰竭

慢性阻塞性肺疾病可诱发呼吸衰竭,有些重症患者处于慢性呼吸衰竭代偿期,在某些诱因如呼吸道感染、不适当氧疗、应用镇静剂过量或外科手术影响下,通气和换气功能障碍进一步加重,可诱发呼吸衰竭。

3.慢性肺源性心脏病和右心衰竭

低氧血症和高碳酸血症以及肺毛细血管床破坏等可引起肺动脉高压和慢性肺源性心脏病。

4.继发性红细胞增多症

慢性缺氧引起红细胞代偿性增多,以提高血氧含量和机体氧供。红细胞增多,全血容量相应增加,血黏度增高,从而引起头痛、头晕、耳鸣、乏力等症状,并易发生血栓栓塞。

六、出院指导

1.预防感冒及治疗呼吸系统疾病。晨起按揉迎香穴50次,可预防感冒。外出戴口罩,避免受凉。

2.保持呼吸道通畅,禁止吸烟。指导患者做腹式呼吸、缩唇呼气等。

3.生活起居有规律,随气候变化增减衣物。保持情绪乐观、稳定。注意休息,合理运动。

4.积极治疗呼吸系统原发病,预防上呼吸道等肺部感染。注意药物的不良反应。

5.可从夏季开始进行耐寒锻炼,如冷水擦脸、背、身,适当参加体育锻炼。

6.饮食以高热量、低盐、富营养、易消化为原则,不喝浓茶、咖啡等,忌刺激性食物,戒烟、酒。

7.定时复查,防止并发症的发生。

第三节　上呼吸道感染

上呼吸道感染简称上感,又称普通感冒,是包括鼻腔、咽或喉部急性炎症的总称。广义的上感不是一个疾病诊断,而是一组疾病,包括普通感冒、病毒性咽炎、喉炎、疱疹性咽峡炎、咽结膜热、细菌性咽—扁桃体炎。狭义的上感又称普通感冒,是最常见的急性呼吸道感染性疾病,多呈自限性,但发生率较高。成人每年发生2~4次,儿童发生率更高,每年6~8次。全年皆可发病,冬春季较多。

一、诊断

(一)西医

急性上呼吸道感染的诊断标准:以鼻咽部卡他症状为主要表现。起病较急,初期有咽干、咽痒或烧灼感,发病同时或数小时后,可有喷嚏、鼻塞、流清水样鼻涕,2~3天后鼻涕变稠,可伴咽痛。一般无发热及全身症状,或仅有低热、不适、轻度畏寒和头痛。检查可见鼻腔黏膜充血、水肿、有分泌物,咽部轻度充血。如无并发症,一般经5~7天痊愈。

(二)中医

(1)鼻塞流涕,喷嚏,咽痒或痛,咳嗽。

(2)恶寒发热,无汗或少汗,头痛,肢体酸楚。

(3)四时皆有,以冬春季节为多见。

(4)血白细胞总数正常或偏低,中性粒细胞减少,淋巴细胞相对增多。

二、分类与辨证分型

(一)西医

1.普通感冒型

又称急性鼻炎或上呼吸道卡他、伤风,好发于冬春季节;局部鼻咽部症状较重,如出现鼻塞、流清涕、打喷嚏、咽痛等,全身症状轻或无;可见鼻黏膜充血、水肿、有分泌物,咽部轻度充血;血常规白细胞计数偏低或正常,淋巴细胞比例升高;病毒分离在成人,多为鼻病毒,儿童多为呼吸道合胞病毒。一般5~7天多自愈。

2.流行性感冒型

流行性感冒简称流感,该病起病急,有传染性,症状易变,以全身中毒症状为主,呼吸道症状较轻。有畏寒、高热(39~40℃),全身不适,腰背四肢酸痛,乏力,头痛、头昏、喷嚏、鼻塞、流涕、咽痛、干咳、少痰。查体呈重病容,衰弱无力,面潮红,鼻咽部充血水肿,肺下部有少量湿啰音或哮鸣音。白细胞减少,淋巴细胞相对增多。若继发细菌感染可有黄脓痰、铁锈痰、血痰、胸痛,白细胞总数、中性粒细胞增多,病程3~5天。

3.咽炎型

好发于冬春季节;以咽部炎症为主,可有咽部不适、发痒、灼热感、咽痛等,可伴有发热、乏力等;检查时有咽部明显充血、水肿,颌下淋巴结肿大并有触痛;血常规白细胞计数可正常或减少,淋巴细胞比例升高;病毒分离多为腺病毒、副流感病毒和呼吸道合胞病毒等。

4.疱疹性咽峡炎型

多发于夏季,常见于儿童,偶见于成人;咽痛程度较重,多伴有发热,病程约1周;有咽部充血,软腭、腭垂、咽及扁桃体表面有灰白色疱疹及浅表溃疡,周围环绕红晕;病毒分离多为柯萨奇病毒A。

5.咽结膜热型

常发生于夏季,游泳中传播,儿童多见;有咽痛,畏光,流泪,眼部发痒、发热等症状,病程约4~6天;咽腔及结合膜明显充血等体征;血常规白细胞计数正常或减少,淋巴细胞比例增高;病毒分离多为腺病毒及柯萨奇病毒。

(二)中医

1.风寒束表证

恶寒重,发热轻,无汗,头项强痛,鼻塞声重,鼻涕清稀,或有咽痒咳嗽,痰白稀,口不渴,肢节酸痛。舌苔薄白。

2.风热犯表证

发热重,微恶风寒,鼻塞流黄浊涕,身热有汗或无汗,头痛,咽痛,口渴欲饮或有咳嗽痰黄。舌苔薄黄。

3.暑湿袭表证

恶寒发热,头重,胸腹闷胀,恶呕腹泻,肢倦神疲,或口中黏腻,渴不多饮。舌苔白腻。

4.卫气同病证

自觉发热重,烦渴,小便短赤,舌红苔黄,恶寒或恶风,或高热寒战,流涕,咽痒咽痛,头痛头胀,喷嚏。舌红苔薄黄或黄腻。

三、治疗原则

(一)西医

1.对症治疗

(1)休息:病情较重或年老体弱者应卧床休息,忌烟,多饮水,室内保持空气流通。

(2)解热镇痛:如有发热、头痛、肌肉酸痛等症状者,可选用解热镇痛药,如复方阿司匹林、对乙酰氨基酚、吲哚美辛(消炎痛)、索米痛片、布洛芬等。咽痛可用各种喉片如溶菌酶片、健民咽喉片,或中药六神丸等口服。

(3)减充血剂:鼻塞、鼻黏膜充血水肿时,可使用盐酸伪麻黄碱,也可用1%麻黄碱滴鼻。

(4)抗组胺药:感冒时常有鼻黏膜敏感性增高,频繁打喷嚏、流鼻涕,可选用马来酸氯苯那敏或苯海拉明等抗组胺药。

(5)镇咳剂:对于咳嗽症状较明显者,可给予右美沙芬、喷托维林等镇咳药。

2.病因治疗

(1)抗菌药物治疗:单纯病毒感染无须使用抗菌药物,有白细胞计数升高、咽部脓苔、咳黄痰等细菌感染证据时,可酌情使用青霉素、第一代头孢菌素、大环内酯类或喹诺酮类。极少需要根据病原菌选用敏感的抗菌药物。

(2)抗病毒药物治疗:目前尚无特效抗病毒药物,而且滥用抗病毒药物可造成流感病毒耐药现象。因此如无发热,免疫功能正常,发病超过2天的患者一般无须应用。免疫缺陷患者可早期常规使用。广谱抗病毒药物利巴韦林和奥司他韦对流感病毒、副流感病毒和呼吸道合胞病毒等有较强的抑制作用,可缩短病程。

(二)中医

1.辨证选择口服中药汤剂或中成药

(1)风寒束表证:辛温解表。

(2)风热犯表证:辛凉解表。

(3)暑湿袭表证:祛暑解表。

2.辨证选用中成药注射剂

柴胡注射液、双黄连粉针、炎琥宁注射液、热毒宁注射液等。

3.非药物中医治疗方法

(1)针刺疗法:

1)风热感冒治法:疏风清热,解表宣肺。取手太阴、手阳明经穴及背俞穴为主。处方配穴:肺俞、大椎、合谷、曲池、鱼际、外关、少商。

2)风寒感冒治法:疏风散寒,解表宣肺。取手少阳、手阳明经穴及背俞穴为主。处方配穴:风门、大杼、肺俞、大椎、合谷、外关、肩井。

(2)拔罐疗法:患者取俯卧位,充分暴露背部皮肤,在背部沿脊柱两侧均匀涂抹凡士林,用闪火法拔火罐,沿膀胱经络走行自上而下、再自下而上反复推拉火罐5~6次,使两侧皮肤呈紫红色或潮红色为止然后将火罐停留于大椎穴上,留罐15min起罐。若患者发热明显,体温超过38.5℃,则先用三棱针在大椎穴上点刺出血,再拔火罐,吸出暗红色血液1~2mL,留罐5min后起罐,把吸出的血液擦拭干净,再沿背部两侧膀胱经络走罐,方法同上。每天1次,3天为1

个疗程。

(3)推拿治疗:治则为疏通经络,解表宣肺,风寒者疏风散寒;风热者疏风清热。以手太阴、手少阳、手阳明经穴及足太阳膀胱经穴位为主。

取穴:肺俞、风门、大杼、大椎、合谷、曲池、鱼际、外关、肩井。

手法:按揉法、一指禅推法、滚法、擦法。

操作:用指法按揉印堂、太阳、攒竹、迎香等穴操作,分推前额及目眶上下,拿风池,拿五经,酸胀为度;患者俯卧,用滚法滚膀胱经侧线,重点施按揉法在肺俞、风门、大杼上操作,以能忍受为度。最后在膀胱经两侧线及腰骶部施擦法,局部透热为度。一指禅推合谷、外关等穴,拿肩井。风热感冒者,延长按揉合谷、曲池、鱼际等穴;风寒感冒者,延长按揉风池、风府等穴。

根据临床情况可选用雷火灸、热敏灸、雀啄灸、隔姜灸等疗法,暑湿感冒尚可用刮痧等疗法。伴有咽痒、咽部不适等症状时,可配合雾化吸入治疗。

四、护理

(一)护理评估

1.健康史

(1)有无与急性上呼吸道感染患者密切接触史。

(2)有无受凉、淋雨及过度疲劳等诱因。

(3)呼吸道有无慢性炎症。

2.身体状况

(1)普通感冒:又称急性鼻炎,俗称"伤风"。以鼻咽部的炎症为主。起病较急,开始有咽干、喉痒、打喷嚏、鼻塞及流清水样鼻涕,2～3 天后鼻涕变稠,可伴咽痛、流泪及声音嘶哑。如有耳咽管炎可致听力减退。无发热或仅有低热、轻度头痛、全身不适。鼻腔黏膜可有充血、水肿及分泌物,咽部可有轻度充血。

(2)病毒性咽炎和喉炎:以咽喉部炎症为主。急性病毒性咽炎:咽部发痒和灼热感,咽痛轻且短暂,可伴有发热及乏力等,有咽部充血、水肿及颌下淋巴结肿大和触痛等。急性病毒性喉炎:声音嘶哑、说话困难、咳嗽时咽喉疼痛,可伴发热或咽炎。体检可见喉部充血、水肿,局部淋巴结肿大有触痛。

(3)疱疹性咽峡炎:明显咽痛、发热。咽充血,软腭、悬雍垂、咽及扁桃体表面有灰白色疱疹及浅表溃疡,周围有红晕。多见于儿童,夏季多发,病程约为 1 周。

(4)咽结膜热:发热、咽痛、畏光及流泪,咽及结膜明显充血。常发生于夏季,常通过游泳传播,儿童多见。

(5)细菌性咽炎和扁桃体炎:起病急,咽痛明显,畏寒、发热,体温超过 39℃,伴头痛、乏力、恶心、呕吐及全身肌肉酸痛。咽部充血,扁桃体肿大,表面有脓性分泌物,颌下淋巴结肿大及触痛。

(6)并发症:可并发急性鼻窦炎、中耳炎及急性气管－支气管炎等。部分患者也可继发病毒性心肌炎、肾小球肾炎及风湿热等。

3.心理－社会状况

患者因发热等症状导致情绪低落,或因发生并发症而焦虑。也有少数患者对疾病抱无所谓态度,不及时就诊而延误病情。

(二)一般护理

1.病室

环境病房应安静整洁,限制家属探访。根据感冒病因不同,采取不同应对措施。风寒及气虚感冒者应注意保暖防寒,室温可稍高,达到"寒者热之"的目的;风热、阴虚感冒,室内宜稍凉,并注意保持适当温度,达到"热者寒之"的目的。暑湿感冒则应注意室内的通风透气。

2.作息

重症患者宜卧床休息。服药后汗出过多者,宜擦干身体后换干爽衣服,以免受凉。热退后可适当活动,同时患者应保证充分的休息和睡眠,以利疾病康复。

3.给药护理

(1)风寒感冒者,汤药宜热服,服药后可给予热饮料,或盖被保暖,以助微汗出。

(2)风热感冒者,汤药宜温服。

4.饮食护理

(1)饮食以清淡为主,多饮水;忌辛辣、油腻厚味食物。

(2)风寒感冒者,宜热食,忌生冷;风热感冒者,可多食水果;气虚感冒者,宜多选温补、易消化食物。

5.情志护理

因感冒多次反复发作,情绪低落,鼓励患者树立战胜疾病的信心,保持良好情绪,注意劳逸结合,保证充足睡眠,提高自身免疫力。

6.监护

密切注意体温、血压、呼吸、脉搏、痰色、舌苔、脉象以及用药后的反应。如有异常情况报告医生处理。

7.临证施护

(1)体虚感冒者可用艾灸的补法,取大椎、关元、足三里等穴;临睡开水泡脚,以祛湿、散寒、振奋卫阳之气。

(2)感冒无汗伴头痛、流涕者可应用捏脊、按摩、热敷等疗法。

(3)阴虚感冒者可用滁菊泡水代茶饮;风热感冒可用茅根、苏叶煎汤代茶饮;暑湿感冒可用鲜藿香、佩兰、薄荷泡水代茶饮。

(4)便秘者可服用麻仁丸或番泻叶泡水代茶饮。

8.预防

(1)预防交叉感染。遇上呼吸道感染好发季节,特别是秋冬季,出门应戴口罩;室内用食醋熏蒸;对患者进行呼吸道隔离。

(2)患感冒前口服中成药类抗病毒药如大青叶合剂,也是预防上呼吸道感染的好方法。

(3)在临床护理中应注意对病员的保健指导,宣传预防感冒的重要意义,并加强病区的环境管理,为病员提供温湿度适宜及清洁的环境。加强体育锻炼,以增强体质和抗病能力。

(三)症状护理

1.恶寒、发热。

2.头痛:①观察头痛部位、性质、程度、伴随症状及持续时间。②改变体位时动作要缓慢。③遵医嘱穴位按摩,取太阳、印堂、百会、合谷、风池等穴。④遵医嘱耳穴贴压,取神门、皮质下、肺等穴。

3.咳嗽、咳痰:①观察咳嗽的性质、程度、持续时间、规律以及痰液的量、颜色、性状等。②咳嗽剧烈时取半卧位。③教会有效咳嗽及咳痰方法,翻身拍背。④遵医嘱耳穴贴压,取肺、气管、神门、下屏尖等穴。

4.鼻塞、流涕:①观察鼻塞情况及涕液颜色、性质等。②掌握正确的擤涕方法。③遵医嘱穴位按摩,鼻塞时按摩迎香、鼻通等穴。④遵医嘱耳穴贴压,取肺、内鼻、外鼻、气管等穴。

五、健康教育

(一)适当休息

感冒轻者,一般不需要卧床休息,但应尽量避免过度劳累。

(二)环境适宜

室内环境要保持空气清新,阳光充足,经常开窗通风换气,室内要保持一定的温度和湿度,应定时开窗通气。

(三)生活起居

年老体弱、反复外感者练习太极拳、八段锦等中国传统养生保健操,以增强体质。

(四)通畅二便

感冒患者,二便调畅,可使邪不内闭,不致入里传变。风寒感冒者,宜多喝温开水或热稀粥;风热感冒或素蕴内热者,宜喝凉开水,频饮之,或饮蜜糖水,使二便通调。

(五)调节饮食

感冒患者饮食宜清淡,多饮水,多食蔬菜瓜果,日常主食应以蒸、煮为主,质地应稀软,食勿过饱。切忌炙博厚味及荤腥油腻煎炸之品,更忌食生冷不洁之物。

(六)饮食指导

饮食清淡易消化、忌食辛辣油腻之品,忌烟酒。

1.风寒束表证

宜食解表散寒的食品,如生姜、葱白、红糖等。食疗方:红糖生姜饮等。

2.风热犯表证

宜食疏风清热、宣肺化痰的食品,如西瓜汁、荸荠汁、金银花茶等。

3.暑湿袭表证

宜食清热解暑、理气化湿的食品,如丝瓜、冬瓜、绿豆汤等。

4.卫气同病证

宜食养阴透热、益肺生津的食品,如藕汁、梨汁、荸荠汁等。

(七)情志调理

(1)加强与患者沟通,避免不良情绪。

(2)向患者讲解本病的发生、发展及转归。

六、出院指导

1.多休息,少活动,发烧时要卧床。

2.患病期间戒烟戒酒,不去人口稠密的公共场所,以防感染其他疾病。

3.适当增减衣服,防止着凉,屋室内要保持空气新鲜。

4.要多饮水,多吃新鲜蔬菜、水果,发烧者可进食半流质,如米、粥、面条等。

5.可选用新康泰克或对乙酰氨基酚制剂等药物口服(只选1种)。

6.根据辨证选择中成药:发热咽痛者可服银翘解毒片或板蓝根冲剂,恶寒咽痒者可服正柴胡饮冲剂。

7.反复感冒体虚者可选用黄芪30g、白术15g、防风10g煎药服用。淋雨及受寒后可服生姜红糖茶,预防感冒。

8.出现高热、谵妄、抽搐等情况应及时就医。

第四节　支气管哮喘

支气管哮喘是多种细胞(如嗜酸性粒细胞、肥大细胞、淋巴细胞、中性粒细胞和气道上皮细胞等)和细胞组分参与的气道慢性炎症疾患。这种炎症导致气道高反应性,并引起反复发作性的喘息气急、胸闷或咳嗽等症状,常在夜间和(或)清晨发作、加剧。通常出现广泛多变的可逆性气流受限,多数患者可自行缓解或经治疗缓解。支气管哮喘是一种世界性疾病,无地域和种族的局限性,也无年龄和性别的明显差异。

一、诊断
(一)西医
反复发作喘息、气急、胸闷或咳嗽,多与接触变应原,冷空气,物理、化学性刺激以及病毒性上呼吸道感染、运动有关。发作时在双肺可闻及散在或弥散性、以呼气相为主的哮鸣音,呼气相延长。上述症状和体征可经治疗缓解或自行缓解。

(二)中医
现代医家根据其表现的主要症状的不同,将其归属于中医的"哮病"。

二、支气管哮喘的分类与分期
(一)西医
1.分类

(1)按发作时间可分为速发型哮喘和迟发型哮喘。速发型哮喘反应在接触过敏原后哮喘立即发作;迟发型哮喘反应在接触抗原数小时后哮喘才发作,或再次发作加重。

(2)按致病因素可分为外源型哮喘、内源型哮喘和混合型哮喘。外源型哮喘多见于有遗传过敏体质的青少年,患者常有过敏史和明显的过敏原接触史,一般有明确的致病因素。而对一些无明确致病因素者,则称为内源型哮喘。但近来认为任何哮喘都是外因和内因共同作用的结果。哮喘在长期反复发作过程中,外源型和内源型哮喘可相互影响而混合存在,使症状复杂或不典型,称为混合型哮喘。

(3)其他类型:咳嗽型哮喘、运动型哮喘、药物型哮喘等。咳嗽型哮喘大多有家族或个人过敏史,春秋季节多发。常以咳嗽为主要症状,多表现为刺激性干咳,听诊无哮鸣音,对止咳药和抗生素治疗无效,而平喘药有效,可发现气道反应性增高,支气管舒张试验阳性。运动型哮喘一般在运动 6～10min 和停止运动 10～15min 出现胸闷、气急、喘息和哮鸣音,30min 内逐渐缓解,少数持续 2～4h。药物型哮喘为无哮喘病史者使用某药物后引起哮喘,或哮喘患者使用某药物诱发哮喘或使哮喘加重。常为使用非甾体抗炎药物如阿司匹林、吲哚美辛、安乃近和布洛芬等诱发哮喘发作。

2.分期

根据临床表现哮喘可分为急性发作期、慢性持续期和缓解期。

(1)哮喘急性发作是指喘息、气急、咳嗽、胸闷等症状突然发生,或原有症状急剧加重,常有呼吸困难,以呼气流量降低为其特征,常因接触过敏原等刺激物或治疗不当等所致。其程度轻重不一,病情加重可在数小时或数天内出现,偶尔可在数分钟内危及生命,故应对病情做出正确评估,以便于给予及时有效的紧急治疗。

(2)慢性持续期是指在相当长的时间内,每周均不同频度和(或)不同程度地出现症状(喘息、气急、胸闷、咳嗽等)。

(3)缓解期是指经过治疗或未经治疗症状、体征消失,肺功能恢复到急性发作前水平,并维持 4 周以上。

(4)危重哮喘一般多指哮喘的急性严重发作,常规的吸入和口服平喘药物,包括静脉滴注氨茶碱等药物,仍不能在 24h 内缓解者。以往所称"哮喘持续状态"亦属此症。

(二)中医辨证分型

1.发作期

(1)冷哮:喉中哮鸣有声,胸膈满闷,咳痰稀白,面色晦滞;或有恶寒,发热,身痛。舌淡,舌苔白滑,脉浮紧。

(2)热哮:喉中哮鸣如吼,气粗息涌,胸膈烦闷,呛咳阵作,痰黄黏稠,面红,伴有发热,心烦口渴。舌质红,舌苔黄腻,脉滑数。

(3)虚哮:反复发作,甚者持续哮喘,咳痰无力,声低气短,动则尤甚,口唇爪甲发绀,舌紫暗,脉弱。

2.缓解期

(1)肺气亏虚:平素自汗,怕风,常易感冒,每因气候变化而诱发。发病前喷嚏频作,鼻塞流清涕。舌苔薄白,脉濡。

(2)脾气亏虚:平素痰多,倦怠无力,食少便溏,每因饮食失当而引发。舌苔薄白,脉细缓。

(3)肾气亏虚:平素气息短促,动则为甚。腰酸腿软,脑转耳鸣,不耐劳累,下肢欠温,小便清长。舌淡,脉沉细。

三、治疗原则

治疗原则为消除病因、控制发作及预防复发,同时应加强对患者的教育和管理。对于危重哮喘,应给予氧疗、补液、糖皮质激素、沙丁胺醇(舒喘灵)雾化吸入或注射、异丙托溴铵溶液雾化吸入、氨茶碱静脉滴注或静脉推注,同时应注意电解质平衡、纠正酸中毒和 CO_2 潴留。

(一)病因治疗

去除过敏原及引起哮喘的刺激因素。控制发作:

1.应用支气管解痉药

β_2 受体激动药,具有松弛呼吸道平滑肌、抑制炎症细胞释放介质、降低血管通透性、增强纤毛清除能力的作用。沙丁胺醇为轻度哮喘的首选药;茶碱类,有松弛支气管平滑肌作用,是中小支气管扩张药。

2.抗胆碱能药物

主要作用于气道平滑肌和黏膜下腺体的胆碱能(M)受体,抑制胆碱能神经对支气管平滑肌和黏膜腺的兴奋,使支气管平滑肌松弛、黏膜分泌减少。抑制气道平滑肌的迷走神经释放乙酰胆碱,如溴化异丙托品(爱全乐)雾化吸入。

3.抗感染治疗

糖皮质类激素(简称激素),具有抑制气道炎症、上调气道平滑肌 β_2 肾上腺受体数目和功能、降低气道高反应性等作用,是目前治疗哮喘最有效的抗感染药物。在给药途径方面以吸入疗法优于全身注射或口服治疗,前者的优点是气道内药物浓度高、用量少,全身无或极少不良反应。

(二)哮喘管理

哮喘是一种慢性的气道炎症性疾患。对于缓解期患者最有效的管理是通过消除诱发因素来防止炎症的发生或加重。哮喘管理主要包括教育患者加深对哮喘的认识、监测哮喘的严重程度、避免和控制哮喘的触发因素、建立一个个体化的治疗计划、分级阶梯治疗的方案等。

四、护理

(一)护理评估

1.健康史(生活史)

(1)主要了解患者父母是否有支气管哮喘或其他过敏的家族遗传病史。

(2)了解患者有无上呼吸道疾病史和过敏史,如过敏性鼻炎、鼻窦炎史。

(3)了解患者居住地环境周围有无特殊性气体,家中有无地毯,是否养宠物。有无化学性气体或刺激性粉尘吸入。

2.心理—社会评估

(1)了解患者及其家属对疾病的态度。

(2)了解疾病对患者的影响,如情绪、生活方式的改变。

(3)了解疾病给患者是否造成社会活动减少和社会角色的变化。在疾病发作时是否有悲观、失望、对治疗丧失信心的情况。

3.身体状况

(1)了解患者是否有鼻痒、打喷嚏、流涕、眼痒、流泪和干咳等先兆表现。有无发作性呼气性呼吸困难、胸闷、咳嗽、喘鸣。

(2)了解患者发作时是否呈端坐呼吸,严重时有无口唇和手指发绀。

(3)了解患者在呼吸窘迫时,是否有说话不连贯,皮肤潮湿,心率增加,奇脉;危重状态时,哮鸣音反而减少,呼吸无力,发绀,心动过缓,神志恍惚或昏迷。

（4）了解患者呼吸频率、节律、深浅，发作持续时间。

（5）了解咳嗽的性质、程度、持续时间、规律以及咳痰的量、颜色、性状。

（6）了解胸闷的性质、诱发因素及伴随症状。

（二）一般护理

1.病室要求

病室洁净，阳光充足，室内空气新鲜，多通气，换气，但是避免患者直接吹风。温度保持在18～22℃，湿度在50％～60％，避免各种过敏原，如煤气、烟雾、油漆、花草等。室内禁止吸烟，清扫时先洒水，减少尘土飞扬，喷洒灭蚊剂、灭蝇剂时，应避开此区域。周围避免种植可以诱发哮喘病的花草树木，不在居室内放置盆景。

（1）寒哮患者病室宜阳光充足、温度宜偏暖，避风寒。

（2）热哮患者病室宜凉爽通风。

（3）冷哮患者病室内空气流通，注意保暖，避风寒。

2.生活起居护理

（1）保持室内空气新鲜，温湿度适宜，避免烟尘异味刺激，避免接触诱发哮喘的刺激物，如尘螨、花粉及某些致敏食物。

（2）避免过度紧张和劳累，保持起居有节，生活有规律。戒烟限酒，养成良好的生活习惯。长期吸烟可以引起支气管对外界刺激物的反应性增高，容易发生哮喘。无论什么年龄，主动吸烟和被动吸烟都是诱发哮喘的重要因素之一。

（3）哮喘发作时宜取半坐卧位或端坐位。出汗较多者，应及时用毛巾擦干，必要时更换衣物，勿使汗后受风，以免着凉后加重病情。寒证哮喘：病室宜向阳，宜加衣被注意保暖，避免感受风寒之邪。热证哮喘：病室宜凉爽，衣被不宜过厚。

（4）哮喘患者避免剧烈运动，避免在干冷的空气条件下运动。建议进行的运动有广播体操、慢跑、打拳、呼吸操等。

（5）知晓哮喘发作的先兆征象，及时用药控制，以避免哮喘的发生。

（6）减少日常生活中的刺激性或有害物质接触，很多哮喘患者首次发作与接触有害气体有关。新装修的居室应在充分通风后才入住，一般冬季以2个月为宜，春夏1个月。

3.饮食护理

饮食以清淡，忌生冷、厚味、辛辣、肥甘之品。忌食可诱发哮喘的食物；避免油腻、煎炸、生冷或雪糕、冷饮寒食等，忌食辛辣刺激之品及烟酒。

（1）寒证：饮食以温热，可用豆豉、葱、蒜、生姜等辛温调味品以助散寒宣肺，忌生冷、油腻、海腥之物。

（2）热证：饮食以清淡、易消化为原则。痰黏稠难咯出、口干者，应鼓励其多饮水及食用新鲜水果，如雪梨、鸭梨等。平时可食枇杷叶粥川贝母粥调理，以清热润肺化痰。

（3）虚证：饮食以清淡富营养，依虚损之脏腑，选择相应补益食品，如补益肺气、滋养肺肾之阴等。平时可饮服党参红枣汤、百合杏仁汤以达到益气固表之功。多食黑木耳、芡实粥、白果核桃粥，以补肾纳气。

4.情志护理

哮喘病程长,且反复发作,喜、怒、忧、思、悲、恐、惊等精神情志变化可以影响脏腑气血功能。保持心情舒畅,避免七情内伤可改善病情;根据患者不同的心理、思想状态进行耐心细致的解释,解除其紧张疑虑心理,使患者获得信心,配合治疗,以利疾病的康复;加强情志护理,解除患者思想顾虑,消除激动与紧张心理。耐心安慰和满足患者合理要求,建立对医护人员的信任感,积极配合治疗与护理。教会自控方法,保持良好的心态,安心养病。

5.给药护理

(1)哮喘病发作时暂勿服药,一般选择在间歇期服药。如发作定时,可以在发作前1~2h服药,有利于控制发作或减轻症状。注意观察用药后的反应、疗效和不良反应,掌握用药方法和配伍禁忌。当用氨茶碱静脉注射时,需稀释后缓慢注入,同时观察有无恶心、呕吐、头痛及血压、心率情况,氨茶碱不宜与麻黄碱、肾上腺素、异丙肾上腺素同时使用,以免协同中毒。

(2)指导患者正确使用含有β受体激动剂的气雾剂,并且严格掌握剂量,在使用时指导患者先呼气,然后开始深吸气,同时用药,吸入后屏气数秒,再缓慢呼气,每次吸入1~2次。使用肾上腺糖皮质激素的患者,应先让其了解药物作用和不良反应,正确使用激素。慎用麻醉止咳剂或镇静剂,必须遵医嘱用药,以免呼吸抑制。

(三)症状护理

1.喘息哮鸣

(1)观察呼吸频率、节律、深浅,发作持续时间,发现异常应及时报告医师。

(2)取适宜体位,可高枕卧位、半卧位或端坐位。

(3)遵医嘱耳穴贴压,取平喘、肺、肾上腺、交感等穴。

(4)遵医嘱穴位按摩,取中府、云门、孔最、膻中等穴。

(5)遵医嘱拔火罐,取肺俞、膏肓、定喘等穴。

(6)遵医嘱穴位贴敷,取肺俞、天突、天枢、定喘等穴,三伏贴效果尤甚。

(7)遵医嘱中药泡洗。

(8)遵医嘱中药离子导入。

2.咳嗽咳痰

(1)观察咳嗽的性质、程度、持续时间、规律以及咳痰的量、颜色、性状。

(2)咳嗽胸闷者取半坐卧位。

(3)持续性咳嗽时,可频饮温开水。

(4)做深呼吸训练,采用有效咳嗽、翻身拍背、胸背部叩击或使用设备进行排痰等方法。

(5)保持口腔清洁。

(6)遵医嘱耳穴贴压,取肺、气管、神门、皮质下、大肠等穴。

(7)遵医嘱拔火罐,取肺俞、膏肓、定喘、脾俞、肾俞等穴。

(8)遵医嘱穴位贴敷,取肺俞、膏肓、定喘、天突等穴。

(9)遵医嘱穴位按摩,取肺俞、膻中、中府云门、孔最等穴。

3.胸闷

(1)观察胸闷的性质、持续时间、诱发因素及伴随症状等。

（2）协助患者变换舒适体位。

（3）遵医嘱穴位按摩,取膻中等穴。

（4）遵医嘱耳穴贴压,取心、胸、神门、小肠、皮质下等穴。

五、健康教育

向患者及家属讲解疾病的相关知识。

(一)影响支气管哮喘的危险因素

1.遗传因素

哮喘是一种具有复杂性状的、具多基因遗传倾向的疾病。其特征为:①外显不全。②遗传异质化。③多基因遗传。④协同作用。这些就导致在一个群体中发现的遗传连锁有相关,而在另一个不同的群体中则不能发现。

2.环境因素

（1）变应原因素,是哮喘最重要的激发因素。室内变应原,常见的有 4 种:屋尘螨、粉尘螨、宇尘螨和多毛螨;室外变应原最常见的是花粉和草粉;引起职业性哮喘的常见变应原有油漆、谷物粉、面粉、木材、饲料、茶、咖啡豆、鸽子、松香、活性染料等;食物如鱼、虾、蟹、蛋类、牛奶均是常见的变应原;药物如阿司匹林和一些非糖皮质激素类抗感染药,其他一些药物如普萘洛尔、抗生素、水杨酸酯等也可引起哮喘发作。

（2）非变应原因素,如大气污染、吸烟、呼吸道病毒感染（呼吸道合胞病毒、腺病毒、流感病毒、冠状病毒等）、月经及妊娠等生理因素、精神和心理因素（焦虑、抑郁、过度的躯体关注等）、运动（跑步、爬山等）。

(二)常用药物的副作用及注意事项

1.常用药物的副作用

β_2 受体激动药,长期应用可引起 β_2 受体功能下调和气道反应性增高,出现耐受性;沙丁胺醇静脉滴注时,可出现心悸、骨骼肌震颤等副作用;茶碱类可致恶心、呕吐等胃肠道症状,心动过速、心律失常、血压下降等心血管症状,偶有兴奋呼吸中枢作用,甚至引起抽搐,直至死亡;糖皮质激素,部分患者吸入后可出现声音嘶哑、口咽部念珠菌感染或呼吸道不适,全身用药可致肥胖、糖尿病、高血压骨质疏松、消化性溃疡等全身副作用;抗胆碱能受体,少数患者可有口苦或口干感。如溴化异丙托品,有个别病例有口干或喉部激惹等局部反应及变态反应。如酮替芬有镇静、头晕、口干、嗜睡等副作用。

2.用药注意事项

β_2 受体激动药,指导患者按需用药,不宜长期规律使用;沙丁胺醇静脉滴注时应注意滴速（每分钟 $2\sim4\mu g$）;茶碱类,静脉注射浓度不宜过高,速度不宜过快,注射时间应在 10min 以上,以防中毒症状发生。慎用于妊娠、发热、小儿或老年人,心、肝、肾功能障碍或甲状腺功能亢进者。用药中最好监测氨茶碱血浓度,安全浓度为 $6\sim15\mu g/mL$;糖皮质激素,指导患者喷药后用清水充分漱口,使口咽部无药物残留,以减少局部反应和胃肠吸收。如长期每天吸入剂量＞1mg 可引起骨质疏松等全身副作用,应注意观察。指导患者宜联合使用小剂量糖皮质激素和长效 β_2 受体激动药或控释茶碱,以减少吸入糖皮质激素的副作用。气雾吸入糖皮质激素可减少其口服量,当用吸入剂替代口服液时,开始时应在口服剂量的基础上加用吸入剂,在 2 周内逐步减少口服量。嘱患者勿自行减量或停药;抗胆碱能受体,当闭角型青光眼患者操作不当,而使药物进入眼,可使眼压增高,慎用于患前列腺增生而尿道梗阻的患者。酮替芬有镇静、头晕、口干、嗜睡等副作用,持续服药数天可自行减轻,慎用于高空作业人员、驾驶员、操作精密仪器者。

(三)支气管哮喘患者的饮食禁忌

1.忌食海腥、肥腻及易产气食物

避免腹部胀气,向上压迫原已憋气的肺脏而加重气急症状。鱼、虾、肥肉等易助湿生痰。产气食物如韭菜、红薯等对肺气宣降不利。

2.忌高糖、高脂肪和高盐分的食物及味精

这些食物会增加哮喘病的发病率,故均应少食或不食。

3.忌烟

香烟中的化学品及吸烟时喷出的烟雾对哮喘患者都会有直接的影响,因为它们会刺激呼吸道,患者也要尽量避免吸入二手烟。

(四)支气管哮喘对人体健康的危害

1.发作性的咳嗽、胸闷、呼气性呼吸困难

支气管哮喘发作时,除了发作性的喘息,最常见的症状即为此3种表现。

2.低氧血症

支气管哮喘发作严重者可短时间内出现严重呼吸困难,从而导致低氧血症。

3.呼吸骤停

支气管哮喘严重发作时,可出现呼吸音低下,哮鸣音消失,临床上称为"静止肺",预示着病情危重,随时会出现呼吸骤停。

六、出院指导

1.改善居住环境,避免接触过敏原,在气温骤变和换季时要特别注意保暖。

2.平时慎起居、避风寒、防感冒,居室内禁放花、草地毯等。注意肺俞穴保暖,坚持适度体育锻炼,增强抗病能力。感冒流行时,少去公共场所。

3.饮食宜清淡、富有营养,进食富含蛋白质、维生素的清淡饮食、少量多餐。多进食健脾、补肺、益肾之品,忌食诱发哮喘病的食物。

4.正确服药,注意不良反应。随身携带止喘气雾剂(如 β_2 受体兴奋药),如出现哮喘先兆症状,要患者保持平静,可立即吸入气雾剂,并脱离致病环境。

5.根据病情遵医嘱采用冬病夏治,如穴位敷贴、食疗、气管炎菌苗接种等,达到扶正祛邪、防病治病的目的。

6.定期门诊随访,如出现睡眠不良、活动能力下降、支气管扩张药治疗效果下降和需要量增加、PEF值下降等信号要及时到医院就医。

第五节 呼吸衰竭

呼吸衰竭指各种原因引起的肺通气和(或)换气功能严重障碍,以致在静息状态亦不能维持足够的气体交换,导致低氧血症伴(或不伴)高碳酸血症,进而引起一系列病理生理功能和相应临床表现的临床综合征。

一、疾病诊断

(一)西医

呼吸衰竭临床表现缺乏特异性,明确诊断有赖于动脉血气分析:在海平面、静息状态、呼吸空气条件下,动脉血氧分压(PaO_2)<60mmHg 伴或不伴二氧化碳分压($PaCO_2$)>50mmHg,可诊断为呼吸衰竭。

(二)中医

中医学无呼吸衰竭这一病名,根据发病过程中的病机和临床表现,慢性呼吸衰竭及其急性加重多属于中医学"肺胀"范畴。

(1)喘息、胸闷、气短或呼吸困难、咳嗽、咳痰,动则气短、呼吸困难,早期仅于活动时出现,后逐渐加重,以致日常活动甚至休息时也感气短。

(2)常有吸烟、反复的加重病史。

(3)或伴有消瘦、食欲缺乏、心烦等。

(4)肺功能检查,使用支气管扩张剂后 FEV_1/FVC<70%表示存在不可逆气流受限。

二、分型分类

(一)西医

1.按动脉血气分析分类

(1)Ⅰ型呼吸衰竭:即低氧性呼吸衰竭。无 CO_2 潴留,或伴 CO_2 降低。血气分析特点:PaO_2<60mmHg,$PaCO_2$ 降低或正常。主要见于换气功能障碍(通气/血流比例失调、弥散功能损害和肺动静脉分流等),如严重肺部感染性疾病、间质性肺疾病、急性肺栓塞等。

(2)Ⅱ型呼吸衰竭:即高碳酸性呼吸衰竭。既有缺氧,又有 CO_2 潴留。血气分析特点为:PaO_2<60mmHg,$PaCO_2$>50mmHg,系肺泡通气不足所致。

2.按发病急缓分类

(1)急性呼吸衰竭:某些突发致病因素,如严重肺疾患、创伤、休克、电击、急性气道阻塞等,可使肺通气和(或)或换气功能迅速出现严重障碍,短时间内即可发生呼吸衰竭。因机体不能很快代偿,如不及时抢救,将危及患者生命。

(2)慢性呼吸衰竭:一些慢性疾病可使呼吸功能的损害逐渐加重,经过较长时间发展为呼吸衰竭。如慢阻肺、肺结核间质性肺疾病、神经肌肉病变等,其中以慢阻肺最常见。早期虽有低氧血症或伴高碳酸血症,但机体通过代偿适应,生理功能障碍和代谢紊乱较轻,仍保持一定的生活活动能力,动脉血气分析 pH 在正常范围(7.35~7.45)。另一种临床较常见的情况是在慢性呼吸衰竭的基础上,因合并呼吸系统感染、气道痉挛或并发气胸等情况,病情急性加重,在短时内出现$PaCO_2$显著下降和(或)$PaCO_2$显著升高,称为慢性呼吸衰竭急性加重,其病理生理学改变和临床表现兼有慢性和急性呼吸衰竭的特点。

3.按照发病机制分类

可分为通气性呼吸衰竭和换气性呼吸衰竭,也可分为泵衰竭和肺衰竭。驱动或调控呼吸运动的中枢神经系统、外周神经系统、神经肌肉组织(包括神经－肌肉接头和呼吸肌)以及胸廓统称为呼吸泵,这些部位的功能障碍引起的呼吸衰竭称为泵衰竭。通常泵衰竭主要引起通气障碍,表现为Ⅱ型呼吸衰竭。气道阻塞、肺组织和肺血管病变造成的呼吸衰竭称为肺衰竭。肺实质和肺血管病变常引起换气功能障碍,表现为Ⅰ型呼吸衰竭。严重的气道阻塞性疾病(如慢阻肺)影响通气功能,造成Ⅱ型呼吸衰竭。

(二)中医辨证

1.肺脾气虚证

①咳嗽或喘息、气短,动则加重。②神疲、乏力或自汗,动则加重。③恶风,易感冒。④纳呆或食少。⑤胃脘胀满或腹胀或便溏。⑥舌体胖大或有齿痕,舌苔薄白或腻,脉沉细或沉缓或细弱。具备①、②、③中的2项,加④、⑤、⑥中的2项。

2.肺肾气虚证

①喘息、气短,动则加重。②乏力或自汗,动则加重。③易感冒,恶风。④腰膝酸软。⑤耳鸣,头昏或面目虚浮。⑥小便频数、夜尿多,或咳而遗尿。⑦舌质淡、舌苔白,脉沉细或细弱。具备①、②、③中的2项,加④、⑤、⑥、⑦中的2项。

3.肺肾气阴两虚证

①喘息、气短,动则加重。②自汗或乏力,动则加重。③易感冒。④腰膝酸软。⑤耳鸣,头昏或头晕。⑥干咳或少痰、咳痰不爽。⑦盗汗。⑧手足心热。⑨舌质淡或红、舌苔薄少或花剥,脉沉细或细弱或细数。具备①、②、③中2项加④、⑤中的1项加⑥、⑦、⑧、⑨中的2项。

三、治疗

(一)西医

呼吸衰竭的总体治疗原则是:加强呼吸支持,包括呼吸道通畅、纠正缺氧和改善通气等;呼吸衰竭的病因和诱因的治疗;加强一般支持治疗以及对其他重要脏器功能的监测与支持。

呼吸衰竭的处理原则是保持呼吸道通畅、迅速纠正缺氧、改善通气、积极治疗原发病、消除诱因、加强一般支持治疗和对其他重要脏器功能的监测与支持、预防和治疗并发症。

1.保持呼吸道通畅

对任何类型的呼吸衰竭,保持呼吸道通畅是最基本、最重要的治疗措施。气道不通畅可加重呼吸肌疲劳,气道分泌物积聚时可加重感染,并可导致肺不张,减少呼吸面积,使气体交换面积减少;气道如发生急性完全阻塞,会发生窒息,短时间内致患者死亡。保持气道通畅的方法主要如下。

(1)若是昏迷患者,应使其处于仰卧位,头后仰,托起下颌并将口打开。

(2)清除呼吸道分泌物及异物。

(3)建立人工气道:如上述方法不能有效地保持气道通畅,可采用简易人工气道或气管插管及气管切开,简易人工气道主要有口咽通气道、鼻咽通气道和喉罩,是气管内导管的临时替代方式。

(4)缓解支气管痉挛:用支气管舒张药如 β_2 肾上腺素受体激动剂、糖皮质激素等缓解支气管痉挛。急性呼吸衰竭患者需静脉给药。

2.氧疗

任何类型的呼吸衰竭都存在低氧血症,故氧疗是呼吸衰竭患者的重要治疗措施,但不同类型的呼吸衰竭其氧疗的指征和给氧方法不同。原则是Ⅱ型呼吸衰竭应给予低浓度(<35%)持续吸氧;Ⅰ型呼吸衰竭则可给予较高浓度(>35%)吸氧。急性呼吸衰竭的给氧原则:在保证 PaO_2 迅速提高到 60mmHg 或 SPO_2 达 90% 以上的前提下,尽量降低吸氧浓度。

3.增加通气量、减少 CO_2 潴留

(1)呼吸兴奋剂:呼吸兴奋剂通过刺激呼吸中枢或外周化学感受器,增加呼吸频率和潮气量,改善通气。使用原则:①必须在保持气道通畅的前提下使用,否则会促发呼吸肌疲劳,并进而加重 CO_2 潴留。②脑缺氧、脑水肿未纠正而出现频繁抽搐者慎用。③患者的呼吸肌功能应基本正常。④不可突然停药。主要用于以中枢抑制为主所致的呼吸衰竭,不宜用于以换气功能障碍为主所致的呼吸衰竭。

(2)机械通气:对于呼吸衰竭严重、经上述处理不能有效地改善缺氧和 CO_2 潴留时,需考虑机械通气。

4.抗感染

感染是慢性呼吸衰竭急性加重的最常见诱因,一些非感染性因素诱发的呼吸衰竭加重也常继发感染,因此需进行积极抗感染治疗。

5.纠正酸碱平衡失调

急性呼吸衰竭患者常容易合并代谢性酸中毒,应及时纠正。慢性呼吸衰竭常有 CO_2 潴留,导致呼吸性酸中毒,宜采用改善通气的方法纠正。

6.病因治疗

在解决呼吸衰竭本身造成危害的前提下,针对不同病因采取适当的治疗措施是治疗呼吸衰竭的根本所在。

7.重要脏器功能的监测与支持

重症患者需转入 ICU 进行积极抢救和监测,预防和治疗肺动脉高压、肺源性心脏病、肺性脑病、肾功能不全和消化功能障碍,尤其要注意预防多器官功能障碍综合征的发生。

(二)中医

1.辨证选择口服中药汤剂或中成药

(1)肺脾气虚证:补肺健脾,降气化痰。

(2)肺肾气虚证:补肾益肺,纳气定喘。

(3)肺肾气阴两虚证:益气养阴滋肾,纳气定喘。

2.穴位贴敷

(1)药物组成:主要有白芥子、延胡索、甘遂、细辛等组成,磨成粉,姜汁调敷。

(2)穴位选择:选取膻中、肺俞、脾俞、肾俞、膏肓,或辨证选穴。

(3)操作方法:患者取坐位,暴露所选穴位,局部常规消毒后,取贴敷剂敷于穴位上,于 6～

12h 后取下即可。

(4)外敷后反应及处理:严密观察用药反应。①外敷后多数患者局部有发红、发热、发痒感,或伴少量小水泡,此属外敷的正常反应,一般不需处理。②如果出现较大水泡,可先用消毒毫针将泡壁刺一针孔,放出泡液,再消毒。要注意保持局部清洁,避免摩擦,防止感染。③外敷治疗后皮肤可暂有色素沉着,但 5～7 天会消退,且不会留有瘢痕,不必顾及。穴位贴敷每 10 天 1 次,视患者皮肤敏感性和反应情况对贴敷次数进行调整。

3.益肺灸(督灸)

是在督脉的脊柱段上施以隔药灸来治疗疾病的特色疗法,汇集督脉、益肺灸粉、生姜泥和艾灸的治疗作用于一炉;每月 1～2 次,3～6 次为 1 个疗程。

4.拔罐疗法

选择背部太阳经及肺经,辨证取穴,运用闪罐、走罐、留罐等多种手法进行治疗,每周 2 次。

5.穴位注射

可选曲池、足三里、尺泽、丰隆穴,或者辨证取穴注射卡介菌多糖核酸注射液,每穴 0.5mL,3 天 1 次,7 次为 1 个疗程。

6.穴位埋线法

根据不同证候辨证选穴,15 天 1 次,3 次为 1 个疗程。

7.针灸

根据不同证候选择热敏灸、雷火灸等,辨证取穴或循经取穴,如肺脾气虚证配气海、丰隆,肺肾气虚证配太溪等。

8.其他中医特色疗法

根据病情可选择中药离子导入、电针疗法、沐足疗法、砭石疗法、经络刺激疗法等。经络刺激法可选用数码经络导平治疗仪、针刺手法针治疗仪等设备。

9.冬令膏方

辨证选用不同的补益方药。

10.肺康复训练

采用肺康复训练技术,如呼吸操、缩唇呼吸、肢体锻炼等,或选用中医传统气功、导引等方法进行训练。

四、护理

(一)护理评估

(1)评估患者既往基础疾病的情况,有无慢性支气管炎、支气管哮喘、支气管扩张、肺结核、慢性阻塞性肺心病等病史。

(2)评估患者的神志、血压、呼吸、脉搏、体温、皮肤颜色、尿量和大便颜色等,有无休克、肺性脑病、消化道出血等。

(3)评估各类药物作用和副作用,尤其是呼吸兴奋剂。

(4)评估机械通气患者的缺氧程度和通气效果;监测动脉血气分析和各项化验指标变化。

(5)评估患者的心理状态及社会支持情况。

（二）一般护理

1.起居护理

（1）保持室内空气新鲜,保持室内相对湿度 60％～70％。房间定期消毒,护理人员吸痰或处置后洗手,防止医源性感染。

（2）监测生命体征:观察患者的血压、意识状态、呼吸频率,昏迷患者要检查瞳孔大小、对光反射、肌张力、腱反射病理特征。

（3）饮食:呼吸衰竭患者体力消耗大,尤其在施人工通气者,机体处于应激状态,分解代谢增加,蛋白质供应量需增加 20％～50％,每天至少需要蛋白质 1g/kg。鼓励清醒患者进食,增加营养,给高蛋白质、高脂肪和低糖类的饮食,如瘦肉、鸡蛋等。

（4）皮肤护理:睡气垫床,每 2h 翻身、拍背、按摩骨突处,防止压疮及坠积性肺炎的发生。

（5）准出入量:24h 的出入量准确记录,注意血钾电解质变化。

（6）备好各种抢救器材、药品,如吸引器、呼吸机、气管插管喉镜、气管切开包、呼吸兴奋剂、强心利尿扩血管药物等,随时准备急救。

2.饮食护理

饮食宜清淡、易消化、富营养,忌食辛辣、煎炸或过甜、过咸之品。多汗者,注意补液,以及进食含钾食物。纳呆者,可少食多餐,并注意饮食的色、香、味。喘促气粗、水肿者,给予低盐或无盐饮食。

（1）痰热壅肺证:多食蔬菜和水果,鼓励多饮水,忌食油腻、荤腥之品。

（2）痰浊阻肺证:可食赤小豆、白扁豆、薏苡仁、山药、冬瓜等健脾利湿化痰之品,可饮清热化痰之品。忌肥甘食物。

（3）肺肾气虚证:可常食百合、核桃、黑芝麻、木耳等温补脾气,补肾清肺之品。

3.用药护理

（1）遵医嘱服用中药汤剂,服药后观察效果和反应。

1）痰热壅肺证:中药汤剂宜偏凉服,服后观察有无汗出。

2）痰浊阻肺证:化痰降气汤药不宜久煎,服药期间注意保暖。

（2）遵医嘱应用抗感染、止咳、平喘、化痰、强心、利尿等药物,并观察疗效和不良反应。

利尿药:观察尿量,以及水、电解质等变化。

强心药物:应观察心率、心律和胃肠道反应等。

平喘药物:静脉注射氨茶碱时必须稀释后缓慢注入,同时观察有无恶心、呕吐、头痛、血压等变化。

抗生素类药物:遵医嘱合理使用,并掌握药物的适应证、作用和不良反应,加强疗效的观察。

（3）遵医嘱予中药塌渍,每天 1 次,每次 20min,温度控制在 38～40℃,注意观察局部皮肤情况及患者的全身反应。

4.情志护理

（1）患者病情缠绵反复,易产生忧虑情绪,应做好开导、劝解工作,解除顾虑。

(2)指导患者合理安排生活起居,保持情绪乐观稳定。

(3)患者心烦意乱时忌用安神药,睡前可用足浴等助眠方式。

5.症状护理

(1)呼吸困难的护理:①痰液清除,指导患者有效咳嗽、咳痰,更换体位和多饮水。②危重患者每2～3h翻身拍背1次,帮助排痰,如建立人工气道患者,应加强湿化吸入。③严重呼吸衰竭意识不清的患者,可用多孔导管经鼻或经口给予机械吸引,吸痰时应注意无菌操作。④神志清醒者可每天2～3次超声雾化吸入。⑤人工气道建立:必要时气管插管或气管切开。

(2)咳嗽、咳痰:①取舒适体位,指导患者有效咳嗽、咳痰、深呼吸的方法。卧床患者定时翻身拍背,痰液无力咳出者,予胸部叩击或振动排痰。②遵医嘱耳穴贴压,取肺、气管、神门、皮质下等穴。③遵医嘱拔火罐,取大椎、定喘、肺俞、风门、膏肓等穴。④遵医嘱足部中药泡洗。⑤遵医嘱中药雾化。

(3)喘息、气短:①观察喘息气短的程度及有无发绀,遵医嘱给予氧疗,观察吸氧效果。②取合适体位,如高枕卧位、半卧位或端坐位,指导采用放松术,如缓慢呼吸、全身肌肉放松、听音乐等。③指导患者进行呼吸功能锻炼,常用的锻炼方式有缩唇呼吸、腹式呼吸等。④遵医嘱穴位贴敷,取大椎、定喘、肺俞、脾俞、天突等穴。⑤遵医嘱耳穴贴压,取交感、心、胸、肺、皮质下等穴。⑥遵医嘱穴位按摩,取列缺、内关、气海、关元、足三里等穴。⑦遵医嘱艾灸,取大椎、肺俞、命门、足三里、三阴交、气海等穴,用补法。

(4)自汗、盗汗:①衣着柔软、透气,便于穿脱;汗出时及时擦干汗液、更衣,避免汗出当风。②遵医嘱耳穴贴压,取交感、肺、内分泌、肾上腺等穴。③遵医嘱穴位贴敷,取神阙等穴。

(5)腹胀、纳呆:①病室整洁,避免刺激性气味,咳痰后及时用温水漱口。②顺时针按摩腹部10～20min,鼓励患者适当运动,促进肠蠕动,减轻腹胀。③遵医嘱穴位贴敷,取中脘、气海、关元、神阙等穴。④遵医嘱耳穴贴压,取脾、胃、三焦、胰、交感、神门等穴。⑤遵医嘱穴位按摩,取中脘、足三里等穴。⑥遵医嘱艾灸,取中脘、足三里等穴。

五、健康教育

1.生活起居有规律,随气候变化增减衣服。保持情绪乐观稳定。

2.饮食宜清淡、易消化、富营养,忌食辛辣、刺激性食物,戒烟、酒。

3.指导患者做呼吸肌锻炼,如腹式呼吸、缩唇呼气等。

4.加强体质锻炼,以增强抗病力。可从夏季开始进行耐寒锻炼,如冷水擦脸、背、身,适当参加体育锻炼。每天晨起按揉迎香穴50次,可预防感冒。

5.积极治疗呼吸系统原发病,预防上呼吸道等肺部感染。

六、出院指导

(一)呼吸训练指导

为预防呼吸困难,患者必须学会调整自己的活动量,学会放松技巧,避免呼吸困难的诱发因素,学会缩唇呼吸,让气体均匀地通过缩窄的口型呼出,腹部内陷,膈肌松弛,尽量将其呼出,呼气与吸气时间比为2∶1或3∶1,以不感到费力为适度,每天2次,每次10～15min,呼吸频率每分钟 8～12 次。

(二)指导有效咳嗽

患者尽可能采用坐位,先进行浅而慢的呼吸 5～6 次,后深吸气至膈肌完全下降,屏气 3～5s,继而缩唇,缓慢的通过口腔将肺内气体呼出,再深吸一口气屏气 3～5s,身体前倾,从胸腔进行 2～3 次短促有力的咳嗽,咳嗽同时收缩腹肌,或用手按压上腹部,帮助痰液咳出,也可以让患者取俯卧屈膝位,借助膈肌、腹肌收缩,增加腹压,咳出痰液。

(三)卫生宣教指导

教育患者注意个人卫生,不随地吐痰,防止病菌污染空气传染他人,保持室内空气新鲜。避免呼吸困难的诱发因素,如冷风、空气不流通和人群拥挤的地方,适应新的饮食习惯,接受疾病带来的限制。注意生活规律,适当参加体育锻炼,预防感冒。

第二章 心血管内科疾病的护理

第一节 原发性高血压

原发性高血压简称高血压,是以体循环动脉血压升高为主要临床表现的综合征,是最常见的慢性心血管疾病,也是重要的心脑血管疾病的危险因素,可致心、脑、肾和视网膜等靶器官的结构和功能受损,最终导致这些器官的功能衰竭。高血压分为原发性和继发性,本节主要阐述原发性高血压。根据世界卫生组织和国际高血压学会(WHO/ISH)高血压治疗指南将高血压诊断标准定义为:在未用降压药物的情况下,收缩压≥140mmHg 和(或)舒张压≥90mmHg,根据血压升高水平,进一步将高血压分为 1～3 级。

根据 2015 年中国心血管病报告,我国 18 岁以上居民原发性高血压患病率达 25.2%,全国高血压患者约 2.7 亿,是患病率最高的慢性病,且呈明显上升趋势。发病率城市高于农村,北方高于南方,沿海高于内地,脑力劳动者高于体力劳动者,青年期男性略高于女性,中年后女性稍高于男性。

一、病因病理

(一)病因

尚未完全明确,目前认为是在一定的遗传背景下由多种因素相互作用而引起。

1.遗传因素

高血压具有明显的家族聚集性。父母均有高血压,子女发病率高达 46%,约 60% 高血压患者有家族史。

2.年龄

高血压患病率随年龄增高而上升,35 岁以后上升幅度较大。

3.环境因素

有资料显示高血压的发生和血压水平与食盐摄入量呈正相关;高蛋白、高脂(特别是高饱和脂肪酸)、低钾、低钙饮食和叶酸缺乏等都可引起血压升高。长期精神紧张、压力大或环境噪声、视觉刺激下亦可引起高血压,故从事脑力劳动者和精神紧张度高的职业者容易患高血压。吸烟可使去甲肾上腺素分泌增加、损伤血管引起血压增高。

4.其他

体重增加是血压升高的重要危险因素,约 1/3 高血压患者有不同程度肥胖,血压与体重指数(BMI)呈显著正相关。服用避孕药的女性血压高的发生率及严重程度与服用时间长短有关,停药后可逆转。睡眠呼吸暂停低通气综合征(SAHS)亦与高血压有关,50%SAHS 患者有高血压。

(二)病理

1.病理解剖

早期可无明显病理改变,晚期可导致重要靶器官如心、脑、肾、视网膜的损伤。

(1)心:长期高血压可引起左心室肥厚和扩张,称为高血压心脏病。

(2)脑:长期高血压使脑血管形成动脉瘤,一旦破裂可发生脑出血;高血压促使脑动脉粥样硬化,粥样斑块破裂可并发脑血栓形成。

(3)肾:长期持续的高血压可导致肾小球纤维化、萎缩、肾动脉硬化,严重者可发生慢性肾衰竭;恶性高血压时,可在短期内出现肾衰竭。

(4)视网膜:视网膜小动脉早期发生痉挛,随着病程进展出现硬化,血压急骤升高可引起视网膜渗出和出血。

2.病理生理

(1)交感神经系统活动亢进:长期过度紧张和反复的精神刺激等使大脑皮质兴奋与抑制失调,导致交感神经系统亢进,血浆儿茶酚胺浓度升高,全身小动脉收缩,外周血管阻力增高。

(2)肾素-血管紧张素-醛固酮系统(RAAS)激活:肾小球球旁细胞分泌的肾素将肝合成的血管紧张素原水解为血管紧张素Ⅰ(AⅠ),再经血管紧张素转换酶(ACE)的作用转化为血管紧张素Ⅱ(AⅡ)。AⅡ可使小动脉平滑肌收缩,外周血管阻力增加,还可刺激肾上腺皮质球状带分泌醛固酮,使肾小管对钠的重吸收增加,造成水钠潴留,血容量增加。

(3)肾性水钠潴留:各种原因引起肾性水钠潴留,机体为避免心排出量增高使组织过度灌注,全身小动脉收缩增强,导致外周血管阻力增高。

(4)胰岛素抵抗(IR):约50%高血压患者存在不同程度IR,IR可造成继发性高胰岛素血症,使肾脏水钠重吸收增加,交感神经系统活性亢进,刺激血管壁增生肥厚致动脉弹性减退。

(5)其他:细胞膜离子转运异常,血管内皮功能失调,代谢异常,饮酒过多等均可导致心排出量及外周血管阻力增加,而引起血压升高。

二、临床表现

(一)症状

本病大多起病缓慢或隐匿,常见症状有头晕、头痛、颈项部僵硬、心悸、注意力不集中、失眠、乏力等,也可出现视力模糊、鼻出血等症状,典型的高血压头痛在血压下降后即可消失。症状轻重不一定与血压水平有关。可因劳累、激动、失眠等加重,休息后多可缓解。

(二)体征

一般较少,除血压升高以外,体检时心脏听诊可听到主动脉瓣区第二心音亢进、收缩期杂音或收缩早期喀喇音。

(三)并发症

随病程进展出现重要靶器官的损害,心、脑、肾等器官的功能障碍和器质性改变,是高血压患者致残、致死的主要原因。

1.心脏

左心室肥厚扩张,最终出现左心衰竭。冠状动脉粥样硬化可致心律失常、心绞痛、心肌梗死甚至猝死。

2.脑

短暂性脑缺血发作、脑血栓形成、脑出血。

3.肾脏

肾动脉硬化和肾小球纤维化及萎缩,最终可发展为慢性肾衰竭。

4.其他

主动脉夹层形成,常可致死;眼底病变如视力下降、视野异常等。

(四)高血压急症和亚急症

1.高血压急症

高血压急症指在一些诱因的作用下,血压突然显著升高(一般超过180/120mmHg),同时伴有进行性心、脑、肾等重要靶器官功能不全的表现。包括高血压脑病、恶性高血压、脑卒中、急性冠脉综合征、急性左心衰及主动脉夹层等。区别高血压急症和亚急症的唯一标准是有无新近发生的急性进行性靶器官损害,而不是以血压升高的程度为标准。

(1)高血压脑病:是由于过高的血压突破了脑血流自动调节范围,使脑灌注过多,导致液体渗入脑血管周围组织,引起脑水肿。主要临床表现为严重头痛、呕吐、意识障碍、精神错乱甚至昏迷。

(2)恶性高血压:血压过高导致眼底和肾功能损害。发病急骤,舒张压持续≥130mmHg,并有头痛、视力模糊、眼底出血、渗出和视盘水肿;出现持续蛋白尿、血尿与管型尿等,肾脏损害突出,进展迅速,预后很差。

2.高血压亚急症

又称高血压危象,是由于交感神经兴奋性过高,导致血压明显升高但不伴有严重临床症状及进行性靶器官损害,患者可有血压明显升高的症状,如头痛、胸闷、烦躁不安和鼻出血等。

(五)高血压的危险分层

根据血压水平,结合心血管危险因素、靶器官受损情况及伴随临床症状,将患者分为低、中、高和很高危险四个层次。

三、辅助检查

(一)常规检查

尿常规、血糖、血胆固醇、血三酰甘油、肾功能、血尿酸和心电图。部分患者根据需要可以进一步检查眼底、超声心动图、血电解质等。

(二)血压测量

定期正确测量血压是诊断高血压的关键。首诊时需测量双上臂血压,较高读数一侧的上臂血压在非同日3次收缩压均≥140mmHg或(和)舒张压均≥90mmHg,可诊断为高血压。用小型携带式血压记录仪监测24h动态血压变化,对高血压诊断有较高价值,有助于判断血压升高严重程度,了解血压昼夜节律,指导降压治疗以及评价降压药物疗效。

四、治疗要点

目前高血压尚无根治方法,降压治疗的最终目的是减少高血压患者心、脑血管病的发生率和病死率。高血压治疗包括非药物治疗(治疗性生活方式干预)和药物治疗。

(一)非药物治疗

适用于所有高血压患者。包括：①控制体重；②减少钠盐摄入，每人每日食盐＜6g 为宜；③补充钙和钾盐；④减少脂肪摄入；⑤戒烟限酒；⑥增加运动；⑦减轻精神压力、保持心态平衡；⑧必要时补充叶酸制剂。

(二)药物治疗

1.降压药物治疗对象

高血压 2 级或以上患者；高血压合并糖尿病，或已有心、脑、肾靶器官损害，或有并发症患者；血压持续升高 6 个月以上，改善生活方式后仍未有效控制者；心血管危险分层，高危和极高危患者必须使用降压药物治疗。

2.降压药物应用的基本原则

(1)小剂量：采用较小有效治疗剂量，根据需要逐步增加剂量。

(2)优先选择长效制剂：控制夜间血压和晨峰血压，更有效的预防心脑血管并发症。

(3)联合用药：可增加降压效果又不增加不良反应，在低剂量单药治疗效果不满意时可选用联合治疗。

(4)个体化：根据患者情况、药物有效性和耐受性，兼顾经济因素，选择合适的降压药。

3.降压药物种类

目前常用降压药物可归纳为五大类。

(1)利尿剂：主要通过排钠，减少细胞外容量，降低外周血管阻力达到降压作用。适用于轻、中度高血压，对高血压合并肥胖或糖尿病、合并心力衰竭、更年期女性及老年人高血压有较强的降压效果。常用药物有氢氯噻嗪、呋塞米、吲达帕胺、螺内酯等。

(2)β受体拮抗剂：该类药主要通过抑制中枢和周围 RAAS，抑制心肌收缩力和减慢心率而降压。适用于各种不同严重程度高血压，尤其是心率较快的中、青年患者或合并心绞痛患者，常用药物有普萘洛尔、美托洛尔、比索洛尔等。

(3)钙通道阻滞剂：降压作用主要通过减少细胞外钙离子进入血管平滑肌细胞内，减弱兴奋－收缩偶联，降低阻力血管的缩血管效应，同时还可减少肾小管对钠的重吸收。适用于各种类型的高血压，尤其适用于老年收缩期高血压。常用药物有硝苯地平、氨氯地平、硝苯地平控释剂等。

(4)血管紧张素转换酶抑制剂(ACEI)：主要通过抑制循环和组织中的 ACE，使血管紧张素Ⅱ(ATⅡ)生成减少，改善胰岛素抵抗和减少尿蛋白的作用。对肥胖、糖尿病及心脏、肾脏等靶器官受损的高血压患者有较好疗效，特别适用于伴有心力衰竭、心肌梗死后、糖耐量减退或糖尿病肾病的高血压患者。常用药物有卡托普利、依那普利、贝那普利等。

(5)血管紧张素Ⅱ受体拮抗剂(ARB)：降压作用主要通过阻断 ATⅡ的缩血管、水钠潴留与血管重塑作用。此类药最大的特点是直接与药物有关的不良反应较少。常用药物有氯沙坦、缬沙坦、厄贝沙坦等。

(三)高血压急症的治疗

治疗原则为尽快控制血压，防治靶器官损害和功能障碍。首选硝普钠，同时扩张动脉和静脉，降低前、后负荷。短时间内血压急骤下降，可使重要器官的血流灌注明显减少，故使用硝普钠必须密切监测血压,根据血压水平调节滴速。其次可选用硝酸甘油,扩张静脉和选择性扩张冠状动脉与大动脉,但降压作用不及硝普钠。根据病情可联合用药。

五、常用护理诊断及医护合作性问题

(一)急性疼痛:头痛

与血压、颅内压升高有关。

(二)有受伤的危险

与头晕、直立性低血压反应、视力模糊有关。

(三)知识缺乏

与缺乏高血压防治与自我管理知识有关。

(四)潜在并发症

高血压危象、高血压脑病、脑卒中、心力衰竭等。

六、护理措施

(一)生活护理

1.休息与活动

保持病室环境清洁、安静、舒适。轻症患者注意劳逸结合,保证足够的睡眠,血压较高、症状明显者应卧床休息。血压稳定、无明显脏器功能损害者,除保证充足的睡眠外,可适当参加力所能及的工作,并根据年龄及血压水平选择适当运动方式,合理安排运动量。运动方式可以选择步行、慢跑、太极拳、气功等,运动时间、频度和强度以患者不出现不适为宜。

2.饮食护理

给予患者低盐、低脂、低热量、高维生素饮食为宜。每日食盐摄入量不超过 6g,少吃咸菜、火腿、罐头、酱油和味精等含钠量高的食物;不吃或少吃肥肉和动物内脏;减少脂肪高胆固醇的摄入。多食含钾、钙、镁及维生素丰富的食物如新鲜蔬菜、水果、牛奶、豆类、蘑菇、木耳等。适量补充蛋白质。戒烟限酒。

(二)病情观察

定时测量血压,必要时进行动态血压监测;观察患者有无头痛、头晕、眼花、耳鸣、恶心、呕吐等症状;观察头痛性质、精神状态、视力、语言能力、肢体活动障碍等急性脑血管疾病的表现;观察有无呼吸困难、咳嗽、咳泡沫痰,突然胸骨后疼痛等心脏受损的表现;注意有无尿量变化、有无水肿。如发现血压急剧升高,患者出现高血压急症与亚急症等表现,立即通知医生,积极配合抢救。

(三)高血压急症的护理

1.休息

立即安置患者绝对卧床休息,抬高床头,减少一切不良刺激和不必要的活动,协助生活护理。消除患者紧张心理、稳定情绪,必要时遵医嘱使用镇静剂。意识不清时应加床栏以防止坠床。发生抽搐时解开患者衣领,用牙垫置于上、下磨牙间,防止唇舌咬伤。

2.吸氧

保持呼吸道通畅,给予氧气吸入,氧流量 4~5L/min。

3.药物治疗

迅速建立静脉通道,遵医嘱给予降压、脱水、镇静等治疗。

(1)降压:首选硝普钠静脉滴注,亦可选择硝酸甘油、尼卡地平等。硝普钠现用现配,避光输注,用药过程中严密监测血压,降压不宜过快或过低,若患者出汗、烦躁、头痛、心悸、胸骨后疼痛等血管过度扩张现象,应立即停止用药。

(2)脱水:有颅内压增高者立即进行脱水治疗,常用20%甘露醇快速静脉滴注,呋塞米静脉注射。用药过程中注意观察尿量,监测电解质。

(3)镇静:有烦躁、抽搐者可遵医嘱静脉注射地西泮或10%水合氯醛保留灌肠,注意观察呼吸情况,防止发生呼吸抑制。

4.病情监测

严密观察神志、瞳孔、生命体征变化,观察有无肢体麻木、活动不灵活、语言不清、嗜睡等情况,必要时进行呼吸、血压、心电监护。

(四)用药护理

1.利尿剂

主要不良反应为电解质紊乱,在用药过程中注意观察记录24h出入量,监测电解质变化,排钾利尿剂注意补钾;保钾利尿剂可引起高血钾,不宜与ACEI和ARB合用,肾功能不全者禁用。

2.β受体阻滞剂

不良反应为心动过缓、乏力和四肢发冷等,在用药的过程中注意监测心率、脉搏变化,注意有无心动过缓。急性心力衰竭、支气管哮喘及房室传导阻滞患者禁用。

3.钙通道阻滞剂

不良反应有头痛、颜面潮红、心悸和下肢水肿等。心力衰竭、窦房结功能低下或心脏传导阻滞患者不宜使用。

4.血管紧张素转换酶抑制剂

不良反应有刺激性干咳、高血钾和血管性水肿等。用药过程中注意监测血钾和血压。

5.血管紧张素Ⅱ受体阻滞剂

不良反应很少,不引起刺激性干咳,持续治疗的依从性高,主要不良反应为血钾升高。

(五)心理护理

了解患者性格特征及心理特征,对患者进行个体化心理疏导,训练患者自我控制的能力,并指导患者自我放松,如心理训练、音乐治疗和缓慢呼吸等。对于情绪激动易怒的患者,还应做好其亲属的工作,尽量保持平和心态,避免对患者造成不良刺激。

七、健康指导

(一)生活指导

指导患者合理饮食,适当运动,注意劳逸结合,避免情绪激动,维持心理平衡。避免长时间站立,改变姿势和体位时动作缓慢,不用过热的水洗澡和蒸气浴。若出现头晕、乏力、出汗等,立即平卧并抬高下肢,以促进下肢静脉血液回流,增加心脑血流量。

(二)疾病知识指导

1.疾病知识宣教

让患者了解自己的病情,如高血压级别、危险因素及并发症、控制血压的重要性和终身治疗的必要性,指导患者遵医嘱长期坚持非药物及药物治疗,将血压控制在合适的范围,防止对脏器进一步损害。嘱咐患者不可自行更改服药时间,更不能擅自增减药物或停服药物,并注意药物的不良反应。

2.血压测量指导

教会患者和家属正确的测量血压方法。测血压前避免饮用浓茶、可乐、咖啡、吸烟等;安静休息 5min,连续测量 2 次取平均值;定时间(用药前测血压、用药后 30min 复测 1 次)、定体位、定部位、定血压计测量血压;血压不稳定者早晨和晚上均需测量血压,血压控制稳定后,可每周测量一次血压。

3.就诊指导

若出现胸痛、血压突然升高、剧烈头痛、视物模糊、心悸、肢体麻木、偏瘫、呕吐等症状,应及时就诊。

第二节　心力衰竭

心力衰竭简称心衰,是指由于心脏功能或结构的异常导致心室充盈或射血功能下降,心排出量减少、组织灌注不足,不能满足机体代谢需要的一组临床综合征。以肺循环和(或)体循环淤血以及组织血液灌注不足为主要临床特征,是多种病因所致心脏疾病的终末阶段。心力衰竭的临床类型按其发生的速度可分为急性心力衰竭和慢性心力衰竭,以慢性较为多见;按其发生的部位可分为左心衰竭、右心衰竭和全心衰竭;按其性质又可分为收缩性心力衰竭和舒张性心力衰竭。

一、慢性心力衰竭患者的护理

慢性心力衰竭(CHF),是多数心血管病的最终归宿。随着年龄的增加,心力衰竭患病率迅速增加,70 岁以上人群患病率上升至 10% 以上。心力衰竭患者 4 年病死率达 50%。近年来,我国引起慢性心力衰竭的病因以冠心病居首,高血压、扩张型心肌病呈上升趋势,风湿性心瓣膜病所占比例明显下降。

(一)病因

1.原发性心肌损害

心肌损害致使心肌收缩力减弱。包括缺血性心肌损害如冠心病心肌缺血和(或)心肌梗死、冠状动脉栓塞及冠状动脉炎等,以冠心病心肌梗死最常见;心肌炎和各种心肌病,其中病毒性心肌炎和扩张型心肌病较常见;心肌代谢障碍性疾病,以糖尿病心肌病最常见,而维生素 B_1 缺乏症和心肌淀粉样变性等国内较少见。

2.心脏负荷过重

(1)前负荷(容量负荷)过重:见于心瓣膜反流性疾病,如主动脉关闭不全、肺动脉瓣关闭不全等;左右心或动静脉分流性先天性疾病如房间隔缺损、室间隔缺损、动脉导管未闭等;高动力循环状态(机体循环血量增加的一种病理生理现象),如慢性贫血、甲状腺功能亢进等。

(2)后负荷(压力负荷)过重:左室压力负荷过重见于高血压、主动脉瓣狭窄;右室压力负荷过重见于肺动脉高压、肺动脉瓣狭窄、肺栓塞等。

(二)诱发因素

有基础心脏疾病的患者常在一些可加重原有疾病或心脏负担的因素下诱发心力衰竭。

1.感染

是心力衰竭最常见、最重要的诱因,尤其是呼吸道感染,其次是感染性心内膜炎、全身性感染等。

2.心律失常

各种快速性心律失常或严重的缓慢性心律失常均可诱发心力衰竭,如室性心动过速、房室传导阻滞、心房颤动等,尤其快速性心律失常,其中心房颤动是诱发心力衰竭的重要因素。

3.治疗不当

如洋地黄中毒、不恰当的停用降压药或应用负性肌力药如β受体阻滞剂、钙拮抗剂等。

4.循环血容量增加

如静脉输液或输血过多过快、钠盐摄入过多等。

5.身心过劳

如过度劳累、情绪激动、剧烈运动、精神过于紧张等。

6.妊娠和分娩

可加重心脏负荷,增加心肌耗氧量,诱发心力衰竭。

7.其他

合并甲状腺功能亢进、中重度贫血、肺栓塞、水、电解质及酸碱平衡失调等。

(三)病理生理

心力衰竭是心脏不能或仅在提高充盈压后方能泵出组织代谢所需血量的一种病理生理状态。心力衰竭最重要的病理生理变化有以下3个方面。

1.心功能代偿机制

当心肌收缩力受损和(或)心室超负荷血流动力学因素存在时,机体通过以下代偿机制使心功能在短期内维持相对正常的水平。但这种代偿是在一定范围内,且也有负性效应,随着病情进展,代偿失效就会进入失代偿期。

(1)Frank－Starling机制:当各种原因引起心脏泵血功能减退,心排出量减少,心室舒张末压增高时,根据Frank－Starling定律,早期随心室舒张末压增高,心腔扩大,心肌纤维长度增加,心肌收缩力和心脏做功相应增加,使心排出量增加。但当左心室舒张末压达15～18mmHg或以上时,Frank－Starling机制达最大效应,心室代偿功能消失,心排出量不增,反而下降。

(2)心肌肥厚:心脏后负荷增加时主要是通过心肌肥厚来增加心肌收缩力进行代偿,它可以使心排出量在相当长的时间内维持正常。但这种代偿也是有限的,心肌肥厚主要是心肌纤维增多而心肌细胞数目并不增多,细胞核及线粒体增大与增多落后于心肌纤维增多,心肌细胞处于能量的相对饥饿状态,继续发展最终致心肌细胞缺血、坏死、纤维化,使心肌收缩力下降,不能发挥其应有的射血能力,形成恶性循环,最终导致不可逆转的终末阶段。

(3)神经体液机制:当心脏排出量不足,心脏压力升高时,机体全面启动神经体液机制进行代偿。机体内交感神经系统、肾素—血管紧张素—醛固酮系统激活。一方面可通过增加心肌收缩力、提高心率、收缩血管及引起水钠潴留从而维持心排出量、血压及保证重要脏器的血液供应;另一方面神经内分泌激活,增加了心肌耗氧量,加重了心脏前、后负荷,不仅加重了血流动力学紊乱,还可直接损害心肌,使心功能不全进一步恶化。

2.心室重塑

在心腔扩大、心肌肥厚的过程中,心肌细胞、细胞外基质、胶原纤维网等均发生变化,即心室重塑,是心力衰竭发生、发展的基本病理改变。

3.体液因子的改变

心力衰竭时,心房利钠肽和脑钠肽、内皮素等体液因子的分泌也发生变化,参与心力衰竭的代偿发展。心钠肽使血管扩张,增加排钠,对抗肾上腺素、肾素—血管紧张素等的水、钠潴留效应;内皮素具有很强的收缩血管的作用。

(四)临床表现

1.左心衰竭

主要表现为肺循环淤血和心排出量降低。

(1)症状:早期可无症状或仅出现面色苍白、心悸、乏力等。

1)呼吸困难:劳力性呼吸困难是左心衰竭最早、最常见的症状,患者在体力活动时发生或加重。主要是因为运动使回心血量增加,左心房压力增高,加重了肺循环淤血。典型患者可出现夜间阵发性呼吸困难,表现为患者入睡后突然憋气而惊醒,被迫采取端坐位,呼吸深快,轻者数分钟至数十分钟缓解,严重的可伴有哮鸣音,称"心源性哮喘"。其原因与睡眠平卧时回心血量增加、膈肌抬高致肺活量减少、夜间迷走神经张力增高及小支气管痉挛等因素有关。心力衰竭晚期患者休息时也有肺淤血,患者不能平卧,需取高枕卧位、半卧位或坐位以减轻呼吸困难,称端坐呼吸。根据端坐呼吸患者的坐位高低可以估计心力衰竭的程度,坐位越高提示心力衰竭越重。严重的患者可出现急性肺水肿。

2)咳嗽、咳痰、咯血:咳嗽较早出现,夜间多见,初期常于卧位时发生,坐位或立位时可减轻,患者常咳白色浆液泡沫痰。偶因肺泡和支气管黏膜淤血,血浆外渗至肺泡而致粉红色或血丝痰。另外由于长期淤血,肺循环和支气管循环间可形成侧支循环,随着肺静脉压力升高,支气管黏膜下的血管逐渐扩张,一旦扩张的血管破裂则可引起大咯血。

3)心排出量降低症状:由于心排出量下降,组织器官血液灌注不足,患者可出现乏力、头晕、嗜睡、失眠、烦躁、心悸、尿量减少甚至肾衰竭。

(2)体征:

1)心脏:除有原发基础疾病的心脏体征外,还出现与心力衰竭有关的体征,即出现心脏增大,心尖冲动向左下移位,心率增快,心尖部闻及舒张期奔马律,部分患者有肺动脉瓣第二心音亢进。

2)肺部湿啰音:两肺底或全肺可闻及湿啰音,啰音的分布可随体位改变而变化。

3)其他:发绀、交替脉、哮鸣音、脉压减小等。

2.右心衰竭

体循环淤血为主要表现。

(1)症状:消化道症状是右心衰竭患者最常见的症状,可因胃肠道、肝脏等淤血出现食欲缺乏、恶心、呕吐、腹胀、上腹部疼痛、便秘等症状。继发于肺部疾病或左心衰竭的患者可出现明显的呼吸困难,单纯的右心衰竭可出现劳力性呼吸困难。

(2)体征:

1)水肿:体循环静脉压力增高使皮肤等软组织出现水肿。水肿是右心衰竭的典型体征,水肿首先发生在身体下垂的部位,常呈压陷性、对称性,严重者可出现全身性水肿或伴随有胸腔积液、腹腔积液。

2)颈静脉征:颈静脉充盈、怒张是右心衰时的主要体征,肝颈静脉反流征阳性则更具有特征性。

3)肝大:肝脏因淤血肿大常伴压痛,持续慢性右心衰可致心源性肝硬化。

4)心脏体征:除基础心脏病的相应体征之外,可有右心衰竭的心脏体征,即心率增快,右心增大,心尖冲动向左移位,剑突下可见明显搏动,胸骨左缘第3、4肋间可闻及舒张期奔马律等。也可因三尖瓣相对关闭不全出现反流性杂音,是右心衰竭较特异的体征。

3.全心衰竭

左心衰竭和右心衰竭的临床表现同时存在。继发于左心衰竭的右心衰竭,由于右心排出量的减少,体循环淤血的发生可使肺循环淤血减轻而表现为呼吸困难减轻,但发绀加重。

4.心功能分级

为便于临床估计病情和预后,并指导选择治疗护理方案,将心功能进行分级。目前临床应用最广的是美国纽约心脏病学会(NYHA)1928年提出,1994年重新修订的心功能分级方案。NYHA心功能分级方案以患者临床表现和活动能力为依据,将心功能分为四级。这种分级方案的优点是简单易行,但其缺点是仅凭患者的主观感受和(或)医生的主观评价,患者个体差异很大。

(五)辅助检查

1.影像学检查

(1)胸部X线:心力衰竭时心影常扩大,心脏扩大的程度和动态改变可间接反映心功能状态。左心衰竭时可见肺淤血征象,主要表现为肺门血管阴影增强、肺纹理增加等,肺动脉段膨出。右心衰竭时可见腔静脉扩张。

(2)超声心动图:是心力衰竭诊断中最有价值的检查方法。能显示心腔大小变化及心瓣膜结构,并可判断心室收缩、舒张功能。

(3)放射性核素:心脏血池显影有助于判断心室腔大小、计算射血分数和左心室最大充盈速率,反映心脏舒张功能。

(4)磁共振显像:能更精确的计算收缩末期、舒张末期心室容积、心搏出量和射血分数等。

2.创伤性血流动力学监测

常用漂浮导管(Swan-Ganz导管)床旁测定的方法,也可通过左心导管、左室造影的方法了解心排出量(CO)、心脏指数(CI)、肺毛细血管楔压(PCWP)、肺动脉压、右室压、右房压及压力曲线,评估心脏功能。

3.心电图检查

可见左心室、右心室或左、右心室肥厚的心电图图形。

(六)治疗要点

治疗目的为防止和延缓心力衰竭的发生,缓解患者的症状,降低病死率,延长寿命,提高运动耐量,改善生活质量。慢性心力衰竭采取综合治疗措施,主要是积极治疗原发病,去除诱因,合理用药以减轻心脏负荷,增加心肌收缩力,降低心力衰竭代偿中的负面效应,改善预后等。

1.一般治疗

(1)休息:限制体力活动,避免精神紧张,减轻心脏负担。

(2)饮食:低钠饮食,少食多餐,适当限制水的摄入量。

(3)吸氧:给予持续氧气吸入,流量 $2\sim4L/min$。

2.病因治疗

(1)病因治疗:对可能导致心脏功能受损的常见疾病如高血压、冠心病、糖尿病等,在尚未造成心脏器质性改变前即应早期进行有效的治疗,如药物降压、介入手术改善冠心病心肌缺血、慢性心瓣膜病换瓣等。

(2)控制和消除诱因:针对常见心力衰竭诱因如感染、心律失常、贫血、甲状腺功能亢进和电解质紊乱进行治疗。避免过度劳累、情绪激动等。

3.药物治疗

(1)利尿剂:是心力衰竭治疗中最常用的药物,可减轻水肿,减轻心脏前负荷。常用利尿剂有排钾利尿剂和保钾利尿剂。其中排钾利尿剂包括噻嗪类利尿剂,如氢氯噻嗪、氯噻酮、吲达帕胺等。袢利尿剂,如呋塞米、依他尼酸、布美他尼等;保钾利尿剂有螺内酯、氨苯蝶啶等。

(2)血管扩张剂:血管扩张剂可减轻心脏前负荷和(或)后负荷。但20世纪80年代末以来血管扩张剂已逐渐被血管紧张素转换酶抑制剂(ACEI)取代。现仅在慢性心力衰竭加重时短期应用或急性心力衰竭时应用。一般将血管扩张剂分为以下几类:扩张静脉类,如硝酸酯类(硝酸甘油、硝酸异山梨酯);扩张小动脉类,如酚妥拉明、肼屈嗪;扩张小动脉和静脉类,如硝普钠。

(3)改善心室重塑:

1)肾素-血管紧张素-醛固酮系统抑制剂:血管紧张素转换酶抑制剂(ACEI)是目前治疗慢性心力衰竭的首选药。ACEI除发挥扩血管作用、改善心力衰竭时的血流动力学减轻淤血症状外,更重要的是限制心肌、小血管的重塑,以达到维护心肌的功能,推迟充血性心力衰竭的进展,降低远期病死率的目的。常用药物有卡托普利、贝那普利、培哚普利、咪达普利等。对ACEI引起的干咳不能耐受者可改用血管紧张素受体拮抗剂(ARB)。常用药物有坎地沙坦、氯沙坦、缬沙坦等。醛固酮受体拮抗剂可抑制心血管的重构,改善慢性心力衰竭的远期预后有很好的作用,常用药物有螺内酯。

2)β受体阻滞剂:目前认为β受体阻滞剂,如比索洛尔、美托洛尔等可对抗心力衰竭代偿中交感神经兴奋的不利影响,改善心室重塑,改善预后,降低病死率。应用时从小剂量开始,逐渐加量,适量长期维持。

(4)增加心肌收缩力:治疗心力衰竭的主要药物。

1)洋地黄类药物:具有增强心肌收缩力,减慢心率的作用,是临床上最常用的强心药物。洋地黄制剂按其作用的快慢可分为:速效制剂,如毒毛花苷 K、毛花苷 C(西地兰);中效制剂,如地高辛;缓效制剂,如洋地黄毒苷等。常根据发病缓急、病情轻重而选择制剂。目前临床常用的有地高辛、毛花苷 C 和毒毛花苷 K,对中、重度心力衰竭,尤其对伴心房颤动、心室率快者疗效更好。

2)非洋地黄类正性肌力药:β肾上腺素能受体兴奋剂:如多巴胺、多巴酚丁胺等;磷酸二酯酶抑制剂:如氨力农、米力农等,增强心肌收缩力和心搏出量。

(5)改善心肌能量代谢:可用辅酶 Q_{10} 或维生素 B_1 等改善能量代谢。

4.手术治疗

目前已经开展的治疗心力衰竭的手术治疗方法有背阔肌转化心肌行左室增强术、左室减压术、骨骼肌主动脉外反搏等。终末期心力衰竭患者可考虑进行心脏移植。

5.其他

目前通过心脏再同步化治疗(CRT)联合 ACEI 和β受体阻滞剂的应用,显著改善了重度心力衰竭患者的预后及生存质量,使患者免于心脏移植。致病性快速心律失常患者应用植入式心脏复律除颤器可进一步降低猝死。人工辅助循环可延长终末期心力衰竭患者的生存时间。

(七)常用护理诊断及医护合作性问题

1.气体交换受损

与肺淤血有关。

2.体液过多

与体循环淤血、水钠潴留、低蛋白血症有关。

3.活动无耐力

与心排出量降低有关。

4.焦虑

与病程漫长及担心预后有关。

5.潜在并发症

洋地黄中毒、水电解质紊乱等。

(八)护理措施

1.生活护理

(1)休息与活动:休息可以减少组织耗氧量,降低心率和减少静脉回流,从而减轻心脏负担。休息期间,保持病室环境安静、舒适、空气清新,减少探视。心力衰竭患者应根据心功能情况,合理安排其生活、休息与活动。①心功能Ⅰ级者,不限制一般体力活动,但应避免重体力劳动和剧烈运动;②心功能Ⅱ级者应适当限制体力活动,保证充足的睡眠和休息,可适当增加午睡、夜间睡眠和间歇休息时间;③心功能Ⅲ级者需严格限制体力活动,以卧床休息为主,日常生活可自理或由他人协助自理;④心功能Ⅳ级者应绝对卧床休息,日常生活由他人护理。长期卧床的患者应协助及时翻身、帮助按摩肢体、作肢体的被动活动或主动活动,用温水浸泡下肢。当心力衰竭改善后,应鼓励患者根据个体情况尽早作适量活动,以防静脉血栓、肺栓塞等并发症的发生。

(2)饮食护理:给予低热量、低钠、高蛋白、高维生素、清淡、易消化的食物,多食蔬菜水果。少食多餐、不宜过饱,以减轻心脏负担;避免产气食物,以防膈肌上抬加重呼吸困难;限制钠盐摄入,以减轻水肿,轻度心力衰竭钠盐摄入量在 5g/d 以下,中度心力衰竭摄入量为 2.5～3g/d,重度心力衰竭控制在 1g/d 以下。限制含钠量高的食品,如腌腊制品、发酵面食、海产品、罐头、味精、碳酸饮料等,可用糖、醋等调节口味以增进食欲。根据心功能不全程度和利尿效果以及电解质情况调整钠盐的摄入量。

(3)保持大便通畅:心力衰竭患者因长期卧床、进食减少、肠道淤血、排便方式改变及焦虑等因素容易引起便秘。用力排便可增加心脏负荷,加重心力衰竭和诱发心律失常。长期卧床患者,鼓励其主动、被动运动肢体,经常变换体位,每天顺时针方向按摩腹部数次;饮食中增加粗纤维食物,如粗粮、芹菜、水果等;必要时遵医嘱给予缓泻剂,如开塞露、镁乳等。禁忌使用大剂量液体灌肠。

2.病情观察

严密观察患者心力衰竭的表现如呼吸困难、肺部啰音、皮肤发绀及水肿等是否减轻;观察有无肺部感染、下肢静脉血栓等并发症征象;注意血气分析、血氧饱和度、血电解质及酸碱平衡等检查结果,有无洋地黄中毒表现等。

3.用药护理

护士应向患者及家属讲解药物作用及不良反应,遵医嘱正确使用药物,注意药物不良反应的观察和预防。

(1)利尿剂:用药前后仔细观察水肿的变化、准确记录尿量或 24h 液体出入量、定期测量体重,以了解利尿效果。电解质紊乱是长期使用利尿剂最容易出现的不良反应。

1)密切观察药物不良反应:噻嗪类利尿剂和袢利尿剂主要不良反应为低钾血症,表现为乏力、腹胀、肠鸣音减弱、心律失常、心电图 U 波增高等,并可诱发心律失常或洋地黄中毒;其他不良反应有呕吐、腹泻、高血糖、高尿酸血症等。氨苯蝶啶不良反应有乏力、嗜睡、皮疹、胃肠道反应,长期用药可产生高钾血症,伴肾功能减退、少尿或无尿者慎用。螺内酯毒性小,可出现嗜睡、运动失调、男性乳房发育、面部多毛等,肾功能不全、高钾血症者禁用。

2)用药注意事项:①获取患者基本资料,包括体重和生命体征,以便于评价疗效。②用药期间,监测体液总容量状况,记录观察尿量与水肿消退情况。③监测血电解质水平,使用排钾利尿剂时注意观察有无低钾血症发生,同时指导患者摄入富含钾的食物,如西红柿、香蕉、柑橘、红枣、杏、马铃薯、豆类、新鲜橙汁等,必要时遵医嘱补充钾盐。口服钾时,应在饭后或与果汁一起服用,以减轻胃肠道不良反应;静脉补钾时,每 500mL 液体中氯化钾含量不宜超过1.5g。保钾利尿剂一般与排钾利尿剂合用,不宜同时服用钾盐,肾功能不全及高钾血症者禁用。④利尿剂的应用通常以早晨或上午为宜,避免晚上用药,以免夜间频繁排尿影响休息。

(2)血管紧张素转换酶抑制剂:不良反应包括干咳、直立性低血压和头晕、一过性肾损害、皮炎、间质性肺炎、高钾血症、血管神经性水肿等。药物的使用宜从小剂量开始,逐渐增加剂量;用药期间需监测血压、血钾水平和肾功能;避免体位的突然改变。干咳不能耐受者时可改用 ARB。

(3)硝酸酯制剂:可致头痛、面红、心动过速、血压下降等,尤其是硝酸甘油静脉滴注时,应严格掌握滴速。

(4)β受体阻滞剂:不良反应有液体潴留、心力衰竭恶化、心动过缓、低血压等。用药期间应监测心率和血压,当心率低于 50 次/分时,应暂停给药并及时报告医生。支气管哮喘、心动过缓、Ⅱ度及Ⅱ度以上房室传导阻滞者禁用,严重心力衰竭患者亦禁用。

(5)洋地黄类药:洋地黄制剂治疗量与中毒量接近,是发生洋地黄中毒的根本原因,应用洋地黄类药物的患者应加强护理。

禁忌证:肥厚性梗阻型心肌病、病态窦房结综合征、急性心肌梗死发生后 24h 内、严重房室传导阻滞不宜使用,洋地黄中毒或过量者绝对禁忌。

注意事项:a.给药前向患者解释洋地黄治疗的必要性及其中毒表现。b.给药前护士应询问患者有无恶心、呕吐、乏力、色视等中毒表现,并测量脉搏、心率、心律,若出现脉搏<60 次/分或节律从规则变不规则或从不规则突然变规则,可能为洋地黄中毒应暂停给药,并立即报告医生。c.胺碘酮、奎尼丁、普罗帕酮、维拉帕米、阿司匹林等药物,可与洋地黄相互作用发生中毒,给药前应询问有无上述药物及洋地黄用药史;洋地黄不能与钙剂同时应用,如需要应用,两者应相隔 4h。d.由于老年人、心肌缺血缺氧、电解质和酸碱平衡紊乱(尤其是低钾、低镁、高钙)、肝肾功能不全者对洋地黄类药物的耐受性更差,用药后更应严密观察。e.如果一次漏服口服药,下一次不能补服。f.用毛花苷 C 或毒毛花苷 K 时务必稀释后静脉注射,在 10~15min 内缓慢注射,并同时监测心率、心律及心电图变化,记录给药时间。必要时监测血清地高辛浓度。

洋地黄中毒表现:a.胃肠道反应:最常见,食欲缺乏是出现最早的中毒症状,继之可有恶心、呕吐,偶有消化道出血。b.神经系统症状:洋地黄中毒的患者可出现头痛、乏力、失眠、眩晕、幻觉、黄视、绿视、红视或视力模糊、闪光等神经系统症状。c.心律失常:是洋地黄中毒最重要的表现,以快速心律失常多见,最常见的是室性期前收缩,对洋地黄中毒的诊断具有重要意义,可表现为二联律、三联律,严重时会出现室扑和室颤;缓慢心律失常以二度Ⅱ型或三度房室传导阻滞较为多见;心电图 ST 段呈"鱼钩样"改变,见于长期服用洋地黄患者,为洋地黄效应。

洋地黄中毒处理:a.首要措施为立即停用洋地黄类药。b.低血钾者可口服或静脉补钾,停用排钾利尿剂。c.纠正心律失常,快速性心律失常可用利多卡因或苯妥英钠;有传导阻滞及缓慢性心律失常者可用阿托品 0.5~1.0mg 皮下或静脉注射,必要时安置临时心脏起搏器。

(6)非洋地黄类正性肌力药:长期应用可引起心律失常,注意观察心律、心率及心电图的变化。

4.心理护理

护理人员应多给患者心理支持以减轻患者焦虑。心力衰竭患者可感受到极大的身心社会限制并因不得不调整生活方式而倍感挫折。护理人员应鼓励患者表达他们的恐惧和担心,帮助他们采取恰当的应对技巧,并动员患者的家庭和社会支持系统为其提供恰当的支持。对焦虑较重者者可遵医嘱给小剂量的镇静药。

(九)健康指导

1.生活指导

向患者及家属强调低钠饮食的重要性,指导患者进食高蛋白、高维生素、低热量、低钠、清淡易消化、富含纤维素的饮食,少量多餐,避免刺激性食物,戒烟酒,防便秘,排便时不可用力,以免增加心脏负荷而诱发心律失常。合理安排活动与休息,在心功能恢复后可从事轻体力劳动或工作,并循序渐进地进行运动锻炼,如打太极、散步等以提高活动耐力,活动量以不出现心悸、气急为原则,避免重体力劳动和剧烈运动,如擦地、登梯、快走等。

2.疾病知识指导

(1)延缓病程指导:向患者解释心力衰竭疾病过程和对生活的影响,指导患者积极治疗原发病,控制高血压、冠心病、甲亢等。育龄妇女避孕或在医生指导下妊娠、分娩;严格遵医嘱服药,在静脉输液时主动告诉护士自己有心脏病史,以便护士控制输液速度和量;积极预防上呼吸道感染;保持心情舒畅,避免精神紧张、兴奋,寻求轻松愉悦的生活方式。

(2)用药指导:指导患者严格遵医嘱用药,不得随意增减或撤换药物。告诉患者药物的名称、作用、剂量、用法、作用与不良反应等。服用洋地黄者,教会患者测量脉率、心率,识别洋地黄中毒反应,服药前后注意观察,如出现异常及时就诊。服用血管扩张剂者,嘱咐起床动作缓慢,防止发生直立性低血压。使用排钾利尿剂的患者嘱其多进食富含钾的食品、水果。

(3)自我监测指导:指导患者观察病情变化,注意观察有无足踝部水肿、体重增加、咳嗽、气急加重、尿少、厌食饱胀、心慌、乏力等症状出现,一旦出现应及时就诊。

二、急性心力衰竭患者的护理

急性心力衰竭是指由于心脏的结构或功能突发异常,引起心排出量在短时间内急剧下降,导致组织、器官灌注不足和急性淤血的综合征。最常见的是急性左心衰所引起的急性肺水肿,严重者可有心源性休克。临床上急性右心衰竭很少见,以下重点阐述急性左心衰竭。

(一)病因

常见病因,如急性广泛前壁心肌梗死、乳头肌断裂、室间隔破裂穿孔;感染性心内膜炎引起的瓣膜穿孔、腱索断裂所致急性反流;其他如高血压心脏病血压急剧升高,原有心脏病基础上快速性心律失常或严重缓慢性心律失常,输液过多过快等。

(二)病理生理

由于心肌收缩力急剧下降或左室瓣膜急性反流,心排出量急剧减少,左室舒张末压迅速升高,肺静脉回流不畅,肺静脉压快速升高,肺毛细血管压升高,使血管内液体渗入到肺间质和肺泡内,形成急性肺水肿。早期可因交感神经激活,血压可升高,但随着病情持续进展,血压将逐步下降。

(三)临床表现

1.症状

患者突发极度呼吸困难,常被迫采取端坐位,呼吸频率可达每分钟 30～40 次,烦躁不安,表情恐惧,面色苍白或发绀,唇指青紫,大汗淋漓,可有濒死感;频繁的咳嗽、咳大量白色或粉红色泡沫样痰,严重时可有大量泡沫样液体由口、鼻涌出,甚至咯血。发病开始可有一过性血压升高,病情加重,血压可持续下降,甚至休克,严重者可出现意识障碍。如果不及时抢救,患者会迅速发生休克而死亡。

2.体征

肺部听诊两肺布满哮鸣音和湿啰音,心尖部第一心音减弱,心率快,心尖部可闻及舒张期奔马律,肺动脉瓣第二心音亢进。

(四)辅助检查

1.X线检查

除原有心脏病的心脏形态改变以外,主要为肺部改变。肺水肿典型者双侧肺门可见蝶形大片云雾阴影,重度肺水肿可现大片绒毛状阴影。

2.动脉血气分析

病情越严重,动脉血氧分压(PaO_2)降低越明显。

3.血流动力学监护

急性左心衰时肺毛细血管楔压增高,合并休克时心排出量降低。

(五)治疗要点

急性左心衰竭是内科急症,患者起病急,病情重,必须迅速采取措施以挽救患者生命,治疗关键是缓解缺氧、减轻呼吸困难、纠正心力衰竭。

1.体位

立即协助患者采取端坐位,两腿下垂(休克患者除外),以减少回心血量,减轻心脏负荷。

2.吸氧

积极纠正缺氧是治疗的首要环节。立即鼻导管给氧,病情较重可用呼吸机正压给氧,使肺泡内压在吸气时增加,利于气体交换,对抗组织液向肺泡内渗透。

3.镇静

首选吗啡,可使患者镇静,并有扩张外周血管,减轻心脏负荷和减慢呼吸,缓解呼吸困难的作用。常用吗啡3~5mg皮下注射或缓慢静脉注射。伴颅内出血、神志不清、休克和已有呼吸抑制或合并肺部感染者禁用。

4.扩张血管

可降低外周血管阻力,减少回心血量,减轻心脏负荷。以静脉用药为主。常用的血管扩张剂有硝酸甘油、硝普钠、酚妥拉明、重组人脑钠肽(rhBNP)等。

5.利尿

用快速利尿剂如呋塞米20~40mg静脉推注,本药兼有扩张静脉的作用,可减轻心室前负荷。

6.强心

先用利尿剂,后用洋地黄类药。可用毛花苷C(西地兰)0.4mg或毒毛花苷K0.25mg,以5%葡萄糖溶液20mL稀释后缓慢静脉注射。

7.解除支气管痉挛

氨茶碱具有强心、利尿、平喘及降低肺动脉压等作用,对伴有支气管痉挛者可选用氨茶碱

0.25g 加入 5％葡萄糖液 20mL 稀释后缓慢静脉注入(5min 以上)。

8.机械辅助治疗

极危重的患者,有条件的可采用主动脉内球囊反搏和临时心肺辅助系统治疗。

(六)常用护理诊断及医护合作性问题

1.气体交换受损

与急性肺水肿影响气体交换有关。

2.清理呼吸道无效

与呼吸道出现大量泡沫痰有关。

3.心排出量减少

与心肌收缩力减低,心脏负荷过重有关。

4.恐惧

与极度呼吸困难、严重的窒息感有关。

5.潜在并发症

心源性休克。

(七)护理措施

1.生活护理

安置患者于重症监护病室,并协助患者取坐位,两腿下垂(休克者除外)。注意给患者提供合适的支撑物,保护患者的安全,防止坠床。

2.吸氧

保证气道通畅的基础上,给予高流量(6～8L/min)氧气吸入,用 20％～30％的酒精湿化,以降低肺泡内泡沫的表面张力,使泡沫破裂,改善肺泡通气。病情严重者可给予加压吸氧,必要时采用机械通气辅助呼吸。常采用呼气末正压通气(PEEP),也可采用面罩呼吸机持续加压(CPAP)给氧。通过氧疗应将血氧饱和度维持在 95％以上。

3.病情观察

严密观察患者的呼吸、脉搏、血压、心音、意识、咳嗽、咳痰、啰音、皮肤颜色、温度、尿量、精神状态及血气分析、心电监护结果等。

4.用药护理

迅速建立两条静脉通路,遵医嘱正确使用药物,控制静脉输液速度,一般为每分钟 20～30 滴,注意观察药物疗效与不良反应。①应用吗啡时注意观察有无呼吸抑制、血压下降、心动过缓等不良反应。②应用利尿剂时注意水、电解质和酸碱平衡情况,严密观察尿量,严格记录 24h 出入液量。③应用血管扩张药严格遵医嘱用药并定时监测血压,尽量用输液泵控制滴速,根据血压调节剂量,维持收缩压在 90～100mmHg。

5.心理护理

抢救时护理人员应表情镇静,神态自若,操作熟练,忙而不乱,使患者产生信任感和安全感。尽可能守护在患者身旁,安慰患者,告诉患者医护人员正在积极采取有效措施,病情会逐渐得到控制,消除患者的紧张、恐惧心理。与患者及家属保持密切接触,提供情感支持。

(八)健康指导

向患者的家属介绍急性心力衰竭的病因和诱因,嘱患者积极治疗原有心脏疾病,避免肺部感染、输液过多过快、用力排便、情绪激动等诱因。定期复查,如出现极度呼吸困难,频繁咳嗽,咳大量粉红色泡沫痰时应立即取两腿下垂端坐位,并拨打急救电话或迅速送往医院。

第三节　心律失常

心律失常是指心脏冲动的频率、节律、起源部位、传导速度与激动次序的异常,使心脏的活动规律发生紊乱。

一、概述

心脏传导系统包括窦房结、结间束、房室结、希氏束、左右束支和浦肯野纤维等。窦房结是心脏正常窦性心律的起搏点,冲动在窦房结形成后,随即由结间束和普通心房肌传递抵达房室结及左心房。心肌传导系统接受交感与迷走神经支配。迷走神经兴奋可抑制窦房结的自律性和传导性,延长窦房结和房室结的传导时间与不应期。交感神经的作用则与迷走神经相反。当心脏的传导系统出现异常即可发生心律失常。

(一)病因

1.生理因素

情绪激动和体力活动、饱餐、吸烟、饮酒、喝浓茶或咖啡等情况下可发生心律失常。

2.病理因素

(1)心脏病:如冠状动脉粥样硬化性心脏病、风湿性心脏病、心肌炎、高血压心脏病、肺源性心脏病、先天性心脏病等。

(2)非心源性病因:如自主神经性紊乱,内分泌代谢失常(如甲状腺功能亢进或低下),酸中毒和电解质紊乱(低钾血症、高钾血症或高钙血症等),洋地黄、肾上腺素、抗心律失常药过量,中暑、电击伤、颅脑病变等也可引发心律失常。

(三)发病机制

1.冲动形成异常

自主神经系统兴奋性改变或心脏传导系统的改变,均可导致窦房结的自律性升高或降低,亦会引起异位起搏点的自律性增强而发放不适当的冲动;心肌缺血、缺氧及洋地黄类药物中毒等因素可使无自律性的心肌细胞(如心房、心室肌细胞)在病理状态下出现异常自律性,从而引起各种异位心律失常。

2.冲动传导异常

心脏两个或多个部位的传导性与应激性各不相同,相互联结形成一个有效的折返环路,冲动在环内反复循环,从而产生持续性快速的心律失常。冲动传到某处心肌时,适逢生理不应期,可形成传导阻滞。当异常旁路存在时,由心房至心室的冲动有一部分通过旁路过快的传到心室,使部分心肌提前受到激动从而产生传导紊乱,如预激综合征。

(四)分类

1.按发病机制分类

(1)冲动形成异常：

1)窦性心律失常：窦性心动过速、窦性心动过缓、窦性心律不齐、窦性停搏。

2)异位心律失常：期前收缩(房性、房室交界区性、室性)、阵发性心动过速(房性、房室交界区性、室性)、心房扑动、心房颤动、心室扑动、心室颤动。

(2)冲动传导异常：

1)生理性传导异常：干扰及房室分离。

2)病理性传导异常：窦房传导阻滞、房内传导阻滞、房室传导阻滞、束支或分支阻滞(左、右束支传导阻滞及左束支分支传导阻滞)或室内阻滞。

3)激动传导异常：预激综合征。

2.按发作时心率快慢分类

(1)快速性心律失常：窦性心动过速、期前收缩、阵发性心动过速、房颤等。

(2)缓慢性心律失常：窦性心动过缓、窦性停搏、房室传导阻滞等。

二、窦性心律失常

心脏的正常起搏点位于窦房结,其频率为每分钟 60～100 次(成人),由窦房结冲动引起的心律称为窦性心律。正常窦性心律的心电图特征是：①P 波在 Ⅱ、Ⅲ、aVF 导联直立,aVR 导联倒置；②PR 间期为 0.12～0.20 秒；③P－P 间距相差不超过 0.12 秒；④成人心率 60～100 次/分。

(一)窦性心动过速

窦性心动过速是指成人窦性心律频率 100～150 次/分。

1.病因

生理状态下见于健康人吸烟、饮茶、饮酒、剧烈运动及情绪激动。病理状态见于发热、甲亢、贫血、休克、充血性心力衰竭等。应用肾上腺、阿托品等药物亦可引起窦性心动过速。

2.临床表现

轻症者无自觉症状。心率增快明显时,患者自感心悸、烦躁不安。听诊心率快而规则,心率多在 100～180 次/分。

3.心电图特点

窦性 P 波规律出现,P 波后必有 QRS 波,P－P 间期<0.6 秒。

4.治疗要点

轻者治疗原发病,去除诱因。症状明显者可对症处理：①地西泮 2.5mg,每日 3 次口服；②β受体阻滞剂,如普萘洛尔 5～10mg,每日 3 次口服。

(二)窦性心动过缓

窦性心动过缓是指成人窦性心律的频率低于 60 次/分。

1.病因

生理状态见于老年人、运动员与健康人睡眠状态。病理状态见于颅内高压、心肌炎、心肌病、冠心病、甲状腺功能低下、低温、阻塞性黄疸以及应用拟胆碱药物、洋地黄中毒等。

2.临床表现

轻者一般无症状,心率低于40次/分,可出现头晕、乏力、胸闷,严重时可出现心力衰竭、心绞痛、低血压、昏厥等。听诊心率慢而规则。

3.心电图特点

窦性P波缓慢出现,P波后必有QRS波,P-P间隔>1.0秒,窦性心动过缓往往合并窦性心律不齐。

4.治疗要点

治疗重点是去除病因。当心率过慢症状明显时可选用:①麻黄素25mg,每日3次口服;②阿托品0.3~0.6mg,每日3次口服;③药物不能缓解者可考虑安置心脏起搏器。

(三)窦性停搏

窦性停搏是指在规律的窦性心律中,窦房结在一段时间内停止发放冲动,由低位起搏点发出逸搏或逸搏心律控制心室。

1.病因

见于迷走神经张力增高、颈动脉窦过敏,一些器质性心脏病、药物中毒如强心苷、奎尼丁、β受体阻滞剂等。

2.临床表现

患者常可发生头晕、眩晕、心源性昏厥甚至抽搐。

3.心电图特点

正常PP间期显著延长,期间无P波发生;或P波与QRS波群均不出现,长的PP间期与基本的窦性PP间期无倍数关系。长时间的窦性停搏后,可形成逸搏或逸搏心律。

4.治疗要点

症状明显者应考虑安装人工心脏起搏器。

三、病态窦房结综合征

病态窦房结综合征(SSS)简称病窦综合征,是由窦房结病变导致功能减退,产生多种心律失常的综合表现。

(一)病因

各种器质性心脏病如冠心病、心肌病、心肌炎、风湿性心瓣膜病、先天性心脏病、甲状腺功能减退等。

(二)临床表现

轻者出现发作性头晕、乏力、心绞痛等心脑供血不足的症状,重者可出现阿—斯综合征。

(三)心电图特点

(1)非药物引起的持续性窦性心动过缓,每分钟50次以下;

(2)窦房传导阻滞与房室传导阻滞并存;

(3)窦性停搏与窦房传导阻滞并存;

(4)心动过缓—心动过速综合征,心动过缓与房性快速性心律失常交替发作。

(四)治疗要点

无症状者密切观察;有症状者选择心脏起搏治疗。应用起搏器治疗后,患者仍有心动过速发作时,可同时应用抗心律失常药物。

四、异位心律失常

(一)期前收缩

早搏又称期前收缩,由于异位起搏点兴奋性增高,发出的冲动提前且控制心脏收缩,是临床上最常见的心律失常。按其起源部位不同,分为房性、房室交界性、室性三类,其中以室性最为常见。

1.病因

可见于健康人,如过度疲劳、情绪紧张、过多吸烟,饮茶或饮酒时。也可见于各种心脏病患者,如冠心病、高血压心脏病、风湿性心脏病、心肌炎、心肌病等。此外,药物(如洋地黄、奎尼丁、三环类抗抑郁药中毒等)、电解质紊乱亦可引起期前收缩。

2.临床表现

偶发的期前收缩可无症状,部分患者可有心悸或心搏漏跳感。当期前收缩连续出现时,可有心悸、乏力、头晕、胸闷、心绞痛甚至昏厥等症状。听诊心律不齐,期前收缩后出现较长的间歇,第一心音常增强,第二心音相对减弱甚至消失。

3.心电图特点

(1)房性期前收缩:①提前出现 P' 波,形态与窦性 P 波略有不同;②$P'-R$ 间期≥0.12 秒;③P' 波后的 QRS 波形态多正常,之后常可见一不完全代偿间歇。

(2)房室交界性期前收缩:①提前出现的 QRS-T 波群,形态与窦性激动的 QRS-T 波群基本相同;②逆行 P' 波可出现于 QRS 波群前、后或埋于 QRS 波群中;③$P'-R$ 间期<0.12 秒或 $R-P'$ 间期<0.20 秒;④之后可见一完全代偿间歇。

(3)室性期前收缩:①提前出现 QRS-T 波群,其前无相关 P 波;②提前出现的 QRS 波形态异常,时限≥0.12 秒;③T 波与 QRS 波群主波方向相反;④之后可见一完全代偿间歇。

室性期前收缩可表现偶发(<5 次/分)或频发(>5 次/分)。若期前收缩与窦性搏动前后规律出现,称为联律。每个窦性搏动后出现一个期前收缩,称为二联律;每两个窦性搏动后出现一个期前收缩称为三联律。连续出现两个期前收缩称为成对期前收缩。同一导联心电图上各期前收缩的形态不同称为多源性期前收缩。期前收缩的 R 波落在前一个心动周期的 T 波上称为 RonT 现象。

4.治疗要点

(1)积极治疗病因:改善心肌供血,控制心肌炎症,纠正电解质紊乱,防止情绪紧张,避免过度疲劳等。

(2)药物治疗:症状不明显者,且无器质性心脏病,不必使用药物治疗;症状明显者常选用美西律、普罗帕酮等药物治疗;急性心肌梗死并发室性期前收缩常用利多卡因或 β 受体阻滞剂;强心苷中毒所致的室性期前收缩可选用苯妥英钠或利多卡因并及时补钾。

(二)阵发性心动过速

阵发性心动过速是一种阵发、快速而规律的异位心律,由 3 个或 3 个以上连续发生的期前收缩形成。根据异位起搏点的部位不同,可分为房性、房室交界性和室性阵发性心动过速。由于房性与房室交界性阵发性心动过速在临床上常难以区别,故统称为室上性阵发性心动过速,简称室上速。

1.病因

(1)阵发性室上性心动过速:常见于无器质性心脏病患者,亦可见于甲亢、洋地黄中毒等情况。

(2)阵发性室性心动过速:常见于器质性心脏病患者,尤其是心肌梗死,也可见于心肌炎、心肌病、风湿性心脏病等。此外,电解质紊乱、洋地黄中毒、奎尼丁或胺碘酮中毒,心脏手术中亦可出现。

2.临床表现

(1)室上性阵发性心动过速:突然发作、突然终止,持续时间长短不一。发作时患者可感心悸、头晕、胸闷、心绞痛,严重者发生昏厥、黑矇、心力衰竭、休克。听诊心律规则,心率可达150~250次/分,心尖部第一心音强度一致。

(2)室性阵发性心动过速:非持续性室速(发作持续时间短于30秒,能自行终止)的患者通常无症状。持续性室速(发作持续时间超过30秒,需药物或电复律方能自行终止)则常伴有明显血流动力学障碍,导致心、脑、肾血液供应骤然减少,临床上可出现心绞痛、呼吸困难、低血压、少尿、昏厥、休克甚至猝死。听诊可出现第一、二心音分裂,心律稍不规则。

3.心电图特点

(1)室上性阵发性心动过速:①频率150~250次/分,节律规则;②QRS波形态正常(伴有室内差异性传导或原有束支传导阻滞者可增宽变形);③P波常不易辨认。

(2)室性阵发性心动过速:①频率一般为140~220次/分,节律不规则;②QRS波宽大畸形,时限大于0.12秒,继发ST-T改变,T波方向常与QRS波主波方向相反;③如能发现P波,则P波与QRS波无关,有房室分离现象。

4.治疗要点

(1)室上性阵发性心动过速:若血压和心功能正常可选择刺激迷走神经法:①刺激咽喉部诱发恶心呕吐;②按摩一侧颈动脉窦或压迫一侧眼球(青光眼或高度近视者禁用)大约5~10秒;③Valsalva动作(深吸气后屏气,再用力作呼气动作)。药物治疗可选择腺苷,无效时改为静脉滴注维拉帕米、地尔硫䓬等。药物治疗无效者,行射频消融术、食管心房调搏术、电烧灼疗法等。以上方法无效时可采用同步直流电复律术。

(2)室性阵发性心动过速:器质性心脏病患者应首先对因治疗。无器质性心脏病患者出现无症状的非持续性室速,治疗同室性期前收缩;持续性室速者无论有无器质性心脏病,均应治疗,可选用利多卡因、普罗帕酮、胺碘酮、溴苄胺等静脉用药。药物治疗无效或患者病情危急,应迅速施行同步直流电复律术。

(三)心房扑动和心房颤动

心房扑动是指心房内异位节律点自律性增高,快而规则地发放冲动,引起快而协调的心房收缩。心房颤动是心房发生快而不规则的冲动,引起心房内各部分肌纤维不协调地乱颤,心房丧失了正常的、规则的、协调的、有效的机械性收缩。

1.病因

(1)心房扑动:可见于无器质性心脏病患者,也可见于各种器质性心脏病,以风湿性心脏病最常见。

(2)心房颤动:可见于正常人,在情绪激动、手术后、运动或急性酒精中毒时发生,多在8h内自行终止,恢复为窦性心律;也可见于心脏和肺部疾病患者,如风湿性心脏病、冠状动脉粥样硬化性心脏病、高血压心脏病等。

2.临床表现

(1)心房扑动:心室率不快时,患者可无症状,心室率过快时可诱发心绞痛与充血性心力衰竭。体检可见快速的颈静脉扑动。

(2)心房颤动:症状轻重受心室率快慢的影响。多有心悸、胸闷、乏力,严重者可发生心力衰竭、休克、昏厥及心绞痛发作,心房内附壁血栓脱落可引起脑栓塞、肢体动脉栓塞、视网膜动脉栓塞等而出现相应的临床表现。体检第一心音强弱不等,心室律绝对不规则,脉搏短绌。

3.心电图特点

(1)心房扑动:①P波消失,代之以间隔均匀、振幅相等、形状相似的F波(扑动波),频率250~350次/分钟;②QRS波群与F波成某种固定的比例,心室律规则,最常见的比例为2:1;有时比例关系不固定,则引起心室律不规则;③QRS波形态一般正常。

(2)心房颤动:①P波消失,代之以间隔不均匀、振幅不等、形状不同的f波,频率350~600次/分钟;②QRS波群间隔绝对不规则,心室率通常在100~160次/分钟;③QRS波形态一般正常。

4.治疗要点

(1)心房扑动:主要针对原发病进行治疗,如风湿活动期抗风湿治疗。控制心室率可选用药物如普罗帕酮、胺碘酮、维拉帕米等。最有效的方法是同步直流电复律。对以上方法无效的患者可行导管消融治疗。

(2)心房颤动:积极治疗原发病。若症状不明显,仅休息和对症治疗。若症状显著,应迅速治疗,减慢心室率可选用药物胺碘酮、普罗帕酮、维拉帕米、洋地黄制剂等。药物无效时可选用导管消融术、植入起搏器等,最有效的方法是同步直流电复律。慢性房颤有较高的栓塞发生率,如无禁忌证应采用抗凝治疗,药物有阿司匹林、华法林等。

(四)心室扑动和心室颤动

心室扑动与心室颤动简称室扑与室颤,起搏点在心室,心室肌如此活动导致心脏无排血,心、脑等器官和周围组织血液灌注停止,是致命的心律失常。

1.病因

常见于器质性心脏病、意外事件、药物中毒及其他疾病临终前的状态,如急性心肌梗死、心肌病、触电、严重低血钾及洋地黄制剂、胺碘酮、奎尼丁中毒等。

2.临床表现

心室扑动与颤动的临床表现无差别,一旦发生,立即出现意识丧失、抽搐、心跳呼吸停止。听诊心音消失,脉搏、血压测不到。若不及时抢救,患者迅速死亡。

3.心电图特点

(1)心室扑动:①QRS-T波群消失,代之以连续、相对规则、振幅较大的正弦波;②频率为150~300次/分钟。

(2)心室颤动:①QRS-T 波群完全消失,代之为连续快速、大小不等、极不规则的波形;②频率为 150～500 次/分钟。

4.治疗要点

应争分夺秒进行抢救,包括胸外心脏按压、人工呼吸及药物复苏。如心电图示高大的颤动波,频率快,应立即采用非同步直流电复律。

五、心脏传导阻滞

心脏传导阻滞是指冲动在心脏传导系统的任何部位传导时发生减慢或阻滞。包括窦房传导阻滞、房室传导阻滞及室内传导阻滞。本节重点叙述房室传导阻滞。

(一)房室传导阻滞

房室传导阻滞(AVB)是指冲动从心房传入心室的过程中出现不同程度的阻滞。根据阻滞的程度分为三度,第一度、第二度称为不完全性房室传导阻滞,第三度称为完全性房室传导阻滞。第二度房室传导阻滞又分为Ⅰ型(文氏现象和莫氏Ⅰ型)和Ⅱ型(莫氏Ⅱ型),Ⅱ型易发展成完全性房室传导阻滞。

1.病因

部分正常人可发生不完全性房室传导阻滞。病理状态下最常见的病因为器质性心脏病,如冠心病、心肌炎、风湿热、心内膜炎、心肌病、高血压等。洋地黄中毒、电解质紊乱、心脏手术、甲状腺功能低下等也是常见原因。

2.临床表现

一度房室传导阻滞患者常无症状,听诊第一心音减弱;二度Ⅰ型患者可有心悸与心搏脱漏感,听诊第一心音减弱;二度Ⅱ型患者可有乏力、头晕、胸闷、活动后气急、短暂昏厥感,听诊第一心音强度恒定;三度房室传导阻滞患者可出现心力衰竭和脑缺血症状,严重时出现阿-斯综合征,甚至猝死,听诊心率慢而规则,第一心音强弱不等,可听到响亮而清晰的第一心音(大炮音)。

3.心电图特点

(1)一度房室传导阻滞:①P-R 间期>0.20 秒;②每个 P 波后均有 QRS 波群。

(2)二度房室传导阻滞:①二度Ⅰ型房室传导阻滞:a.P-R 间期逐渐延长,直至 P 波后 QRS 波群脱落一次,周而复始;b.最常见的房室传导比例为 3∶2 或 5∶4。②二度Ⅱ型房室传导阻滞:a.P-R 间期固定,可正常或延长;b.部分 P 波后 QRS 波群脱落,呈 2∶1 或 3∶1 脱落。

(3)三度房室传导阻滞:①P-P 间隔相等,R-R 间隔相等,P 波与 QRS 波群无关;②P 波频率大于 QRS 波频率;③心室起搏点在希氏束分支以上 QRS 波群形态可正常,起搏点在希氏束分支以下 QRS 波增宽畸形。

4.治疗要点

一度和二度Ⅰ型房室传导阻滞心室率不慢且无临床症状者,无须特殊治疗。二度Ⅱ型和三度房室传导阻滞伴心室率缓慢者,应及时提高心室率以改善症状,常用药物阿托品、异丙肾上腺素等。心室率<40 次/分钟,症状严重患者,特别是有阿-斯综合征发作者,应选择临时或埋藏式心脏起搏治疗。

六、心律失常患者的护理

(一)常用护理诊断及医护合作性问题

1.活动无耐力

与心律失常导致心排出量减少、组织脏器供血不足有关。

2.有受伤的危险

与心律失常引起的头晕、昏厥有关。

3.焦虑

与心律失常反复发作、疗效不佳、缺乏相应的知识有关。

4.潜在并发症

心力衰竭和猝死。

5.知识缺乏

与缺乏心律失常的预防保健知识有关。

(二)护理措施

1.生活护理

(1)休息与活动:对无器质性心脏病的心律失常患者,鼓励其正常工作和生活,注意劳逸结合,避免过度疲劳;与患者及家属同共同制订活动计划,告知患者限制最大活动量的指征。对室性阵发性心动过速、二度Ⅱ型及三度房室传导阻滞等严重心律失常发作时,应绝对卧床休息。当心律失常发作导致胸闷、心悸、头晕时,嘱患者采取高枕卧位、半坐位或其他舒适体位,尽量避免左侧卧位,因左侧卧位可使患者感到心脏的搏动而加重不适感。

(2)饮食护理:选择低热量、低脂、易消化、清淡、富营养的食物,少食多餐,避免过饱。保持大便通畅,切忌屏气用力,以免兴奋迷走神经加重心动过缓。

(3)吸氧:对伴有气促、发绀等缺氧指征的患者,给予氧气持续吸入,多采用 $2\sim 4L/min$ 的流量。

2.病情观察

监测生命体征、皮肤颜色、温度、尿量、心电图、电解质等,判断心律失常的类型;观察有无头晕、昏厥、气急、烦躁不安等表现。对出现严重心律失常的患者必须进行心电监护,密切观察并记录有无引起猝死的危险征兆:①潜在的引起猝死危险的心律失常,如频发性、多源性、成联律的室性期前收缩,或室性期前收缩落在前一心搏的 T 波上(RonT)、二度Ⅱ型房室传导阻滞;②随时有猝死危险的严重心律失常,如室性阵发性心动过速、心室扑动、心室颤动、三度房室传导阻滞等。一旦发现上述情况应立即报告医生,配合紧急处理。

3.用药护理

严格遵医嘱给予抗心律失常药物,注意给药途径、剂量、给药速度等。口服药应按时按量服用,漏服时不补服,以防发生中毒反应。静脉注射时速度应缓慢,必要时心电监测。抗心律失常药物适应证、不良反应及注意事项。

4.对症护理

心律失常发作患者出现头晕、昏厥时,应预防外伤。患者一旦有头晕、黑矇等,应立即平卧,以免跌倒;松解衣领,头部放低,以改善脑部循环;吸氧保护重要脏器。当患者突然出现猝死先兆,应立即停止活动,半卧位,氧气吸入,密切观察患者的意识状态及生命体征变化,进行心电监护并通知医生,做好抢救准备;建立静脉通道,备好纠正心律失常的抢救药品、除颤器、临时起搏器等。当患者出现意识丧失、抽搐、大动脉搏动消失、呼吸停止、瞳孔散大等猝死表现时,立即配合医生进行心肺复苏、非同步直流电复律等。

5.心理护理

向患者解释焦虑和恐惧情绪不仅加重心脏负荷,更易诱发或加重心律失常,说明心律失常的可治性,解除其思想顾虑。鼓励患者说出焦虑的原因,评估焦虑程度,焦虑程度严重者,按医嘱适当使用镇静、抗焦虑药。指导患者采用放松技术,如全身肌肉放松、缓慢深呼吸。鼓励患者参加力所能及的活动或适当的娱乐,如读书看报、听音乐等分散注意力。

(三)健康指导

1.生活指导

嘱患者注意劳逸结合、生活规律;无器质性心脏病者,应积极参加体育锻炼,调整自主神经功能;有器质性心脏病者,则根据心功能情况适当活动。指导患者戒烟酒,避免摄入刺激性食物如咖啡、浓茶等;饮食应低脂、易消化、富营养,少食多餐,避免饱餐,保持大便通畅。心动过缓患者避免排便时屏气。指导患者保持乐观、稳定的情绪;分散注意力,不过分注意心悸的感受;使患者和家属理解良性心律失常对人体主要是心理的影响。有昏厥史的患者避免从事驾驶、高空作业等有危险的工作,有头昏、黑矇时立即平卧,以免昏厥发作时摔伤。教会患者及家属测量脉搏的方法,以利于病情自我监测;嘱患者每日至少测脉搏1次,每次应在1分钟以上;教会患者家属心肺复苏技术,以备紧急需要时应用。定期随访,经常复查心电图,及早发现病情变化。

2.疾病知识指导

向患者及家属讲解心律失常的常见病因、诱因及防治知识。说明服用抗心律失常药物的重要性,告知患者遵医嘱按时按量服药,不可随意增减药量或撤换药物,教会患者观察药物疗效和不良反应,有异常时及时就诊。对安装人工心脏起搏器的患者及家属做好相应的指导。

第四节 冠状动脉粥样硬化性心脏病

冠状动脉粥样硬化性心脏病是指冠状动脉粥样硬化,使管腔狭窄甚至阻塞,导致心肌缺血缺氧而引起的心脏病,与冠状动脉功能性改变(痉挛)一起,统称为冠状动脉性心脏病,简称冠心病,亦称缺血性心脏病。

一、病因

(一)年龄和性别

多见于40岁以上的中、老年人,男性多于女性,女性在更年期后发病率增加。

(二)血脂异常

脂质代谢异常是动脉粥样硬化最重要的危险因素。目前认为与动脉粥样硬化形成关系最密切的血脂异常是:高胆固醇、高三酰甘油、高低密度脂蛋白和极高低密度脂蛋白、低高密度脂蛋白。

(三)高血压

高血压患者患病率较血压正常者高 3～4 倍,冠心病患者 60%～70%有高血压、糖尿病和糖耐量异常。

(四)吸烟

吸烟可造成动脉壁含氧量不足,促使动脉粥样硬化的形成。吸烟者本病的发病率和病死率较不吸烟者高出 2～6 倍,且与每日吸烟量成正比。

(五)其他

肥胖、体力活动过少、遗传、A 型性格、饮食方式、感染等也与本病有关。

二、临床分型

根据冠状动脉病变的部位、范围、心肌缺血程度,可将冠心病分为以下各型:

(一)无症状型冠心病

又称隐匿型,临床无症状,心电图有心肌缺血的改变,心肌无明显组织形态学改变。

(二)心绞痛

有发作性胸骨后疼痛,为一过性心肌供血不足引起,心肌可无组织形态学改变或伴有纤维化改变。

(三)心肌梗死

由于冠状动脉闭塞以致心肌急性缺血性坏死。

(四)缺血性心肌病型冠心病

表现为心脏增大、心力衰竭和心律失常,为长期缺血或坏死导致心肌纤维化而引起。临床表现与扩张型心肌病类似。

(五)猝死

因原发性心搏骤停而死亡。

三、心绞痛患者的护理

心绞痛是因冠状动脉供血不足,导致心肌急剧的、暂时的缺血与缺氧所引起的以发作性胸痛或胸部不适为主要表现的临床综合征。

(一)病因与发病机制

1.病因

目前引起心绞痛最常见的原因是冠状动脉粥样硬化引起血管管腔狭窄和(或)痉挛。其次是重度主动脉瓣狭窄或关闭不全、肥厚型心肌病、先天性冠状动脉畸形、冠状动脉扩张症、冠状动脉栓塞等。

2.发病机制

正常情况下,冠状动脉有很大的储备量,在剧烈活动或情绪激动等情况下,冠脉可适当扩张,血流量增加,以满足心肌需求。当冠脉狭窄时,在劳累、激动等心肌需血量增加的情况下,冠脉不能有效扩张增加心肌供血;或冠脉痉挛时,血流量进一步减少,最终心肌缺血缺氧。当心肌缺血、缺氧时可引起疼痛,致痛因素可能是心肌内积聚过多代谢产物,如乳酸、丙酮酸、磷酸等酸性物质,或类激肽的多肽类物质,刺激心脏自主神经传入纤维并反映至大脑,从而产生疼痛。

(二)临床表现

1.症状

以发作性胸痛为主要临床表现,其特点为:

(1)部位:位于胸骨体上段或中段之后,可波及心前区,有手掌大小范围,甚至横贯前胸,界限不很清楚。常放射至左肩、左臂内侧达无名指和小指,或至咽、颈、背、上腹部等。

(2)性质:常为压迫、发闷或紧缩性,也可有堵塞、烧灼感,偶伴濒死感。

(3)诱因:常因体力劳动或情绪激动(如愤怒、焦虑、过度兴奋)所诱发,也可在饱餐、寒冷、阴雨天气、吸烟、心动过速时发病。

(4)持续时间:疼痛出现后逐步加重,一般可持续 1～5min。疼痛可数天、数周发作一次,亦可一日内多次发作。

(5)缓解方式:多于停止原来的活动后即缓解和(或)舌下含服硝酸甘油几分钟内缓解。

2.体征

一般无异常体征。心绞痛发作时常出现面色苍白、表情焦虑、皮肤湿冷或出汗、血压升高、心率增快。

(三)辅助检查

1.心电图

是诊断心绞痛最常用的检查方法。约有半数患者静息心电图在正常范围,也可出现非特异性 ST－T 改变。心绞痛发作时常可出现暂时性心肌缺血性的 ST 段下移 0.1mV 以上,发作缓解后恢复;有时出现 T 波倒置。对可疑冠心病患者可采用运动负荷实验及 24h 动态心电图监测,能明显提高缺血性心电图的检出率。

2.放射性核素检查

利用放射性铊或锝显像所示灌注缺损,判断心肌供血不足部位,对心肌缺血诊断极有价值。如同时兼做运动负荷试验,则可进一步提高诊断的阳性率。

3.冠状动脉造影

具有确诊价值,并对选择治疗方案及预后判断极为重要。选择性冠状动脉造影可使左、右冠状动脉及其主要分支得到清楚的显影。管腔直径狭窄 50%～70% 有一定意义,管腔直径缩小 70%～75% 以上会严重影响血供。

4.其他

二维超声心动图可探测到缺血区心室壁的动作异常,冠状动脉内的超声显像可显示血管壁的粥样硬化病变等。

(四)治疗要点

心绞痛的治疗原则是改善冠状动脉供血,减轻心肌的氧耗,治疗冠状动脉硬化。治疗目的为缓解症状,提高活动耐力,改善生活质量,阻止或延缓心肌梗死的发生,降低病死率和住院率。

1.发作期

立即安置患者休息,舌下含服硝酸甘油制剂,如硝酸甘油、硝酸异山梨酯,必要时吸氧或使用镇静剂。

2.缓解期

避免各种诱发因素,使用作用持久的抗心绞痛药物,如硝酸酯类、β－受体阻滞剂、钙通道阻滞剂等。对符合适应证的心绞痛患者可行经皮腔内冠状动脉成形术(PTCA)、冠脉内支架植入术等。对病情严重、药物治疗效果不佳且经冠状动脉造影后显示不适合介入治疗者,应及时行冠状动脉旁路移植手术(冠状动脉搭桥术)。

(五)常用护理诊断及医护合作性问题

1.急性疼痛

与冠脉供血不足,导致心肌缺血、缺氧有关。

2.潜在并发症

心肌梗死。

3.知识缺乏

缺乏冠心病、心绞痛的相关知识。

(六)护理措施

1.生活护理

(1)休息与活动:心绞痛发作时应立即停止活动,同时舌下含服硝酸甘油。缓解期可适当活动,避免剧烈运动,保持情绪稳定。秋、冬季外出应注意保暖,以防冠脉收缩,加重心肌缺血。

(2)饮食:宜低热量、低脂肪、低胆固醇、低糖、低盐、适量蛋白质、纤维素和丰富的维生素饮食,少食多餐,不宜过饱,不饮浓茶、咖啡,避免辛辣刺激性食物。

2.病情观察

了解患者发生心绞痛的诱因,发作时疼痛的部位、性质、持续时间、缓解方式、伴随症状等。发作时应尽可能描记心电图,以明确心肌供血情况,观察症状变化,警惕急性心肌梗死的发生。

3.对症护理

缓解疼痛的方法包括立即停止活动,卧床休息,保持环境安静,消除紧张、焦虑情绪,以减少心肌的耗氧。立即舌下含服硝酸甘油,必要时用硝酸甘油静脉滴注。有条件者吸氧2～3L/min。

4.用药护理

观察药物不良反应,应用硝酸甘油时,嘱咐患者舌下含服,或嚼碎后含服应在舌下保留一些唾液,以利药物迅速溶解而吸收,含药后应平卧,以防低血压的发生。服硝酸酯类药物后常有头胀、面红、头晕、心悸等血管扩张的表现,舌上有烧灼感、麻辣感。服药1～2min后开始起作用,半小时后作用消失。延迟见效或不见效者可能是产生耐药性,或药物保存不善失效,也可能是并发心肌梗死,应高度警惕。

5.心理护理

心绞痛发作时,患者易产生紧张或恐惧情绪,这种情绪又可增强交感神经兴奋性,增加心肌需氧量,加重心绞痛。护理人员应多与患者沟通,使患者了解情绪与心绞痛的关系,掌握各种放松方法,合理安排工作和生活,保持良好的心态。

(七)健康指导

1.生活指导

告诉患者宜摄入低脂、低盐、低糖饮食,饮食中应有适量的纤维素和丰富的维生素,不宜过饱,不饮浓茶、咖啡,避免辛辣刺激性食物。肥胖者控制体重。寒冷可使冠状动脉收缩,加重心肌缺血,故冬季外出应注意保暖。告诉有吸烟习惯的患者应戒烟,吸烟产生的一氧化碳影响氧合,加重心肌缺氧,引发心绞痛。保持情绪稳定,避免过度劳累。

2.疾病知识指导

强调定期复查的重要性,定期检查心电图、血脂、血糖情况,积极治疗高血压、控制血糖和血脂。如出现不适疼痛加重,用药效果不好,应到医院就诊。提高患者服药的依从性,按医嘱服药,平时要随身携带保健药盒(内有保存在深色瓶中的硝酸甘油等药物)以备急用,并注意定期更换。学会自我监测药物的不良反应,自测脉率、血压,密切观察心率血压变化,如发现心动过缓应及时入院。

四、急性心肌梗死患者的护理

心肌梗死(MI)指在冠状动脉病变的基础上,发生冠状动脉供血急剧减少或中断,使相应的心肌严重而持久的缺血达 20～30min,导致心肌坏死。临床表现为持久的胸骨后剧烈疼痛、血清心肌酶增高、心电图进行性改变,可发生心律失常、心力衰竭或休克,属冠心病的严重类型。

(一)病因与发病机制

1.病因

基本病因是冠状动脉粥样硬化。偶为冠状动脉栓塞、炎症、痉挛、先天性畸形等。

2.发病机制

多数的急性心肌梗死是由于不稳定的粥样斑块溃破,继而出血和管腔内血栓形成,从而使管腔闭塞。少数情况下粥样斑块内或其下发生出血或血管持续痉挛,也可使冠状动脉完全闭塞。促使粥样斑块破裂出血及血栓形成的诱因有:①晨起 6～12 时交感神经活动增加,机体应激反应性增强,心肌收缩力、心率、血压增高、冠状动脉张力增高;②饱餐尤其是进食大量脂肪后,血脂增高,血液黏稠度增高;③重体力活动、情绪过分激动、血压剧升或用力大便时,致左心室负荷明显加重;④休克、脱水、出血、外科手术或严重心律失常,致心排出量骤降,冠状动脉灌流量锐减。

(二)临床表现

1.先兆症状

约有 50%～81.2% 的患者在起病前数日至数周有乏力、胸部不适、活动时心悸、气急、烦躁等前驱症状,其中以新发生心绞痛或原有心绞痛加重最为突出。心绞痛发作较以往频繁,程度较重,时间较长,硝酸甘油疗效较差,诱发因素不明显。疼痛时伴恶心、呕吐、大汗和心动过速,或伴有心力衰竭、严重心律失常,同时心电图呈现明显缺血性改变。及时处理先兆症状,可使部分患者避免心肌梗死的发生。

2.症状

与心肌梗死面积的大小、部位以及侧支循环情况密切相关。

(1)疼痛:为最早、最突出的症状,多发生于清晨,常无明显诱因。其性质和部位与心绞痛相似,发生于安静时,程度更剧烈,呈难以忍受的压榨、窒息或烧灼样的疼痛,伴有大汗、烦躁不安、恐惧及濒死感,持续时间可长达数小时或数天,服硝酸甘油无效。部分患者疼痛可向上腹部、颈部、下颌、背部放射而被误诊。少数急性心肌梗死患者可无疼痛,开始即表现为休克或急性心力衰竭。部分患者疼痛位于上腹部,被误认为胃痉挛、急性胰腺炎等急腹症。

(2)发热:由坏死物质吸收引起,一般在疼痛发生后 24～48h 出现,体温可升高至 38℃ 左右,很少超过 39℃,持续约一周,伴心动过速。

(3)消化道症状:疼痛剧烈时常伴频繁的恶心、呕吐和上腹胀痛、肠胀气。与迷走神经兴奋和心排出量降低、组织灌注不足等有关。

(4)心律失常:见于 75%～95% 的患者,多发生在起病 1～2 周内,常发生 24h 之内,尤以室性期前收缩多见。若出现频发性室性期前收缩、成对出现或短阵室性心动过速、多源性或 RonT 现象,常为室颤的先兆。室颤是急性心肌梗死早期,特别是入院前的主要死因。前壁心肌梗死易发生室性心律失常,下壁心肌梗死易发生房室传导阻滞。

(5)低血压和休克:疼痛期可表现血压下降,休克多在起病后数小时至一周内发生,发生率约为 20% 左右。如果疼痛缓解而收缩压仍低于 80mmHg,有烦躁不安、面色苍白、皮肤湿冷、脉细而快、大汗淋漓、尿量减少(尿量<20mL/h),则为休克的表现。主要为心源性休克,因心肌广泛坏死,心排出量急剧下降所致。近年来由于早期采用冠状动脉再通的措施,使心肌坏死的面积及时缩小,休克的发生率大幅度下降。

(6)心力衰竭:主要为急性左心衰竭,可在起病最初几天内发生,或在梗死演变期出现,为梗死后心肌收缩力显著减弱或不协调所致。其发生率约为 32%～48%。患者表现为呼吸困难、咳嗽、发绀、烦躁等,重者出现肺水肿,随后可出现右心衰竭的表现。

3.体征

(1)心脏体征:心脏浊音界可轻度或中度增大;心率增快,少数可减慢;心尖区第一心音减弱;可出现第四心音奔马律,少数有第三心音奔马律。

(2)血压:除极早期血压可升高,几乎所有患者都有血压下降。

(3)其他:可有与心律失常、休克、心力衰竭的相应体征。

4.并发症

(1)乳头肌功能失调或断裂:发生率为 50%。二尖瓣乳头肌因缺血、坏死等使收缩功能发生障碍,造成二尖瓣脱垂及关闭不全。轻者可以恢复,重者可严重损害左心功能致使发生急性左心衰竭,最终导致死亡。

(2)心脏破裂:少见,常在起病一周内出现,多为心室游离壁破裂,造成心包积血引起急性心包压塞而猝死。偶有室间隔破裂造成穿孔,可引起心力衰竭和休克而在数日内死亡。

(3)室壁瘤:主要见于左心室,发生率 5%～20%,较大的心室壁瘤体检时可有心脏扩大。超声心动图可见心室局部有反常运动,心电图示 ST 段持续抬高。后期可导致左心衰竭、心律失常、栓塞等。

(4)栓塞:多为左室附壁血栓脱落造成,可引起脑、肾、四肢动脉等处的栓塞。

(5)心肌梗死后综合征:心肌梗死后数周至数月内出现,可反复发生,表现为心包炎、胸膜炎、肺炎,出现发热、胸痛等症状,可能为机体对坏死物质的过敏反应。

(三)辅助检查

1.血液检查

白细胞计数增高,红细胞沉降率增快,可持续1～3周。

2.血清心肌坏死标志物

一般于入院即刻、2～4h、6～9h、12～24h测定。

(1)血清心肌酶测定:血清磷酸肌酸激酶及其同工酶(CPK、CPK－MB)是出现最早、恢复最快的酶,适用于24h内急性心肌梗死的诊断,可在起病后6h以内升高,24h达高峰,3～4d恢复正常;天门冬酸氨基转移酶(AST)在起病6～12h内升高,24～48h达高峰,3～6d后恢复正常;乳酸脱氢酶(LDH)起病后8～10h升高,2～3d达到高峰,1～2周后恢复正常。

(2)心肌结构蛋白:心肌结构蛋白的增高是诊断心肌梗死的敏感指标。肌红蛋白常在起病后2h内升高,12h内达高峰,24～48h内恢复正常。肌钙蛋白I(cTnI)或T(cTnT)常在起病3～4h后升高,cTnI于11～24h达高峰,7～10d降至正常,cTnT于24～48h达高峰,10～14d降至正常。

3.心电图检查

有特征性的改变和动态性的改变,最有临床意义。

(1)特征性改变:宽而深的Q波(病理性Q波),在面向透壁坏死区的导联上出现;ST段呈弓背向上明显抬高,在面向坏死区周围心肌损伤区的导联上出现;T波倒置,在面向损伤区周围心肌缺血区的导联上出现。

(2)动态性改变:ST段抬高性心肌梗死可在发病后数分钟至数小时出现T波高耸,继之ST段弓背抬高,数小时至数天内病理性Q波出现,同时R波降低,数日至2周左右ST段回到基线,T波倒置逐渐加深成冠状T波,数周至数月T波倒置稳定不变或永久存在,T波也可在数月至数年后恢复,但异常Q波常持续存在。

(3)定位和范围:心电图可反映梗死区的位置和范围。

4.超声心动图

了解心室各壁的运动情况和左心室功能,诊断室壁瘤和乳头肌功能不全。

(四)治疗要点

1.一般治疗

(1)休息:急性期12h绝对卧床,保持环境安静。减少探视,解除焦虑,防止不良刺激。若无并发症,24h内应鼓励患者床上被动运动。

(2)吸氧:间断或持续鼻导管吸氧2～3d,氧流量一般2～4L/min;重者可以面罩给氧,氧流量4～6L/min。

(3)监测:进行心电图、心率、血压、呼吸、心功能等监测,有血流动力学改变者可行漂浮导管作肺毛细血管楔嵌压和静脉压监测。

2.解除疼痛

可选择哌替啶50～100mg肌内注射,吗啡5～10mg皮下注射,硝酸甘油0.3mg或硝酸异山梨酯5～10mg舌下含服或静脉滴注。严重者可用哌替啶与异丙嗪(非那根)进行冬眠治疗。

3.再灌注心肌

尽快使闭塞的冠状动脉再通,心肌得到再灌注,缩小心肌缺血范围。

(1)溶栓疗法:心肌梗死发病 12h 内,若没有溶栓禁忌证,使用纤溶酶原激活剂,可溶解冠状动脉内的血栓,使冠状动脉再通,恢复心肌供血供氧。常用药物有尿激酶(UK)30 分钟内静脉滴注 100 万~150 万单位、链激酶(SK)60min 内静脉滴注 150 万单位。新型溶栓剂有重组组织型纤溶酶原激活剂(rt-PA)其优点是对血栓溶解有高度选择性、起效快。

(2)介入治疗:经皮穿刺腔内冠状动脉成形术(PTCA)及冠脉内支架植入术。

(3)其他:介入治疗或溶栓治疗失败,有手术指征者,争取 6~8h 内实施主动脉-冠状动脉旁路移植术。

4.控制并发症

(1)心律失常:及早消除、控制心律失常。若发生室性期前收缩或室性心动过速,首选利多卡因 50~100mg 静脉注射,必要时 3~5min 后重复。发生心室颤动时,应立即行非同步直流电复律。发生二度或三度房室传导阻滞,尽早使用经静脉右心室心内膜临时起搏治疗。

(2)心源性休克:补充血容量、应用升压药和扩张血管剂、纠正酸中毒、应用糖皮质激素等。如上述处理无效时,应在主动脉内气囊反搏术的支持下,即刻行 PTCA 或支架植入,使冠脉及时再通。亦可做急诊冠脉旁路移植术(CABG)。

(3)心力衰竭:积极控制急性左心衰竭,以应用吗啡、利尿剂为主,亦可选用血管扩张剂、血管紧张素转换酶抑制剂等。急性心肌梗死发生后 24h 尽量避免使用强心苷制剂,以免引起室性心律失常。

5.其他治疗

(1)促进心肌代谢药物:维生素 C、辅酶 A、肌苷、细胞色素 C、维生素 B_6 等加入 5%~10% 葡萄糖液中静脉滴注,每日 1 次,两周为一疗程。

(2)极化液疗法:对恢复心肌细胞膜极化状态、改善心肌收缩功能、减少心律失常有益,但对伴有二度以上房室传导阻滞者禁用。具体方法:氯化钾 1.5g、普通胰岛素 8~12U 加入 10% 葡萄糖液 500mL 静脉滴注,每日 1~2 次,7~14d 为一疗程。

(3)抗凝疗法:多用在溶栓疗法之后,可以防止梗死面积扩大及再梗死。常用药物为肝素 500~1000U/h 静脉滴注,维持凝血时间在正常的 1.5~2 倍左右。亦可选用抗血小板聚集的药物,如阿司匹林等。

(五)常用护理诊断及医护合作性问题

1.疼痛:胸痛

与心肌缺血坏死有关。

2.活动无耐力

与氧的供需失调有关。

3.恐惧

与剧烈疼痛产生濒死感有关。

4.有便秘的危险

与进食少、活动少、不习惯床上排便有关。

5.潜在并发症

心律失常、心力衰竭、心源性休克。

(六)护理措施

1.生活护理

(1)休息与活动:保持病室安静、舒适,谢绝探视。急性期12h绝对卧床休息,翻身、进食、洗漱及排便等均由护理人员帮助料理。若病情稳定无并发症,12～24h内应鼓励患者在床上行肢体活动;若无低血压,第3d就可在病房内走动;梗死后4～5d,逐步增加活动,直至每天3次,步行100～150m,活动以不出现任何不适为前提,若出现心悸、胸闷、气促、头晕、恶心应减缓运动或停止运动。

(2)饮食:疼痛剧烈时应暂时禁食,起病4～12h内给予流质饮食,以后随着症状的减轻而逐渐过渡到低热量、低脂、低胆固醇,适量蛋白,丰富的维生素、纤维素和果胶的食物。提倡少量多餐,不宜过饱。

(3)吸氧:鼻导管吸氧,氧流量为2～4L/min,以增加心肌氧的供应,减轻缺血和疼痛。

(4)保持大便通畅:了解患者日常的排便习惯、排便次数及形态,指导患者养成每日定时排便的习惯,多食蔬菜和水果等粗纤维食物,无糖尿病者可服用蜂蜜水;每日行腹部环形按摩以促进肠蠕动,也可遵医嘱给予缓泻剂,必要时给予低压灌肠;嘱患者排便时避免用力,以防诱发心力衰竭、肺梗死甚至心搏骤停。

2.病情观察

安置患者于冠心病监护病房(CCU),监测心电图、血压、呼吸、意识、皮肤黏膜色泽、心率、心律及尿量等。对于严重心力衰竭患者还需监测肺毛细血管压和静脉压。备好除颤器和各种急救药品。若发现心律失常、心力衰竭和休克等早期征象应立即报告医师并协助抢救。

3.对症护理

减少心肌耗氧量,如保持病室环境安静,限制探视,避免不良刺激,尽量守护在患者身边,稳定患者情绪。遵医嘱及时给予吗啡或哌替啶止痛;静脉滴注硝酸甘油;烦躁不安者可肌内注射地西泮,并及时询问患者疼痛及其伴随症状的变化情况。吸氧可使血液中氧的张力升高,使氧气较容易向缺氧的心肌层扩散。溶栓疗法和急诊PTCA是解除疼痛的最根本方法,能使闭塞的冠状动脉再通,心肌得到再灌注。对于有适应证的患者,应配合医师积极做好各项准备工作,严密观察病情变化。

4.用药护理

(1)吗啡或哌替啶:使用过程中注意有无呼吸抑制、脉搏加快、血压下降等不良反应。

(2)硝酸酯类药物:应随时监测血压变化,严格控制静脉输液量和滴速,具体内容见"心绞痛"部分。

(3)溶栓药物:询问患者有无活动性出血、脑血管病等溶栓禁忌证,检查血常规、出凝血时间和血型;溶栓过程中应观察有无过敏反应如寒战、发热、皮疹、低血压和出血等,严重时应立即终止治疗。用药后监测心电图、心肌酶及出凝血时间,以判断溶栓疗效。溶栓治疗成功的间接指标是:①胸痛2h内基本消失;②心电图ST段于2h内回降大于50%;③2h内出现再灌注性心律失常;④血清CK-MB酶峰值提前出现(14h内)。急性心肌梗死发生后24h内尽量避免应用洋地黄类药物,以免诱发室性心律失常。

(4)抗凝药物:治疗前测凝血时间,治疗后需复查,并严密观察有无出血倾向。

5.心理护理

疼痛发作时应有专人陪伴,鼓励患者表达内心感受,给予心理支持。向患者讲明住进CCU后,病情的任何变化都在医护人员的严密监护下,并能得到及时的治疗,以缓解患者的恐惧心理。简要地解释疾病过程与治疗配合,说明不良情绪会增加心肌耗氧量,不利于病情的控制。医护人员进行各项抢救操作时,应沉着、冷静、正确和熟练,给患者以安全感。及时向家属通告患者的病情和治疗情况,解答家属的疑问,协助患者和家属提高应对疾病的能力,维持患者和家人的心理健康。

(七)健康指导

1.生活指导

调整和改变以往的生活方式,应低糖、低脂、低胆固醇饮食,肥胖者限制热量摄入,控制体重,避免饱餐,戒烟酒;防止便秘;克服急躁、焦虑情绪,保持乐观、平和的心态;坚持服药,定期复查等。合理安排休息与活动,保证足够的睡眠,适当参加力所能及的体力活动。若病情稳定无并发症,急性心肌梗死第6周后可每天步行、打太极拳等;第8~12周后可开始较大活动量的锻炼,如洗衣、骑车等;3~6个月后可部分或完全恢复工作,但对重体力劳动、驾驶员、高空作业及其他精神紧张或工作量过大的工种应予更换。

2.疾病知识指导

向患者及家属说明长期存活并提高生活质量,除与心肌梗死的部位和范围有关外,还与生活方式有关。指导患者调整生活方式,避免过度劳累、情绪激动、饱餐;保持大便通畅;保持乐观情绪。积极治疗梗死后心绞痛、高血压、糖尿病、高脂血症,控制危险因素。指导患者坚持按医嘱服药,随身携带急救药品以备急用。每月门诊复查一次,若胸痛不易缓解和消除时应立即就诊。指导患者遵医嘱正确服用β—受体阻滞剂、血管扩张剂、钙通道阻滞剂、降血脂药及抗血小板药物等。

第五节 心脏瓣膜病

一、常用护理诊断及医护合作性问题

(一)心排血量减少

与瓣膜狭窄或关闭不全心排出量减少有关。

(二)气体交换受损

与肺淤血有关。

(三)体温过高

与风湿活动、并发感染有关。

(四)活动无耐力

与心排出量减少,瓣膜功能障碍,氧的供需失调有关。

(五)有感染的危险

与机体抵抗力下降及风湿活动有关。

(六)焦虑

与担心疾病预后、工作、生活有关。

(七)潜在并发症

心力衰竭、心律失常、心绞痛、栓塞、感染性心内膜炎等。

(八)知识缺乏

缺乏疾病的预防及治疗知识。

二、护理措施

(一)生活护理

1.休息与活动

根据心功能的情况而定。心功能代偿期,可做力所能及的工作,活动量以不出现心悸、气促、疲劳为度,保证充足睡眠。心功能失代偿期,应卧床休息,限制活动,保持情绪稳定,当病情好转,实验室检查正常后可逐渐增加活动。

2.饮食

应给予高热量、高蛋白、高维生素、低脂易消化的饮食,增加机体抵抗力,预防感染。多进食新鲜的蔬菜、水果及粗纤维食物,保持大便通畅。对伴有心功能不全的患者须适当限制水、钠的摄入,每餐不宜过饱,少量多餐,以免加重心脏负担。

(二)病情观察

观察有无风湿活动的表现,如发热、关节肿痛、皮肤环形红斑、皮下结节等;注意观察患者有无呼吸困难、乏力、食欲减退、尿少、双下肢水肿等心力衰竭的征象。密切观察有无栓塞、感染的征象,一旦发生,立即报告医师并配合处理。

(三)对症护理

1.防治感染和风湿活动

监测体温,注意热型及伴随症状,观察有无风湿活动的表现,如发热、皮肤环形红斑、皮下结节、关节肿痛等,遵医嘱给予抗生素及抗风湿药物治疗,注意疗效及不良反应。当体温超过38.5℃时应给予物理降温或遵医嘱给予药物降温,测量体温,每 4 小时 1 次,记录降温效果。做好口腔与皮肤护理,出汗多的患者应勤换衣服、被褥,防止受凉。关节肿痛患者应减少关节活动,垫软枕,避免关节受压、碰撞,应局部制动、热敷,以促进血液循环,减轻肿痛。

2.心力衰竭的防护

预防和控制各种感染,如呼吸道感染、风湿活动等。避免过度劳累和情绪激动等诱因,纠正心律失常,预防心力衰竭的发生。保持生活规律,根据病情适当地选择体育锻炼,以提高机体抵抗力。密切观察病情变化,监测生命体征,一旦发生呼吸困难、乏力、食欲缺乏、尿少、双下肢水肿等征象时,立即按心力衰竭护理。

3.心律失常的防护

心房颤动最常见的心律失常。应注意避免各种诱因,如情绪激动,饮浓茶、咖啡等。密切观察心率、心律、脉搏的变化,必要时做好心电监护,发现心房颤动时遵医嘱给予抗心律失常的药物或进行复律等治疗,以免诱发心力衰竭或栓塞。

4.血栓栓塞的防护

重度二尖瓣狭窄伴心房颤动者,最易发生栓塞,应遵医嘱应用抗心律失常、抗凝或抗血小板聚集的药物,如阿司匹林或华法林等,以预防附壁血栓形成和栓塞。定期进行超声心动图检查,注意左心房有无附壁血栓,如发现有较大附壁血栓者应绝对卧床休息,避免用力咳嗽、排便和情绪激动,防止血栓脱落造成其他部位栓塞。病情允许时,应协助患者翻身、做下肢运动、按摩和用温水泡脚,防止下肢深静脉血栓形成。密切观察患者有无胸痛、咯血等肺栓塞征象。有无腰痛、血尿等肾栓塞表现。有无肢体剧痛、动脉搏动消失、局部皮肤苍白发凉等肢体栓塞征象。有无头痛、肢体运动及感觉障碍等脑栓塞表现。一旦发生,应立即报告医师并配合抢救。

5.感染性心内膜炎的防护

注意防止上呼吸道感染,各种技术操作应特别注意严格无菌,在手术或侵入性检查前应预防使用抗生素。如发现患者有不明原因的发热、皮肤黏膜淤点、脾大、杵状指及栓塞等征象时,应警惕感染性心内膜炎的发生,嘱患者卧床休息,遵医嘱做血培养,物理降温,应用抗生素等。

(四)药物护理

遵医嘱给予抗生素和抗风湿药物治疗。预防风湿热复发,应用苄星青霉素需长期甚至终身使用,注意观察药物的副作用。因苄星青霉素溶解后为白色乳剂,肌内注射针头易阻塞,故应选择9号针头,用8~10mL生理盐水稀释后,更换注射针头,勿排气、快速注射。心脏瓣膜病患者合并房颤时长期服用抗凝剂如华法林、阿司匹林等,应注意观察有无出血倾向,出现皮肤淤斑、血尿、鼻出血及牙龈出血,及时向医师报告。严密监测凝血功能,阿司匹林大剂量使用时,可导致胃肠道反应及出血,宜饭后服用,同时服用保护胃黏膜的药物如硫糖铝等。

(五)心理护理

风湿性心脏瓣膜病为慢性疾病,病程迁延不愈,常并发各种并发症。患者易产生焦虑、恐惧、消极等不良情绪,对患者恢复不利。应关心、体贴患者,评估患者存在的心理问题,消除患者因焦虑、恐惧而产生的压力。

三、健康指导

(一)生活指导

改善居住环境,避免环境中阴暗、潮湿等不良条件,保持室内空气流通、阳光充足、温暖;根据心功能合理安排休息与活动,适当运动,避免劳累;指导患者限制钠盐及脂肪的摄入,饮食以少量多餐为原则,加强营养,以提高机体的抵抗力。避免过度劳累、剧烈运动、情绪激动。女性患者应做好妊娠指导,育龄妇女应根据心功能情况在医师指导下选择妊娠和分娩时机。心功能3、4级的患者应避免妊娠和分娩,并做好患者及家属的思想工作。

(二)疾病知识指导

告知患者及家属本病的病因及病程特点,指明治疗风心病的长期性和艰巨性,有手术指征者,应劝告患者尽早手术,以提高生活质量。鼓励患者树立战胜疾病的信心,积极配合治疗。

指导患者预防感染及风湿活动;注意防寒保暖,防止上呼吸道感染、咽炎、扁桃体炎等链球菌感染,一旦感染应立即治疗。扁桃体炎反复发作的患者最好在风湿活动控制后2～4个月行扁桃体摘除手术。牙龈炎与龋齿须及早治疗。患者在拔牙、导尿术、内镜检查、人工流产、分娩等手术操作前应告诉医师自己有风心病史,以便预防性使用抗生素。当感冒发热、咽痛、扁桃体炎急性发作或风湿活动时应立即就医,遵医嘱应用青霉素治疗;风湿活动控制后长期应用长效青霉素120万单位,每月肌内注射1次,以预防风湿活动。告诉患者坚持遵医嘱服药的重要性,详细介绍所用药物的名称、用法、疗效及副作用。嘱患者定期门诊复查,病情变化时及时就医。

第三章　消化内科疾病的护理

第一节　慢性胃炎

慢性胃炎是由各种病因引起的胃黏膜慢性炎症。根据内镜及病理组织学变化,将慢性胃炎分为非萎缩性(浅表性)胃炎及萎缩性胃炎两大基本类型和一些特殊类型胃炎。

一、临床表现

流行病学研究表明,多数慢性非萎缩性胃炎患者无任何症状。少数患者可有上腹痛或不适、上腹胀、早饱、嗳气、恶心等非特异性消化不良症状。某些慢性萎缩性胃炎患者可有上腹部灼痛、胀痛、钝痛或胀闷且以餐后为著,食欲缺乏、恶心、嗳气、便秘或腹泻等症状。内镜检查和胃黏膜组织学检查结果与慢性胃炎患者症状的相关分析表明,患者的症状缺乏特异性,且症状的有无及严重程度与内镜所见及组织学分级并无肯定的相关性。

伴有胃黏膜糜烂者,可有少量或大量上消化道出血,长期少量出血可引起缺铁性贫血。胃体萎缩性胃炎可出现恶性贫血,常有全身衰弱、疲软、神情淡漠、隐性黄疸,消化道症状一般较少。

体征多不明显,有时上腹轻压痛,胃体胃炎严重时可有舌炎和贫血。

慢性萎缩性胃炎的临床表现不仅缺乏特异性,而且与病变程度并不完全一致。

二、辅助检查

(一)胃镜及活组织检查

1.胃镜检查

随着内镜器械的长足发展,内镜观察更加清晰。内镜下慢性非萎缩性胃炎可见红斑(点状、片状、条状),黏膜粗糙不平,出血点(斑),黏膜水肿及渗出等基本表现,尚可见糜烂及胆汁反流。萎缩性胃炎则主要表现为黏膜色泽白,不同程度的皱襞变平或消失。在不过度充气状态下,可透见血管纹,轻度萎缩时见到模糊的血管,重度时看到明显血管分支。内镜下肠化黏膜灰白色颗粒状小隆起,重者贴近观察,则有绒毛状变化。肠化也可以呈平坦或凹陷外观的。如果喷撒亚甲色素,肠化区可能出现被染上蓝色,非肠化黏膜不着色。

胃黏膜血管脆性增加可致黏膜下出血,谓之壁内出血,表现为水肿或充血,胃黏膜上见点状、斑状或线状出血,可多发、新鲜和陈旧性出血相混杂。如观察到黑色附着物常提示糜烂等致出血。

值得注意的是,少数HP感染性胃炎可有胃体部皱襞肥厚,甚至宽度达到5mm以上,且在适当充气后皱襞不能展平,用活检钳将黏膜提起时,可见帐篷征,这是和恶性浸润性病变鉴别点之一。

2.病理组织学检查

萎缩的确诊依赖于病理组织学检查。萎缩的肉眼与病理之符合率仅为 $38\%\sim78\%$,这与萎缩或肠化甚至 HP 的分布都是非均匀的,或者说多灶性萎缩性胃炎的胃黏膜萎缩呈灶状分布有关。当然,只要病理活检发现有萎缩,就可诊断为萎缩性胃炎。但如果未能发现萎缩,就不能轻易排除之。如果不取足够多的标本或者内镜医生并未在病变最重部位(这也需要内镜医生的经验)活检,则势必可能遗漏病灶。反之,当在糜烂或溃疡边缘的组织活检时,即使病理发现了萎缩,也不能简单地视为萎缩性胃炎,这是因为活检组织太浅、组织包埋方向不当等因素均可影响萎缩的判断。还有,根除 HP 可使胃黏膜活动性炎症消退,慢性炎症程度减轻。一些因素可影响结果的判断,如:①活检部位的差异。②HP 感染时胃黏膜大量炎症细胞浸润,形如萎缩;但根除 HP 后胃黏膜炎症细胞消退,黏膜萎缩、肠化可望恢复。然而在胃镜活检取材多少问题上,病理学家的要求与内镜医生出现了矛盾。从病理组织学观点来看,5 块或更多则有利于组织学的准确判断,然而,就内镜医生而言,考虑到患者的医疗费用,主张 $2\sim3$ 块即可。

(二)HP 检测

活组织病理学检查时可同时检测 HP,并可在内镜检查时多取 1 块组织做快呋塞米素酶检查以增加诊断的可靠性。其他检查 HP 的方法包括:

1.胃黏膜直接涂片或组织切片

然后以 Gram 或 Giemsa 或 Warthin-Starry 染色(经典方法)甚至 HE 染色,免疫组化染色则有助于检测球形 HP。

2.细菌培养为金标准

需特殊培养基和微需氧环境,培养时间 $3\sim7$ 天,阳性率可能不高但特异性高,且可做药物敏感试验。

3.血清 HP 抗体测定

多在流行病学调查时用。

4.尿素呼吸试验

是一种非侵入性诊断法,口服 ^{13} C 或 ^{14} C 标记的尿素后,检测患者呼气中的 $^{13}CO_2$ 或 $^{14}CO_2$ 量,结果准确。

5.聚合酶链反应法(PCR 法)

能特异地检出不同来源标本中的 HP。根除 HP 治疗后,可在胃镜复查时重复上述检查,亦可采用非侵入性检查手段,如 ^{13} C 或 ^{14} C 尿素呼气试验、粪便 HP 抗原检测及血清学检查。应注意,近期使用抗生素、质子泵抑制药、铋剂等药物,因有暂时抑制 HP 作用,会使上述检查(血清学检查除外)呈假阴性。

(三)X 线钡剂检查

主要是以很好地显示胃黏膜相的气钡双重造影。对于萎缩性胃炎,常常可见胃皱襞相对平坦和减少,但依靠 X 线诊断慢性胃炎价值不如胃镜和病理组织学。

(四)实验室检查

1.胃酸分泌功能测定

非萎缩性胃炎胃酸分泌常正常,有时可以增高。萎缩性胃炎病变局限于胃窦时,胃酸可正常或低酸,低酸是由于泌酸细胞数量减少和 H^+ 向胃壁反弥散所致。测定基础胃液分泌量(BAO)及注射组胺或五肽胃泌素后测定最大泌酸量(MAO)和高峰泌酸量(PAO)以判断胃泌酸功能,有助于萎缩性胃炎的诊断及指导临床治疗。A 型慢性萎缩性胃炎患者多无酸或低酸,B 型慢性萎缩性胃炎患者可正常或低酸,往往在给予酸分泌刺激药后,亦不见胃液和胃酸分泌。

2.胃蛋白酶原(PG)测定

胃体黏膜萎缩时血清 PGI 水平及 PGI/Ⅱ 比例下降,严重时可伴餐后血清 G-17 水平升高;胃窦黏膜萎缩时餐后血清 G-17 水平下降,严重时可伴 PGI 水平及 PGI/I 比例下降。然而,这主要是一种统计学上的差异。日本学者发现无症状胃癌患者,本法 85% 阳性,PGI 或比值降低者,推荐进一步胃镜检查,以检出伴有萎缩性胃炎的胃癌。该试剂盒用于诊断萎缩性胃炎和判断胃癌倾向在欧洲国家应用要多于我国。

3.血清胃泌素测定

若以放射免疫法检测血清胃泌素,则正常值应低于 100pg/mL。慢性萎缩性胃炎胃体为主者,因壁细胞分泌胃酸缺乏、反馈性地 G 细胞分泌胃泌素增多,致胃泌素中度升高。特别是当伴有恶性贫血时,该值可达 1000pg/mL 或更高。注意此时要与胃泌素瘤相鉴别,后者是高胃酸分泌。慢性萎缩性胃炎以胃窦为主时,空腹血清胃泌素正常或降低。

4.自身抗体

血清 PCA 和 IFA 阳性对诊断慢性胃体萎缩性胃炎有帮助,尽管血清 IFA 阳性率较低,但胃液中 IFA 的阳性,则十分有助于恶性贫血的诊断。

5.血清维生素 B_{12} 浓度和维生素 B_{12} 吸收试验

慢性胃体萎缩性胃炎时,维生素 B_{12} 缺乏,常低于 200ng/L。维生素 B_{12} 吸收试验(Schilling 试验)能检测维生素 B_{12} 在末端回肠吸收情况且可与回盲部疾病和严重肾功能障碍相鉴别。同时服用 ^{58}Co 和 ^{58}Co(加有内因子)标记的氰钴素胶囊。此后收集 24h 尿液。如两者排出率均大于 10% 则正常,若尿中 ^{58}Co 排出率低于 10%,而 ^{57}Co 的排出率正常则常提示恶性贫血;而两者均降低的常常是回盲部疾病或者肾衰竭者。

三、诊断和鉴别诊断

(一)诊断

鉴于多数慢性胃炎患者无任何症状,或即使有症状也缺乏特异性,且缺乏特异性体征,因此,根据症状和体征难以做出慢性胃炎的正确诊断。慢性胃炎的确诊主要依赖于内镜检查和胃黏膜活检组织学检查,尤其是后者的诊断价值更大。

按照悉尼胃炎标准要求,完整的诊断应包括病因、部位和形态学 3 方面。例如诊断为"胃窦为主慢性活动性 HP 胃炎"和"NSAIDs 相关性胃炎"。当胃窦和胃体炎症程度相差 2 级或以上时,加上"为主"修饰词,如"慢性(活动性)胃炎,胃窦显著"。当然这些诊断结论最好是在病理报告后给出,实际的临床工作中,胃镜医生可根据胃镜下表现给予初步诊断。

对于自身免疫性胃炎诊断,要予以足够的重视。因为胃体活检者甚少,或者很少开展 PCA 和 IFA 的检测,诊断该病者很少。为此,如果遇到以全身衰弱和贫血为主要表现,而上消化道症状往往不明显者,应做血清胃泌素测定和(或)胃液分析,异常者进一步做维生素 B$_{12}$ 吸收试验,血清维生素 B$_{12}$ 浓度测定可获确诊。注意不能仅仅凭活检组织学诊断本病,特别标本数少时,这是因为 HP 感染性胃炎后期,胃窦肠化,HP 上移,胃体炎症变得显著,可与自身免疫性胃炎表现相重叠,但后者胃窦黏膜的变化很轻微。另外淋巴细胞性胃炎也可出现类似情况,而其并无泌酸腺萎缩。

(二)鉴别诊断

1.功能性消化不良

将消化不良症状与慢性胃炎做了对比:一方面慢性胃炎患者可有消化不良的各种症状;另一方面,一部分有消化不良症状者如果胃镜和病理检查无明显阳性发现,可能仅仅为功能性消化不良。当然,少数功能性消化不良患者可同时伴有慢性胃炎。这样在慢性胃炎与消化不良症状功能性消化不良之间形成较为错综复杂的关系。但一般说来,消化不良症状的有无和严重程度与慢性胃炎的内镜所见或组织学分级并无明显相关性。

2.早期胃癌和胃溃疡

几种疾病的症状有重叠或类似,但胃镜及病理检查可鉴别。重要的是,如遇到黏膜糜烂,尤其是隆起性糜烂,要多取活检和及时复查,以排除早期胃癌。这是因为即使是病理组织学诊断,也有一定局限性。原因主要是:

(1)胃黏膜组织学变化易受胃镜检查前夜的食物(如某些刺激性食物加重黏膜充血)性质、被检查者近日是否吸烟、胃镜操作者手法的熟练程度、患者恶心反应等诸种因素影响。

(2)活检是点的调查,而慢性胃炎病变程度在整个黏膜面上并非一致,要多点活检才能做出全面估计,判断治疗效果时,尽量在黏膜病变较重的区域或部位活检,如系治疗前后比较,则应在相同或相近部位活检。

(3)病理诊断易受病理医生主观经验的影响。

3.慢性胆囊炎与胆石症

其与慢性胃炎症状十分相似,同时并存者亦较多。对于中年女性诊断慢性胃炎时,要仔细询问病史,必要时行胆囊 B 超检查,以了解胆囊情况。

4.其他

慢性肝炎和慢性胰腺疾病等,也可出现与慢性胃炎类似症状,在详询病史后,行必要的影像学检查和特异的实验室检查。

四、治疗

慢性非萎缩性胃炎的治疗目的是缓解消化不良症状和改善胃黏膜炎症。治疗应尽可能针对病因,遵循个体化原则。消化不良症状的处理与功能性消化不良相同。无症状、HP 阴性的非萎缩性胃炎无须特殊治疗。

(一)一般治疗

慢性萎缩性胃炎患者,不论其病因如何,均应戒烟、忌酒,避免使用损害胃黏膜的药物如 NSAID 等,应避免对胃黏膜有刺激性的食物和饮品,如过于酸、甜、咸、辛辣和过热、过冷食物以及浓茶、咖啡等,饮食宜规律,少吃油炸、烟熏、腌制食物,不食腐烂变质的食物,多吃新鲜蔬菜和水果,所食食品要新鲜并富于营养,保证有足够的蛋白质、维生素(如维生素 C 和叶酸等)及铁质摄入,精神上乐观,生活要规律。

(二)针对病因或发病机制的治疗

1.根除 HP

慢性非萎缩性胃炎的主要症状为消化不良,其症状应归属于功能性消化不良范畴。目前,国内外均推荐对 HP 阳性的功能性消化不良行根除治疗。因此,有消化不良症状的 HP 阳性慢性非萎缩性胃炎患者均应根除 HP。另外,如果伴有胃黏膜糜烂,也该根除 HP。大量研究结果表明,根除 HP 可使胃黏膜组织学得到改善;对预防消化性溃疡和胃癌等有重要意义;对改善或消除消化不良症状具有费用一疗效比优势。

2.保护胃黏膜

关于胃黏膜屏障功能的研究由来已久。1964 年美国密歇根大学 Horace Willard Davenport 博士首次提出"胃黏膜具有阻止 H^+ 自胃腔向黏膜内扩散的屏障作用"。1975 年,美国密歇根州 Upjohn 公司的 A.Robert 博士发现前列腺素可明显防止或减轻 NSAID 和应激等对胃黏膜的损伤,其效果呈剂量依赖性。从而提出细胞保护的概念。1996 年加拿大的 Wallace 教授较全面阐述胃黏膜屏障,根据解剖和功能将胃黏膜的防御修复分为五个层次一黏液—HCO_3^- 屏障、单层柱状上皮屏障、胃黏膜血流量、免疫细胞一炎症反应和修复重建因子作用等。至关重要的上皮屏障主要包括胃上皮细胞顶膜能抵御高浓度酸、胃上皮细胞之间紧密连接、胃上皮抗原递呈,免疫探及并限制潜在有害物质,并且它们大约每 72h 完全更新一次。这说明它起着关键作用。

近年来,有关前列腺素和胃黏膜血流量等成为胃黏膜保护领域的研究热点。这与 NSAID 药物的广泛应用带来的不良反应日益引起学者的重视有关。美国加州大学戴维斯分校的 Tarnawski 教授的研究显示,前列腺素保护胃黏膜抵抗致溃疡及致坏死因素损害的机制不仅是抑制胃酸分泌。当然表皮生长因子(EGF)、成纤维生长因子(bFGF)和血管内皮生长因子(VEGF)及热休克蛋白等都是重要的黏膜保护因子,在抵御黏膜损害中起重要作用。

然而,当机体遇到有害因素强烈攻击时,仅依靠自身的防御修复能力是不够的,强化黏膜防卫能力,促进黏膜的修复是治疗胃黏膜损伤的重要环节之一。具有保护和增强胃黏膜防御功能或者防止胃黏膜屏障受到损害的一类药物统称为胃黏膜保护药。包括铝碳酸镁、硫糖铝、胶体铋剂、米索前列醇(喜克溃)、替普瑞酮(又名施维舒)、吉法酯(又名惠加强—G)、谷氨酰胺类(麦滋林—S)、瑞巴派特(膜固思达)等药物。另外,吉法酯能增加胃黏膜更新,提高细胞再生能力,增强胃黏膜对胃酸的抵抗能力,达到保护胃黏膜作用。

3.抑制胆汁反流

促动力药,如多潘立酮可防止或减少胆汁反流;胃黏膜保护药,特别是有结合胆酸作用的铝碳酸镁制剂,可增强胃黏膜屏障、结合胆酸,从而减轻或消除胆汁反流所致的胃黏膜损害。考来烯胺可络合反流至胃内的胆盐,防止胆汁酸破坏胃黏膜屏障,方法为每次 3～4g,每日 3～4 次。

(三)对症处理

消化不良症状的治疗:由于临床症状与慢性非萎缩性胃炎之间并不存在明确关系,因此,症状治疗事实上属于功能性消化不良的经验性治疗。慢性胃炎伴胆汁反流者可应用促动力药(如多潘立酮)和(或)有结合胆酸作用的胃黏膜保护药(如铝碳酸镁制剂)。

1.有胃黏膜糜烂和(或)以反酸、上腹痛等症状为主者

可根据病情或症状严重程度选用抗酸药、H_2受体拮抗药或质子泵抑制药(PPI)。

2.促动力药

如多潘立酮、马来酸曲美布汀、莫沙必利、盐酸伊托必利,主要用于上腹饱胀、恶心或呕吐等为主要症状者。

3.胃黏膜保护药

如硫糖铝、瑞巴派特、替普瑞酮、吉法酯、依卡倍特,适用于有胆汁反流、胃黏膜损害和(或)症状明显者。

4.抗抑郁药或抗焦虑治疗

可用于有明显精神因素的慢性胃炎伴消化不良症状患者,同时应予耐心解释或心理治疗。

5.助消化治疗

对于伴有腹胀、食欲缺乏等消化不良症而无明显上述胃灼热、反酸、上腹饥饿痛症状者,可选用含有胃酶、胰酶和肠酶等复合酶制剂治疗。

6.其他对症治疗

包括解痉止痛、止吐、改善贫血等。

7.对于贫血,若为缺铁,应补充铁剂

大细胞贫血者根据维生素 B_{12} 或叶酸缺乏分别给予补充。

五、慢性胃炎患者的护理

(一)护理评估

1.健康史

询问患者的饮食生活习惯,是否有饮浓茶、咖啡、酒等饮品,询问患者是否有服用非甾体消炎药的服药史。了解患者有哪些症状。

2.身体状况

慢性胃炎病程迁延,进程缓慢,缺乏特异性症状。

(1)症状:多数患者常无症状。若有症状主要表现为非特征性的消化不良,如上腹不适,餐后较明显,无规律的上腹隐痛、食欲缺乏、嗳气、反酸、恶心和呕吐等。自身免疫性胃炎可出现厌食、贫血、消瘦、舌炎、腹泻等症状,少数可发生上消化道出血。

(2)体征:多无明显体征,部分上腹部可出现轻微压痛,病程长,可出现消瘦、贫血等。

3.辅助检查

(1)胃液分析:非萎缩性胃炎时胃酸多正常,自身免疫性胃炎时胃酸缺乏。

(2)血清学检查:自身免疫性胃炎时血清胃泌素水平常升高,抗壁细胞抗体、抗内因子抗体或抗胃泌素抗体可呈阳性,维生素 B_{12} 浓度明显降低。

(3)胃镜及胃黏膜活组织检查:这是诊断慢性胃炎的可靠方法。①非萎缩性胃炎病变黏膜表现为充血性水肿、黏液分泌增多,可有局限性糜烂和出血点;活检可见黏膜浅层慢性炎症细胞浸润,腺体多正常;②萎缩性胃炎胃黏膜可呈灰白色,黏膜皱襞变细或平坦,黏膜层变薄,可透见黏膜下树枝状或网状紫蓝色血管纹。活组织检查示腺体减少,伴不同程度的慢性炎症细胞浸润,可见肠腺化生、假性幽门门腺化生及异型增生等。

(4)幽门螺杆菌检查:阳性提示炎症的活动性。

4.心理—社会状况

因本病的病程迁延,病情反复发作,症状时轻时重,治疗效果欠佳,尤其是少数患者因贫血、消瘦,常怀疑自己患癌症而产生紧张、不安、焦虑等心理反应。

(二)护理诊断

1.疼痛

腹痛与胃黏膜炎性病变有关。

2.营养失调

低于机体需要量与食欲缺乏、厌食、消化吸收不良等有关。

3.焦虑

与病程迁延、病情反复、担心癌变等有关。

(三)护理目标

(1)腹痛缓解或消失。

(2)食欲增加,能合理摄取营养,体重增加。

(3)能正确面对疾病、保持稳定和乐观的心态。

(四)护理措施

1.一般护理

(1)休息与活动:轻症者可适当活动,避免过度劳累,生活有规律;急性发作时或伴有上消化道出血者应卧床休息,并注意环境安静、舒适。

(2)饮食护理:以高热量、高蛋白、高维生素、清淡、易消化为原则。注意饮食卫生,宜少食多餐,定时定量,细嚼慢咽,忌暴饮暴食及餐后从事重体力劳动。

2.病情观察

观察疼痛的部位、性质、程度及其变化,观察呕吐物的性状与量,对长期慢性腹痛者应监测体重及大便隐血试验,定期做胃镜检查,及时发现病情变化。

3.对症护理

对腹胀和腹痛患者,注意腹部保暖,避免腹部受凉,也可用热水袋局部热敷,腹部轻轻按摩;腹痛较重应遵医嘱给予解痉、制酸药物以缓解疼痛。

4.用药护理

遵医嘱使用药物,并注意观察药物的疗效和不良反应。硫糖铝在餐前1h与睡前服用最好,胃动力药如多潘立酮、西沙必利等应在餐前服用,不宜与阿托品、山莨菪碱等解痉药合用。用抗胆碱药时,应注意口干、心率加快、胃排空延缓等不良反应。枸橼酸铋钾应在餐前30min服用,不得与牛奶同时服用,服药过程可使齿、舌变黑,宜用吸管吸入,部分患者服药后出现便秘和大便呈黑色。用阿莫西林时,应询问患者有无青霉素过敏史。甲硝唑可引起恶心、呕吐等胃肠道反应,应在餐后半小时服用,并可遵医嘱加用甲氧氯普胺。

5.心理护理

向患者及其家属介绍治疗有效的病例,说明本病经过正规治疗后病情是可逆转的,即使是中度以上的不典型增生,经严密随访完全能够早期发现癌变,若及时手术仍能获得满意的疗效,使患者树立治疗信心,配合治疗,消除忧虑、恐惧心理。

6.健康指导

(1)疾病知识指导:帮助患者认识本病的病因,避免诱因,不随意使用对胃黏膜有刺激的各种药物。

(2)日常生活指导:生活要有规律,保持心情愉快,防止过度劳累。注意饮食卫生,戒烟忌酒,忌暴饮暴食,合理饮食。

(3)用药指导:告之患者按医嘱正确用药,坚持治疗,向患者介绍有关药物的作用、不良反应及其防范措施。

(4)定期复查:对胃黏膜萎缩严重伴肠腺上皮化生及重度异型增生者,告之定期到医院检查,以便早期发现癌变,及时手术治疗。

(五)护理评价

(1)疼痛是否减轻、缓解或消失。

(2)患者营养状况是否改善。

(3)情绪是否稳定。

第二节　消化性溃疡

消化性溃疡(PU)指胃肠道黏膜在某种情况下被胃酸、胃蛋白酶消化而造成的溃疡,主要指发生于胃和十二指肠的慢性溃疡,即胃溃疡(GU)和十二指肠溃疡(DU)。GU 好发部位是胃小弯,DU 好发部位是十二指肠球部,本病是全球性多发病,全世界约有 10% 的人一生中患过此病。临床上 DU 较 GU 多见。男性发病率远远高于女性。DU 多发于青壮年,GU 的发病年龄一般较 DU 迟约 10 年。我国南方的患病率较北方高,城市高于农村。秋冬和冬春之交是本病的多发季节。

一、病因

在正常生理情况下,胃、十二指肠黏膜经常接触有强侵蚀力的胃酸和能水解蛋白质的胃蛋白酶,此外,还经常受摄入的各种有害物质的侵袭,但却能抵御这些侵袭因素的损害,维持黏膜的完整性,这是因为胃、十二指肠黏膜具有一系列的防御和修复机制。消化性溃疡的发生认为是攻击因子与防御因子之间的失衡,攻击因子包括胃酸、胃蛋白酶、幽门螺杆菌、非甾体抗炎药、酒精、吸烟、胆汁反流及炎性介质等;防御因子包括胃黏膜－黏液屏障、重碳酸盐、磷脂、黏膜血流、细胞更新、前列腺素和表皮生长因子等。在攻击因子中胃酸起着主导作用,1910 年,Schwartz 提出"无酸,无溃疡",这是对消化性溃疡病因认识的起点,也是消化性溃疡治疗的理论基础之一。1983 年,Marshall 和 Warren 从人体胃黏膜活检标本中分离出幽门螺杆菌(H.pylori),从此,人们对消化性溃疡的病因发生了新的认识。一般而言,只有当某些因素损害了胃、十二指肠黏膜的防御和修复机制,才可能发生胃酸和胃蛋白酶对胃黏膜的侵蚀作用,从而,导致溃疡的形成。近年的研究已经明确,H.pylori 和非甾体抗炎药(NSAIDS)是损害胃和十二指肠黏膜屏障,从而导致消化性溃疡发病的最常见病因。

当胃酸分泌远远超过黏膜的防御和修复作用,也可能导致消化性溃疡的发生,但属于少见的特殊情况。消化性溃疡的病因及其发生机制可能与下列因素有关。

(一)H.pylori 感染

H.pylori 是消化性溃疡的重要病因。

1.消化性溃疡患者

H.pylori 检出率显著高于对照人群,H.pylori 在 DU 的检出率约为 95%～100%、GU 约为 70%～85%。H.pylori 感染者发生消化性溃疡的危险性显著增加。前瞻性调查研究显示,感染者消化性溃疡发病率约 13%～23%。

2.根除 H.pylori 促进溃疡愈合,降低溃疡复发率

大量临床研究已经证实,成功根除 H.pylori 后溃疡复发率明显下降。常规抑酸治疗后愈合的溃疡年复发率在 50%～70%,而根除 H.pylori 可使溃疡复发率降至 5% 以下,若患者无H.pylori 再感染,在 5 年或更长的时期中,溃疡可不复发,表明去除病因后消化性溃疡可获得治愈。

H.pylori 对胃黏膜的损伤因素主要包括 H.pylori 在胃黏膜内定植的因子和诱发组织损害的因子。在诸多致病因子中,尿素酶在 H.pylori 感染的致病中起重要作用。能水解尿素释放氨,氨可直接损伤胃黏膜,同时在"氨云"的包绕中可免受胃酸和胃蛋白酶的侵袭,使其在很低的 pH 环境中得以生存。H.pylori 的空泡细胞毒素 A(VacA)和细胞毒素相关蛋白(CagA)是H.pylori 的重要致病因子。VacA$^+$/CagA$^+$ 菌株感染者的胃塞黏膜中有大量中性粒细胞浸润,与感染后胃黏膜上皮分细胞泌白细胞介素 8(IL$-$8)有关。H.pylori 毒素与 H.pylori 的其他致病因子,如脂多糖、蛋白酶、脂酶、磷脂酶 A2 等共同作用,导致胃黏膜局部的炎症反应和免疫反应,使胃黏膜遭受炎症和免疫损伤,而受损的胃黏膜则更容易遭受胃酸、胃蛋白酶的侵袭。

H.pylori 感染导致消化性溃疡发病的确切机制尚未阐明。目前认为,H.pylori 宿主和环境两个因素在 DU 发病中都发挥一定作用。胆酸对 H.pylori 生长具有强烈的抑制作用,正常情况下,H.pylori 无法在十二指肠生存。十二指肠球部酸负荷增加是 DU 发病的重要环节,酸可使结合胆酸沉淀,从而有利于 H.pylori 在十二指肠球部生长。H.pylori 只能在胃上皮组织定植,在十二指肠球部存活的 H.pylori 只有当十二指肠球部发生胃上皮化生才能定植下来,而十二指肠球部的胃上皮化生是十二指肠对酸负荷的一种代偿反应。H.pylori 感染引起的慢性胃窦炎直接或间接作用于胃窦 D、G 细胞,削弱了胃酸分泌的负反馈调节,从而导致餐后胃酸分泌增加;此外,吸烟、应激和遗传等因素均与胃酸分泌增加有关。定植在十二指肠球部的引起十二指肠炎症,炎症削弱了十二指肠黏膜的防御和修复功能,在胃酸和胃蛋白酶的侵蚀下最终导致 DU 发生。十二指肠炎症同时导致十二指肠黏膜分泌碳酸氢盐减少,间接增加十二

指肠的酸负荷,进一步促进 DU 的发生和发展过程。

对 H.pylori 引起 GU 的发病机制研究较少。一般认为是 H.pylori 感染引起的胃黏膜炎症削弱了胃黏膜的屏障功能,胃溃疡好发于非泌酸区与泌酸区交界处的非泌酸区侧,反映了胃酸对屏障受损的胃黏膜的侵蚀作用。

(二)非甾体类抗感染药

NSAIDs 是引起消化性溃疡的另一个常见病因。大量研究资料显示,服用 NSAIDs 患者发生消化性溃疡及其并发症的危险性显著高于普通人群。临床研究报道,在长期服用 NSAIDs 的患者中,约 10%～25%可发现胃或十二指肠溃疡,约有 1%～4%患者发生出血、穿孔等溃疡并发症。NSAIDs 引起的溃疡 GU 较 DU 多见。溃疡形成及其并发症发生的危险性与服用 NSAIDs 种类、剂量、疗程有关;此外,高龄、合并 H.pylori 感染、同时服用抗凝血药物、糖皮质激素等也是 NSAIDs 相关性溃疡及其并发症发生的危险因素。

NSAIDS 通过削弱黏膜的防御和修复功能而导致消化性溃疡发病,其损害作用包括局部作用和系统作用两方面。系统作用是导致消化性溃疡的主要机制,NSAIDs 通过抑制环氧合酶(COX)的活性,导致内源性前列腺素的合成减少,削弱胃黏膜的保护屏障。COX 是花生四烯酸合成前列腺素的关键限速酶,COX 有两种异构体,即结构型 COX－1 和诱导型 COX－2。COX－1 在组织细胞中恒量表达,催化生理性前列腺素合成,参与机体生理功能调节;COX－2 主要在病理情况下由炎症刺激诱导产生,促进炎症部位前列腺素的合成。传统的 NSAIDs 如阿司匹林、吲哚美辛等抑制 COX－2 而减轻炎症反应,但特异性较差,同时抑制 COX－1,导致胃肠黏膜生理性前列腺素 E 合成不足。后者通过增加黏液和碳酸氢盐分泌、促进黏膜血流增加、细胞保护等作用,在维持黏膜防御和修复功能中起重要作用。NSAIDs 可以减少胃和十二指肠黏膜血流,抑制溃疡边缘的细胞增生,阻碍黏膜修复与溃疡愈合。

(三)胃酸和胃蛋白酶

消化性溃疡的最终形成是胃酸与胃蛋白酶对黏膜的自身消化所致。盐酸是胃液的主要成分,由胃壁细胞分泌。胃体和胃底部的主细胞分泌胃蛋白酶原经盐酸激活转化成胃蛋白酶。胃蛋白酶活性是 pH 依赖性的,当 PH 在 1～3 时,胃蛋白酶最活跃,能水解食物蛋白、胃黏液中的糖蛋白甚至自身组织蛋白,对黏膜有侵袭作用,在 PH＞4 时活性迅速下降。因此,在探讨消化性溃疡发病机制和治疗措施时主要考虑胃酸。无酸情况下罕有溃疡发生,抑制胃酸分泌能促进溃疡愈合,胃酸在溃疡形成过程中的决定性作用是溃疡形成的直接原因,而胃酸的这种损害作用一般只在正常黏膜的防御和修复功能遭受破坏时才发生。

DU 患者的平均基础酸排量(BAO)和五肽促胃液素刺激的最大酸排量(MAO)增高,MAO 低于 10mmol/h 者较少发生 DU。GU 患者基础酸排量(BAO)及 MAO 多属正常或偏低,可能的解释是 GU 患者多伴多灶萎缩性胃炎,胃体壁细胞的泌酸功能已受影响,而 DU 患者多为慢性胃窦炎,胃体黏膜未受损或受损轻微,因而仍能保持旺盛的泌酸能力。胃酸分泌增多的因素主要有壁细胞数量的增多、壁细胞对刺激物质的敏感性增强、胃酸分泌的正常反馈抑制机制缺陷以及迷走神经张力增高。其他少见的特殊情况如促胃液素瘤患者,极度增加的胃酸分泌的攻击作用远远超过黏膜的防御作用,而成为溃疡形成的起始因素。近年来非幽门螺杆菌、非 NSAIDs 相关性消化性溃疡有所增加,这类患者病因未明,是否与高酸分泌有关尚有待研究。

(四)胃、十二指肠运动功能异常

正常情况下,胃排空速度随十二指肠内 pH 下降而减慢。研究发现,部分 DU 患者胃排空增快,这可使十二指肠球部酸负荷增大;部分 GU 患者有胃排空延迟,这可增加十二指肠液反流入胃,引起胃黏膜的慢性炎症,加重胃黏膜屏障损害,受损的胃黏膜更易遭受酸和胃蛋白酶的破坏。但目前认为,胃肠运动障碍不大可能是原发病因,但会加重 H.pylori 或 NSAIDs 对黏膜的损害。

(五)其他因素

下列因素与消化性溃疡发病有不同程度的关系:

1.吸烟

吸烟者消化性溃疡发病率比不吸烟者高,吸烟影响溃疡愈合和促进溃疡复发。吸烟影响溃疡形成和愈合的确切机制未明,可能与吸烟增加胃酸分泌,减少十二指肠及胰腺碳酸氢盐分泌,影响胃、十二指肠协调运动,黏膜损害性氧自由基增加等因素有关。

2.遗传

遗传因素曾一度被认为是消化性溃疡发病的重要因素,但随着 H.pylori 在消化性溃疡发病中的重要作用得到认识,遗传因素的重要性受到挑战。例如消化性溃疡的家族史可能是 H.Pylori 感染的"家庭聚集"现象;O 型血者胃上皮细胞表面表达更多黏附受体而有利于定植。因此,遗传因素的作用尚有待进一步研究。

3.急性应激

可引起应激性溃疡已是共识。但在慢性溃疡患者,情绪应激和心理障碍的致病作用却无定论。临床观察发现长期精神紧张、过劳确实易使溃疡发作或加重,但这多在慢性溃疡已经存在时发生,因此,情绪应激可能主要起诱因作用,可通过神经内分泌途径影响胃、十二指肠的分泌、运动和黏膜血流的调节。

总之,消化性溃疡是一种多因素疾病,其中 H.pylori 感染和服用 NSAIDs 是已知的主要病因,溃疡发生是黏膜侵袭因素和防御因素失平衡的结果,胃酸在溃疡形成中起关键作用。

二、病理

(一)溃疡的形态特征

1.部位

DU 多发生在球部,前壁比较常见,约 5% 发生在球部以下部位,称球后溃疡;GU 多在胃角和胃窦小弯。组织学上,GU 大多发生在胃窦幽门腺和胃体胃底腺移行交界处的幽门腺区一侧。幽门腺区黏膜可随年龄增长而扩大(假幽门腺化生或肠化生),使其与泌酸腺区之交界线上移,故老年患者 GU 的部位多较高。

2.数目

消化性溃疡绝大多数是单个发生,也可多个,称多发性溃疡。

3.大小

DU 直径多小于 1cm,GU 要比 DU 稍大,一般小于 2.5cm,亦可见到直径大于 2.5~4cm 的巨大溃疡。

4.形态和深度

典型的溃疡呈圆形或椭圆形,边缘常有增厚或充血水肿,溃疡边缘光整、底部洁净,由肉芽组织构成,上面覆盖有灰白色或灰黄色纤维渗出物。活动性溃疡周围黏膜常有炎症水肿。溃疡浅者累及黏膜肌层,深者达肌层甚至浆膜层,溃破至血管时引起出血,穿破浆膜层时引起穿孔。溃疡愈合时周围黏膜炎症、水肿消退,边缘上皮细胞增生覆盖溃疡面,其下的肉芽组织纤维转化,变为瘢痕,瘢痕收缩使周围黏膜皱襞向其集中。

(二)组织病理变化

溃疡活动期,在溃疡的底部,由表面向深部依次分为4层:急性炎性渗出层、中性粒细胞为主的非特异性细胞浸润层、肉芽组织层、纤维样或瘢痕组织层。溃疡边缘的黏膜有明显的上皮细胞再生和炎症性变化,并常见腺体肠化生。在瘢痕区域内的血管壁变厚,偶有血栓形成。

三、临床表现

消化性溃疡呈慢性过程,病史可达数年至数十年。

(一)症状

上腹痛是消化性溃疡的主要症状,但部分患者可无症状或症状较轻,而以出血、穿孔等并发症为首发症状。上腹痛的性质多为灼痛,亦可为钝痛、胀痛、剧痛或饥饿样不适感。DU 疼痛多位于中上腹,或在脐上方,或脐上方偏右处;胃溃疡疼痛多位于中上腹稍偏高处,或在剑突下和剑突下偏左处。穿透性溃疡可放射至背部,一般为轻至中度持续性痛。疼痛常有典型的节律性,DU 表现为空腹痛即餐后 2～4h 和(或)午夜痛,腹痛多为进食或服用抗酸药所缓解。胃溃疡疼痛较不规则,常在餐后 1h 内发生,经 1～2h 后缓解,直至下餐进食后再出现上述节律。部分患者无上述典型的腹痛表现,而仅表现为无规律性的上腹隐痛或不适。此外,患者可伴有反酸、胃灼热、反胃、嗳气、上腹胀、恶心、呕吐等其他非特异性消化不良症状。

消化性溃疡腹痛的发作常呈周期性,发作与自发缓解相交替,发作期可数周或数月,缓解期亦长短不一,短者数周、长者数年;发作常有季节性,多在秋冬或冬春之交发病,可因精神情绪不良或过劳而诱发。

(二)体征

溃疡活动时上腹部可有局限性轻压痛,缓解期无明显体征。少数患者可有贫血和营养不良的体征。

(三)特殊类型的消化性溃疡

1.复合性溃疡

指胃和十二指肠同时发生的溃疡。DU 往往先于 GU 出现。幽门梗阻发生率较高。

2.幽门管溃疡

幽门管位于胃远端,与十二指肠交界,长约 2cm。幽门管溃疡与 DU 相似,胃酸分泌一般较高。幽门管溃疡上腹痛的节律性不明显,对药物治疗反应较差,呕吐较多见,较易发生幽门梗阻、出血和穿孔等并发症。

3.球后溃疡

DU 大多发生在十二指肠球部,发生在球部以远的十二指肠溃疡称球后溃疡。多位于十二指肠乳头的近端。具有 DU 的临床特点,但午夜痛及背部放射痛多见,对药物治疗反应较差,较易并发出血。

4.巨大溃疡

指直径大于2.5cm的溃疡。对药物治疗反应较差、愈合时间较慢,易发生慢性穿透或穿孔。胃的巨大溃疡需注意与恶性溃疡鉴别。

5.老年人消化性溃疡

近年老年人消化性溃疡的报道增多。临床表现多不典型,GU多位于胃体上部甚至胃底部、溃疡常较大,易误诊为胃癌

6.无症状性溃疡

约15%消化性溃疡患者可无症状,而以出血、穿孔等并发症为首发症状。可见于任何年龄,以老年人较多见;NSAIDs引起的溃疡近半数无症状。

(四)并发症

1.出血溃疡

侵蚀周围血管可引起出血。出血是消化性溃疡最常见的并发症,其发生率约20%~25%,也是上消化道大出血最常见的病因(约占所有病因的50%),DU多于GU。对临床表现不典型而诊断困难者,应争取在出血后24~48h内进行急诊内镜检查,其确诊率可达90%以上,从而使患者达到及时诊断和治疗。

2.穿孔溃疡

病灶向深部发展穿透浆膜层则并发穿孔。溃疡穿孔临床上可分为急性、亚急性和慢性三种类型,以第一种常见。急性穿孔的溃疡常位于十二指肠前壁或胃前壁,发生穿孔后胃肠的内容物漏入腹腔而引起急性腹膜炎。十二指肠或胃后壁的溃疡深至浆膜层时已与邻近的组织或器官发生粘连,穿孔时胃肠内容物不流入腹腔,称为慢性穿孔,又称为穿透性溃疡。这种穿透性溃疡改变了腹痛的规律,患者上腹痛变得顽固而持续,疼痛常放射至背部。邻近后壁的穿孔或游离穿孔较小,只引起局限性腹膜炎时称亚急性穿孔,症状较急性穿孔轻而体征较局限,且易漏诊。

3.幽门梗阻

主要由DU或幽门管溃疡引起。溃疡急性发作时可因炎症水肿和幽门部痉挛而引起暂时性梗阻,可随炎症的好转而缓解;慢性梗阻主要由于瘢痕收缩而呈持久性。幽门梗阻临床表现为餐后上腹饱胀、上腹疼痛加重,伴有恶心、呕吐,大量呕吐后症状可以改善,呕吐物含发酵酸性宿食,严重呕吐可致失水和低氯低钾性碱中毒,可发生营养不良和体重减轻。体检可见胃型和胃蠕动波,清晨空腹时检查胃内有振水声,进一步作胃镜或X线钡剂造影检查可确诊。

4.癌变

少数GU可发生癌变。GU癌变发生于溃疡边缘,据报道癌变率在1%左右。长期慢性GU病史、年龄在45岁以上、溃疡顽固不愈者应提高警惕。对可疑癌变者,在胃镜下取多点活检做病理检查;在积极治疗后复查胃镜,直到溃疡完全愈合;必要时定期随访复查。

四、辅助检查

(一)胃镜检查

胃镜检查是确诊消化性溃疡的首选检查方法。胃镜检查不仅可以对胃、十二指肠黏膜进

行直接观察、摄像,还可在直视下取黏膜活组织做病理学检查及 H.pylori 检测,因此,胃镜检查对消化性溃疡的诊断及胃良、恶性溃疡鉴别诊断的准确性高于 X 线钡餐检查。胃良、恶性溃疡的鉴别必须由活组织病理检查确定。

内镜下消化性溃疡多呈圆形或椭圆形,也有呈线形,边缘光整,底部覆有灰黄色或灰白色渗出物,周围黏膜可有充血、水肿,可见皱襞向溃疡集中。内镜下溃疡可分为:

1.活动期(A)

以厚苔为主要特征,伴周边黏膜肿胀。

2.愈合期(H)

以薄苔为主要特征,溃疡四周出现较明显的红晕及黏膜皱襞集中。

3.瘢痕期(S)

白苔消失。

(二)X 线钡餐检查

适用于对胃镜检查有禁忌或不愿接受胃镜检查者。溃疡的 X 线征象有直接和间接两种:龛影是直接征象,对溃疡有确诊价值;局部压痛、十二指肠球部激惹和球部畸形、胃大弯侧痉挛性切迹均为间接征象,提可能存在溃疡。在溃疡较小或较浅时钡餐检查有可能漏诊。活动性上消化道出血是钡餐检查的禁忌证。

(三)H.pylori 检测

由于是否合并 H.pylori 感染决定着治疗方案的选择,因此,对消化性溃疡患者应常规检测 H.pylori。检测方法分为侵入性和非侵入性两大类。前者需通过胃镜检查取胃黏膜活组织进行检测,主要包括快呋塞米素酶试验、组织学检查和 H.pylori 培养;后者主要有^{13}C 或^{14}C 尿素呼气试验、粪便 H.pylori 抗原检测及血清学抗 H.pylori 抗体的检测。近期应用抗生素、质子泵抑制剂、秘剂等药物,上述检查(血清学方法除外)可呈假阴性。

(四)胃液分析和血清促胃液素测定

GU 患者的胃酸分泌正常或低于正常,DU 者则胃酸分泌过高,以基础酸排出量和夜间最大酸排出量为明显。一般仅在疑有促胃液素瘤时作鉴别诊断之用。

五、诊断及鉴别诊断

(一)诊断标准

当患者有慢性病程、周期性发作的节律性上腹疼痛,且上腹痛可为进食或抗酸药所缓解的症状时,应疑诊消化性溃疡,确诊需要胃镜诊断。明确溃疡诊断后,应注意搜寻溃疡的病因。

(二)鉴别诊断

本病主要与肝、胆、胰、肠疾病和胃的其他疾病相鉴别。功能性消化不良临床常见,且临床表现与消化性溃疡相似,应注意鉴别。胃镜检查如见胃、十二指肠溃疡,应注意与引起胃、十二指肠溃疡的少见特殊病因或以溃疡为主要表现的胃、十二指肠肿瘤鉴别。

1.胃癌

内镜或 X 线检查发现胃溃疡,必须进行良、恶性溃疡的鉴别。早期胃癌单凭内镜所见与良性溃疡鉴别有困难,放大内镜和染色内镜对鉴别有帮助,但最终必须依靠内镜下取活组织病理学检查鉴别。恶性溃疡的内镜特点为:

(1)溃疡形状不规则,一般凹凸不平。

(2)边缘呈结节状隆起。

(3)周围皱襞中断。

(4)胃壁僵硬、蠕动减弱(X线钡餐检查亦可见上述相应的 X 线征)。

活组织病理检查可以确诊,但必须强调,对于怀疑胃癌而一次活检阴性者,必须在短期内复查胃镜再次活检;即使内镜下诊断为良性溃疡且活检阴性,仍有漏诊胃癌的可能,因此对于初诊为胃溃疡者,必须在完成正规治疗的疗程后复查胃镜,溃疡缩小或愈合不是鉴别良、恶性溃疡的最终依据,必须重复活检加以证实。

2.促胃液素瘤

亦称 Zollinger－Elison 综合征,是胰腺非 β 细胞瘤分泌大量促胃液素所致。肿瘤往往很小(<1cm),生长缓慢,半数为恶性。大量促胃液素可刺激壁细胞增生,分泌大量胃酸,使上消化道经常处于高酸环境,导致胃、十二指肠球部和不典型部位(十二指肠降段、横段,甚或空肠近端)发生多发性溃疡。促胃液素瘤与普通消化性溃疡的鉴别要点是该病溃疡发生于不典型部位,具有难治性特点,有过高胃酸分泌(BAO 和 MAO 均明显升高,且 BAO/MAO>60%)及高空腹血清促胃液素(>200pg/mL,常>500pg/mL)。

3.功能性消化不良

患者常表现为上腹疼痛、反酸、嗳气、上腹饱胀、恶心、呕吐、食欲减退等,部分患者症状可酷似消化性溃疡,易混淆。内镜检查则示胃黏膜无明显病变。

4.慢性胆囊炎和胆石症

疼痛与进食油腻食物有关,位于右上腹,放射至背部,伴发热、黄疸的典型病例,不难鉴别。对不典型的患者,鉴别需借助腹部超声或内镜下逆行胆管造影检查。

六、治疗

消化性溃疡治疗的目的是消除病因、缓解症状、愈合溃疡、防止复发和防治并发症。针对病因的治疗如根除 H.pylori,有可能彻底治愈溃疡病,是近年消化性溃疡治疗的一大进展。

(一)一般治疗

注意生活饮食规律,定时进餐,避免辛辣、过咸食物,避免过度劳累和精神紧张,戒烟、酒,慎用或不用 NSAIDs、激素等药物。

(二)药物治疗

目前用于治疗消化性溃疡的药物主要分为抑制胃酸分泌和保护胃黏膜的两大类药物,旨在缓解症状和促进溃疡愈合,常与根除 H.pylori 治疗配合使用。

1.抑制胃酸分泌的药物

胃酸是消化性溃疡产生的基础,抑酸治疗的目的是缓解疼痛症状,促进溃疡愈合。

(1)质子泵抑制剂(PPI):PPI 对胃壁细胞泌酸小管中的 H^+,K^+－ATP 酶具有直接作用,而 H^+,K^+－ATP 酶是酸分泌的最后共同通路,因此 PPI 已成为消化性溃疡等胃酸相关性疾病的首选药物,其疗效远高于 H_2 受体拮抗剂。与 H_2 受体拮抗剂相比,PPI 促进溃疡愈合的速度较快、溃疡愈合率较高,因此特别适用于难治性溃疡或 NSAIDs 溃疡患者不能停用 NSAIDs 时的治疗。同时,由于 PPI 的强大抑酸作用及对 H.pylori 的直接抑制作用,它还是根除

Kpytori 治疗方案中的基础药物。使用推荐剂量的各种 PPI,对消化性溃疡的疗效相仿,不良反应均较少。PPI 治疗消化性溃疡的常用药物及其剂量:奥美拉唑 20mg/d,兰索拉唑 30mg/d,泮托拉唑 40mg/d,埃索美拉唑 20mg/d。治疗 DU 疗程一般为 2~4 周,治疗 GU 疗程为 4~6 周。

(2)H₂受体拮抗剂:H₂受体拮抗剂可抑制基础及刺激的胃酸分泌,几乎完全抑制夜间酸分泌。使用推荐剂量各种 H₂受体拮抗剂溃疡愈合率相近,不良反应发生率均低。西咪替丁可通过血-脑脊液屏障,偶有精神异常不良反应;与雄性激素受体结合而影响性功能;经肝细胞色素 P450 代谢而延长华法林、苯妥英钠、茶碱等药物的肝内代谢。雷尼替丁、法莫替丁和尼扎替丁对上述不良反应较少。已证明 H₂受体拮抗剂全日剂量于睡前顿服的疗效与 1 日 2 次分服相仿。现多主张每晚睡前一次性服用西咪替丁 800mg 或雷尼替丁 300mg、法莫替丁 40mg、尼扎替丁 300mg、罗沙替丁 150mg。治疗 DU 疗程一般为 4~6 周,治疗 GU 疗程为 6~8 周。

2.保护胃黏膜药物

在抑酸治疗的同时,加用胃黏膜保护剂不仅能缓解症状,还能提高溃疡愈合质量,防止复发。枸橼酸铋钾因兼有较强抑制幽门螺杆菌作用,可做为根除幽门螺杆菌联合治疗方案的组分,但此药过量蓄积可引起神经毒性,需注意不能长期服用。硫糖铝是一种八硫酸蔗糖的氢氧化铝盐,在酸性环境下,有些分子的氢氧化铝根可离子化而与硫酸蔗糖复合离子分离,后者可聚合成不溶性带负电的胶体,能与溃疡面带正电的蛋白质渗出物相结合,形成一层保护膜覆盖胃黏膜面,吸附胆汁酸和胃蛋白酶的作用,增加胃黏液的分泌。吉法酯可增加黏膜上皮内前列腺素含量,促进溃疡愈合。替普瑞酮对胃黏膜具有直接保护作用,促进黏膜表面上皮细胞再生。铝碳酸镁是兼具抗酸和抗胆汁作用的新型胃黏膜保护剂。米索前列醇具有抑制胃酸分泌,增加胃、十二指肠黏膜的黏液及碳酸氢盐分泌和增加黏膜血流等作用,主要用于 NSAIDs 溃疡的预防,腹泻是其常见的不良反应,因会引起子宫收缩,故孕妇忌服。

3.胃肠动力药物

消化性溃疡部分患者可出现恶心、呕吐和腹胀等症状,提示有胃潴留、排空迟缓、胆汁反流或胃食管反流者,可同时给予促进胃动力药物,如甲氧氯普胺、多潘立酮及枸橼酸莫沙必利等。

(三)H.pylori 相关性溃疡的治疗

对 H.pylori 感染引起的消化性溃疡,根除 H.pylori 不但可促进溃疡愈合,而且可预防溃疡复发,从而彻底治愈溃疡。因此,凡有 H.pylori 感染的消化性溃疡,无论初发或复发、活动或静止、有无并发症,均应予以根除 H.pylori 治疗。

1.根除 H.pylori 治疗方案

(1)不建议采用三个药的三联方案。

(2)推荐铋剂＋PPI＋2 种抗菌药物组成的四联疗法,如经典的铋剂四联方案(铋剂＋PPI＋四环素＋甲硝唑)。疗程 14 天。

(3)铋剂选用下列之一:枸橼酸铋钾(220mg,1 天 2 次)、胶体果胶铋(200mg,1 天 2 次)。均饭前半小时服用。

(4)PPI 选用下列之一:奥美拉唑、泮托拉唑、兰索拉唑、雷贝拉唑、埃索美拉唑、艾普拉唑。

均为 1 天 2 次,饭前半小时服用。

(5)抗生素常用的为阿莫西林＋克拉霉素、阿莫西林＋左氧氟沙星、阿莫西林＋呋喃唑酮、四环素十甲硝唑或呋喃唑酮。

(6)阿莫西林、呋喃唑酮和四环素的耐药率仍很低,治疗失败后不易产生耐药(可重复应用);而克拉霉素、甲硝唑和左氧氟沙星的耐药率高,治疗失败后易产生耐药(原则上不可重复应用)。

(7)阿莫西林 1000mg/次,1 天 2 次,饭后半小时;事先要青霉素皮试阴性。

(8)克拉霉素 500mg/次,1 天 1 次,饭后半小时。

(9)左氧氟沙星 500mg/次,1 天 1 次,饭后半小时或者 200mg/次,1 天 2 次,饭后半小时服用。

(10)呋喃唑酮 100mg/次,1 天 2 次,饭后半小时服用。

(11)四环素 750mg/次,1 天 2 次,饭后半小时服用。

(12)甲硝唑 400mg/次,1 天 2 次或 3 次,饭后半小时服用。

2.根除 H.pylori 治疗结束后的抗溃疡治疗

在根除 H.pylori 疗程结束后,继续给予常规疗程的抗溃疡治疗,如 DU 患者予 PPI 常规剂量,每日 1 次,总疗程 2～4 周,或 H_2RA 常规剂量,疗程 4～6 周;GU 患者 PPI 常规剂量每日 1 次,总疗程 4～6 周,或 H_2RA 常规剂量,疗程 6～8 周。这在有并发症或溃疡面积大的患者尤为必要,但对无并发症的浅小溃疡,如根除治疗结束时症状已得到完全缓解,也可考虑停药。

3.根除 H.pylori 治疗后的复查

复查应在根除 H.pylori 治疗结束至少 4 周后进行,且在检查前应停 PPI2 周、停用铋剂 4 周,否则会出现假阴性。可采用非侵入性的13C 或 14C 尿素呼气试验复查;对于胃溃疡患者,也可在复查胃镜检查溃疡是否愈合的同时,通过胃镜钳取胃黏膜活组织做尿素酶及(或)组织学检查。

(四)NSAIDs 相关性溃疡的防治

对服用 NSAIDs 后出现的溃疡,如情况允许应立即停用 NSAIDs,如病情不允许可换用对黏膜损伤少的 NSAIDs,如特异性 COX－2 抑制剂(如塞来昔布)。对停用 NSAIDs 者,可给予常规剂量、常规疗程的 H_2 受体拮抗剂或 PPI 治疗;对不能停用 NSAIDs 者,应选用 PPI 治疗。因 H.pylori 和 NSAIDs 是引起溃疡的两个独立因素,因此,应同时检测 H.pylori,如合并 Hpylori 感染,应同时根除 H.pylori。溃疡愈合后,如不能停用 NSAIDs,无论 H.pylori 是否阳性,都应继续服用 PPI 长期维持治疗,以预防溃疡复发。对于发生 NSAIDs 溃疡并发症的高危患者,如既往有溃疡病史、高龄、同时应用抗凝血药(包括低剂量的阿司匹林)或糖皮质激素者,应常规给予抗溃疡药物预防。目前认为 PPI 具有较好的预防溃疡以及溃疡并发症的效果。

七、护理评估

(一)健康史

询问患者是否有服用非甾体消炎药病史,是否吸烟,了解患者的症状,评估患者腹痛的部分、持续时间、诱因、加重缓解的因素等。

(二)身体状况

1.症状

少数人可无症状,或以出血、穿孔等并发症为首发症状,其发作常与不良精神刺激、情绪波动、饮食失调等有关。

(1)腹痛:上腹痛是本病的主要症状。

(2)伴随症状:除上腹痛外,还可出现反酸、胃灼热感、上腹饱胀、恶心、呕吐、食欲减退等消化不良症状。

2.体征

溃疡活动期可出现上腹部固定而局限的轻压痛,DU 压痛点常偏右。缓解期则无明显体征。病程长者可能消瘦、体重下降。

3.并发症

(1)上消化道出血:消化性溃疡最常见的并发症。DU 出血更易发生。在消化道出血的各种病因中,消化性溃疡出血占首位。轻者仅表现为黑便,重者可出现周围循环衰竭,甚至低血容量性休克。

(2)穿孔:溃疡病灶向深部发展穿透浆膜层所致。可有急性穿孔和慢性穿孔,急性穿孔是本病最严重的并发症,常发生于饮食过饱和饭后剧烈运动,表现为上腹突然剧痛并迅速向全腹弥散的持续性腹痛,弥散性腹部压痛、反跳痛、肌紧张、肝浊音消失;慢性穿孔为溃疡穿透并与邻近器官、组织粘连,使胃肠内容物不流入腹腔,又称为穿透性溃疡,表现为疼痛规律发生改变,呈顽固而持久的疼痛并向背部放射

(3)幽门梗阻:上腹部饱胀不适或呕吐,上腹部饱胀以餐后为甚,呕吐后可以减轻,呕吐物量多,内含发酵宿食。若为溃疡周围炎性水肿、痉挛所致,为暂时性梗阻,内科治疗有效。溃疡处瘢痕形成并收缩所致者,内科治疗无效,多需外科手术或内镜下扩张治疗。

(4)癌变的 GU 可发生癌变,DU 极少癌变。

(三)辅助检查

1.胃液分析

DU 胃酸分泌增高,GU 胃酸分泌正常或低于正常。

2.X 线钡餐检查

适用于对胃镜检查有禁忌或不愿接受胃镜检查者。

3.胃镜及黏膜活组织检查

确诊消化性溃疡首选的检查方法。

4.粪便隐血试验

溃疡活动期可为阳性,如胃溃疡患者持续性阳性提示癌变的可能。

5.幽门螺杆菌检测

消化性溃疡的常规检测项目。

(四)心理-社会状况

消化性溃疡好发于青壮年,心理反应可随患者的个性特点和行为方式不同而异,有情绪不稳、坐立不安、心神不宁、易激动或过度兴奋,也可有自负、焦虑、易抑制,出现并发症时则产生

紧张、恐惧等心理反应。

八、护理诊断

(一)疼痛

与胃酸刺激溃疡面或胃酸作用于溃疡引起化学性炎症有关。

(二)营养失调

与疼痛或饱胀不适致摄入量减少及消化吸收障碍有关。

(三)焦虑

与疾病反复发作,病程迁延等有关。

(四)潜在并发症

出血、穿孔、幽门梗阻、癌变。

九、护理目标

1.能避免导致和加重疼痛的因素,疼痛减轻或消失。

2.食欲改善,营养状况得到改善。

3.情绪稳定,焦虑减轻或消失。

4.并发症能得到有效预防或减少。

十、护理措施

(一)一般护理

1.休息与活动

溃疡活动期或粪便隐血试验阳性的患者应卧床休息,症状较轻的患者可边工作边治疗,注意劳逸结合。

2.饮食护理

合理饮食可避免或减轻疼痛,改善营养状况,促进康复。

(1)少食多餐:急性活动期应少食多餐,每天 5～6 餐,以脱脂牛奶、稀饭、面条等偏碱性食物为宜。牛奶宜安排在两餐之间饮用,牛奶中的钙质吸收有刺激胃酸分泌的作用,故不宜多饮。

(2)适量摄取脂肪:脂肪到达十二指肠时虽能刺激小肠黏膜分泌肠抑胃泌素,抑制胃酸分泌,但同时又可引起胃排空延缓,胃窦扩张,致胃酸分泌增多,故脂肪摄取应适量。

(3)饮食禁忌:忌食辛辣、过冷、油炸、浓茶等刺激性食物及饮料,戒烟酒。

(4)营养监测:定期测量体重、监测血清蛋白和血红蛋白等营养指标。

(二)病情观察

重点观察呕吐物及粪便性状,以尽早发现出血、幽门梗阻;观察腹痛的性质、部位及腹痛波及范围,有无腹膜刺激征等穿孔迹象;注意患者全身状态及治疗反应的变化,以尽早发现癌变的可能性。

(三)对症护理

1.上消化道出血

应及时通知医生,安置患者平卧位,头偏向一侧;迅速建立静脉通道,做好输液、输血准备;呕血后立即清除血迹和呕吐物,安慰患者,消除患者紧张心理,必要时遵医嘱给镇静剂;密切观察病情变化,遵医嘱用药,无效者尽快做好术前准备。

2.急性穿孔

应立即卧床,禁食及胃肠减压;迅速建立静脉通道,输液、备血;做好术前准备。

3.幽门梗阻

轻症可进流质饮食,重症需禁食、静脉补液、胃肠减压、准确记录液体出入量,并定期复查血电解质;内科治疗无效者,做好术前准备。

4.癌变

定期复查,应做好术前准备。

(四)用药护理

1.H$_2$受体拮抗剂

药物应在餐前服用,也可将 1 天的剂量在睡前顿服。若需同时服用抗酸药,则两药应间隔 1h 以上。若静脉给药应注意控制速度,速度过快可引起低血压和心律失常。西咪替丁不良反应较多,影响肝、肾功能和血常规,用药期间注意监测肝、肾功能和血常规。雷尼替丁和法莫替丁不良反应较少。

2.质子泵抑制剂

一般每日用药 1 次,空腹服,或每日两次,早晚各服用 1 次。奥美拉唑不良反应较少,但有头晕等不适,因此,初次应用时应减少活动。兰索拉唑的主要不良反应包括荨麻疹、皮疹、头痛、口苦、肝功能异常等。泮托拉唑的不良反应较少,偶可引起头痛和腹泻。不良反应较重时应立即停药。

3.抗酸药

如氢氧化铝凝胶等,应在餐后 1h 和睡前服用。服用片剂时应嚼服,乳剂给药前应充分摇匀。抗酸药应避免与奶制品同时服用,因两者相互作用可形成络合物。抗酸剂还不宜与酸性食物、饮料同服。长期大量服用氢氧化铝凝胶能阻碍磷的吸收,引起磷缺乏症,还可引起便秘、代谢性碱中毒与钠潴留。镁制剂易引起腹泻,用药期间要加强观察。

4.胃黏膜保护剂

因硫糖铝在酸性环境下有效,所以应在餐前 1h 给药,全身不良反应少,可引起便秘。胶体铋剂在酸性环境下起作用,故在餐前 1h 服用,除有舌苔和粪便变黑外很少有其他不良反应。长期服用会造成铋在体内大量堆积引起神经毒性,故不宜长期应用。米索前列醇的常见不良反应是腹泻,可引起子宫收缩,故孕妇禁服。

5.抗胆碱能药

不宜用于胃溃疡,不良反应有心率加快、口干、瞳孔散大、汗闭、尿潴留等。幽门梗阻、近期溃疡出血、青光眼、前列腺肥大者忌用。

(五)心理护理

不良的心理因素可诱发和加重病情,消化性溃疡的患者因疼痛刺激或并发出血,易产生紧张、焦虑等不良情绪,使胃黏膜保护因素减弱,损害因素增加,病情加重,故应为患者创造安静、舒适的环境,减少不良刺激;同时多与患者交谈,使患者了解本病的诱发因素、疾病过程和治疗效果,增强治疗信心,克服焦虑、紧张心理。

(六)健康指导

1.疾病知识指导

向患者及其家属介绍疾病基本知识、导致溃疡复发与加重的诱因。

2.生活指导

指导患者保持乐观的情绪、规律的生活,合理安排生活和工作,保证充足的睡眠和休息;指导患者建立合理的饮食习惯和结构,忌暴饮暴食,避免摄入刺激性食物,戒烟、戒酒。

3.用药指导

遵医嘱用药,告知药物的不良反应,指导患者坚持治疗,不可随意停药,禁用或慎用对胃黏膜有损害的药物,如阿司匹林、吲哚美辛和糖皮质激素等。

4.定期复查

对有长期慢性胃溃疡病史、年龄在 45 岁以上,尤其是男性患者,经严格内科治疗 4～6 周症状无好转、粪便隐血试验持续阳性者,应警惕癌变,需进一步检查和定期随访;及时识别并发症征象,若上腹部疼痛节律发生改变或加剧、出现呕血或黑便时,应立即就诊。

十一、护理评价

1.疼痛有无减轻或消失。

2.食欲有无改善,体重是否增加,营养状况是否得到改善。

3.情绪是否稳定,能否保持良好的心理状态。

4.并发症是否得到有效预防,减少或未发生并发症。

第三节　肝硬化

肝硬化是临床常见的慢性进行性肝病,由一种或多种病因长期或反复作用形成的弥散性肝损害。在我国大多数为肝炎后肝硬化,少部分为酒精性肝硬化和血吸虫性肝硬化。病理组织学上有广泛的肝细胞坏死、残存肝细胞结节性再生、结缔组织增生与纤维隔形成,导致肝小叶结构破坏和假小叶形成,肝脏逐渐变形、变硬而发展为肝硬化。早期由于肝脏代偿功能较强可无明显症状,后期则以肝功能损害和门脉高压为主要表现,并有多系统受累,晚期常出现上消化道出血、肝性脑病、继发感染、脾功能亢进、腹腔积液、癌变等并发症。

一、临床表现

(一)症状

肝硬化往往起病缓慢,症状隐匿,可能隐伏数年至数十年之久(平均 3～5 年),我国以20～50岁男性为主,青壮年患者的发病多与病毒性肝炎有关。随着病情的发展,到后期可出现黄疸、腹腔积液及消化道和肝性脑病等并发症。根据肝功能储备情况,临床将肝硬化分为代偿性肝硬化和失代偿性肝硬化两类,两类肝硬化的临床症状各不相同。

1.代偿性肝硬化

代偿性肝硬化指早期肝硬化无症状者,占 30%～40%,可有轻度乏力、食欲减少或腹胀症状,常在体格检查或因其他疾病行剖腹术时才发现,部分慢性肝炎患者行活检时诊断此病。

2.失代偿性肝硬化

失代偿性肝硬化指中晚期肝硬化,有明显肝功能异常及失代偿征象。

(1)一般症状:包括食欲减退、体重减轻、腹泻、腹痛、皮肤瘙痒等。

(2)腹腔积液:患者主诉腹胀,少量腹腔积液常用超声或 CT 诊断,中等以上腹腔积液在临床检查时可发现,后者常伴下肢水肿。

(3)黄疸:常表现为巩膜皮肤黄染、尿色深、胆红素尿。这是由于肝细胞排泌胆红素功能衰竭,是严重肝功能不全的表现。

(4)发热:常为持续性低热,体温 38～38.5℃,除酒精性肝硬化患者要考虑酒精性肝炎外,其余均应鉴别发热是由肝硬化本身还是细菌感染引起。

(5)贫血与出血倾向:由于上述原因患者可有不同程度的贫血,黏膜、指甲苍白或指甲呈匙状。

(6)神经精神症状:如出现嗜睡、兴奋和木僵等症状,应考虑肝性脑病的可能。

(二)体征

除上述症状外,有患者可表现为男性乳房发育,蜘蛛痣、肝掌和体分布改变,腹部检查除腹腔积液外可见静脉和胸腔静脉显露及怒张,血流以脐为中心向四周流向。脾一般为中度肿大,有时为巨脾。

(三)并发症

肝硬化往往因并发症死亡,主要并发症有肝性脑病、上消化道大量出血、感染、原发性肝癌、肝肾综合征、肝肺综合征、门静脉血栓的形成等。

二、诊断要点

应详细询问肝炎史、饮酒史、药物史、输血史及家族遗传性病史,根据症状做相关检查以排除及确定病因诊断。

(一)症状

代偿性肝硬化无明显症状,失代偿性肝硬化则主要有食欲减退、体重减轻、乏力、腹泻、腹痛、皮肤瘙痒、腹腔积液、黄疸、发热、精神神经症状。

(二)体征

除上述症状外,有患者可表现为男性乳房发育,蜘蛛痣、肝掌和体分布改变,腹部检查除腹腔积液外可见静脉和胸腔静脉显露及怒张,血流以脐为中心向四周流向,脾大等。

(三)实验室检查

1.血常规检查

在肝功能代偿期,血常规多在正常范围内。在失代偿期,由于出血、营养失调和脾功能亢进等因素发生轻重不等的贫血。在脾功能亢进时,血白细胞及血小板均降低,其中以血小板降低尤为明显。

2.尿液检查

尿常规检查时,乙型肝炎肝硬化合并乙肝相关性肾炎时尿蛋白阳性。由于肝功能减退,肝不能将来自肠道的尿胆原变为直接胆红素,故尿中尿胆原增加,腹腔积液患者尿钠排出降低,肝肾综合征时,尿钠<10mmol/L,尿钠/尿钾<1。

3.肝功能试验

肝硬化初期肝功能检查多无特殊改变或仅有慢性肝炎的表现,如转氨酶升高等。随着肝硬化发展、肝功能储备减少,则可有肝硬化相关的变化,如 AST>ALT,清蛋白降低、胆碱酯酶活力降低、胆红素升高等。

(四)影像学检查

1.B 超检查

B 超检查见肝脏缩小,肝表面明显凸凹不平,锯齿状或波浪状,肝边缘变钝,肝实质回声不均、增强,呈结节状,门静脉和脾门静脉内径增宽,肝静脉变细、扭曲,粗细不均,腹腔内可见液性暗区。

2.CT 扫描

CT 扫描诊断肝硬化的敏感性与 B 超所见相似,但对早期现肝细胞癌更有价值。

3.MRI 扫描

对肝硬化的诊断价值与 CT 扫描相似,但在肝硬化合并肿、血管瘤或肝细胞癌时,MRI 具有较大的鉴别诊断价值。

(五)上消化道内镜或钡餐 X 线食管造影检查

上消化道内镜或钡餐 X 线食管造影检查可发现食管胃底静脉曲张的有无及严重程度。

(六)病理学检查

肝穿病理学检查仍为诊断肝硬化的金标准,特别是肝硬化前期。早期肝硬化如不做肝穿病理检查,临床上往往不易确定。肝组织学检查对肝硬化的病因诊断亦有较大帮助。

三、治疗原则

肝硬化的治疗应该是综合性的,首先应去除各种导致肝硬化的病因,如酒精性肝硬化者必须戒酒,乙型肝硬化者可抗病毒治疗,肝豆状核变性可行排铜治疗。

(一)一般治疗

肝硬化患者一般全身营养状况差,支持疗法目的在于恢复全身情况,供给肝脏足够的营养以有利于肝细胞的修复再生。

1.休息

代偿期的肝硬化患者可适当工作或劳动,应注意劳逸结合,以不感疲劳为度。肝硬化失代偿期应停止工作,休息乃至卧床休息。

2.饮食

肝硬化患者的饮食原则上应是高热量、高蛋白、维生素丰富而易消化的食物。严禁饮酒,动物脂肪不易摄入过多。如肝功能严重减退或有肝性脑病先兆时应严格限制蛋白食物。有腹腔积液者应予少钠盐或无钠盐饮食。

(二)药物治疗

1.乙肝肝硬化患者抗病毒治疗

HBeAg 阳性者 HBVDVA≥10^5/mL,HBeAg 阴性者 HBVDVA≥10^4/mL,ALT 正常或

升高,需用核苷类似物抗病毒治疗。目前,可供使用的药物有拉米夫定、阿德福韦酯、替比夫定和恩替卡韦。

2.抗纤维化药物

目前尚无有效地逆转肝纤维化的方法,活血化瘀的中药,如丹参、桃仁提取物、虫草菌丝及丹参黄芪的复方制剂或干扰素 γ 和 α 用于早期肝硬化治疗,有一定的抗纤维化作用。

3.保护肝细胞的药物

保护肝细胞的药物用于转氨酶及胆红素升高的肝硬化患者,常用药物有下面两种。

(1)甘草酸:有免疫调节、抗感染、抗纤维化、保护肝细胞作用,宜用于早期肝硬化患者。

(2)谷胱甘肽:是由谷氨酸、胱氨酸、甘氨酸组成的含巯基胱肽物质,能提供巯基、半胱氨酸维护细胞正常代谢,与毒性物质结合,起解毒作用。

4.维生素类

B 族维生素有防止脂肪肝和保护肝细胞的作用。维生素 C 有促进代谢和解毒作用。慢性营养不良者可补充维生素 B_{12} 和叶酸。维生素 E 有抗氧化和保护肝细胞的作用,已用于酒精性肝硬化患者的治疗。有凝血障碍者可注射维生素 K_1。

(三)腹腔积液的处理

治疗腹腔积液不但可以减轻症状,还可防止腹腔积液所引发的一系列并发症,如 SBP、肝肾综合征等。主要治疗措施及药物有以下几方面。

1.限制纳和水的摄入

这是腹腔积液的基础治疗,部分中重度腹腔积液患者可发生自发性利尿,腹腔积液消退。钠摄入每日 60～90mg,有稀释性低钠血症者应同时限制水摄入。

2.利尿剂

对腹腔积液较大或基础治疗无效者应使用利尿剂,临床常用的利尿剂有螺内酯和呋塞米,利尿剂的使用应从小剂量开始。

3.提高胶体血浆渗透压

每周定期输注清蛋白或血浆,可通过提高胶体渗透压促进腹腔积液消退。

4.放腹腔积液

对于一些时间长的顽固性腹腔积液可通过该法进行,同时补充蛋白以增加有效血容量。

四、护理评估

(一)健康史

询问患者既往是否有病毒性肝炎病史,是否有长期饮酒病史,询问患者以往的腹胀、恶心、食欲缺乏等症状是否加重,是否出现腹腔积液、血便等,询问是否定期进行检查,检查结果如何。

(二)身体状况

肝硬化往往起病缓慢,症状隐匿,可潜伏 3～5 年或更长时间,临床上根据患者肝脏功能的代偿状况将肝硬化分为肝功能代偿期和肝功能失代偿期。

1.代偿期

早期症状轻,患者以乏力、食欲缺乏为主要症状,可伴有低热、恶心、厌油腻、腹胀、腹泻及上腹不适等症状,症状常与劳累有关,休息和治疗后可缓解。患者营养状况一般或者消瘦,肝脏可轻度肿大,质中等度硬,伴轻度压痛,脾脏也可有轻、中度肿大,肝功能正常或轻度异常。

2.失代偿期

失代偿期主要表现为肝功能减退和门静脉高压所致的症状和体征。

(1)肝功能减退的临床表现:

1)全身症状与体征:一般状况和营养状况均较差,消瘦、乏力、精神不振,可有不规则低热、面色灰暗黝黑(肝病面容)、皮肤干枯粗糙、水肿、口腔炎症及溃疡、夜盲等症,部分患者出现与病情活动或感染有关的不规则发热症状。

2)消化道症状:食欲缺乏是最常见的症状,甚至厌食,食后饱胀不适,有时伴恶心、呕吐、腹泻。若肝细胞有进行性或广泛性坏死时可出现黄疸。

3)出血倾向和贫血:患者常可发生鼻衄、牙龈出血、皮肤紫癜和胃肠出血,女性出现月经过多等。症状的产生与肝脏合成凝血因子减少、纤溶酶增加、脾功能亢进和毛细血管脆性增加导致的凝血障碍有关。患者常出现不同程度的贫血,贫血症状与营养不良、肠道吸收障碍、消化道慢性失血及脾功能亢进有关。

4)内分泌失调:由于肝功能减退,对雌激素、醛固酮和抗利尿激素的灭活减少,患者体内的雌激素和醛固酮、抗利尿激素的水平增高。雌激素水平的增高可通过负反馈作用,致雄激素和肾上腺糖皮质激素分泌减少。可出现下述症状或体征:①肝掌和蜘蛛痣。②男性患者有性欲减退、睾丸萎缩、乳房发育和女性阴毛分布等;女性出现月经失调、停经、孕和乳房萎缩等,发生原因与雌、雄激素比例失调有关。③糖耐量降低及糖尿病症状,发生原因与肝及外周靶细胞发生胰岛素抵抗有关。④水肿及腹腔积液,由于体内醛固酮、抗利尿激素的增多引起。⑤皮肤色素沉着,好发于颜面部及其他暴露部位,与肾上腺皮质激素减少有关。

(2)门静脉高压的表现:

1)侧支循环的建立与开放:门静脉高压时,来自消化器官和脾脏的回心血受阻,使门、腔静脉交通支扩张、血流量增加,建立起侧支循环。临床上重要的侧支循环有:①食管下段和胃底静脉曲张;②腹壁静脉曲张;③痔静脉曲张,痔核形成。

2)脾大:门静脉高压可致脾脏淤血性肿大,多为轻、中度肿大,部分可达脐下。后期可出现脾功能亢进,表现为红细胞、白细胞和血小板均减少。

3)腹腔积液:是失代偿期最显著的表现。腹腔积液出现前,患者常有腹胀,以进餐后明显。大量腹腔积液时,患者腹部膨隆,皮肤紧绷发亮,并因膈肌上移,出现呼吸困难、心悸。部分患者可出现胸腔积液。腹腔积液形成的主要因素有:①门静脉高压:其一可导致腹腔脏器毛细血管床静水压增高,组织间液回流减少而漏入腹腔;其二导致肝静脉回流受阻,使肝淋巴液生成增多,超过胸导管引流的能力而渗入腹腔。②低蛋白血症:使血浆胶体渗透压降低,血管内液外渗至组织间隙。③内分泌失调所致的抗利尿激素增多引起水钠潴留。④有效循环量不足导致肾血流量减少,肾小球滤过率降低,排钠和排尿量减少。

(3)肝脏情况:早期肝大,表面尚平滑,质中等度硬;晚期肝脏缩小,可呈结节状,表面不光滑,质地坚硬,一般无压痛。但当肝细胞进行性坏死或并发炎症时可有压痛、叩击痛。

(4)并发症:

1)上消化道出血:上消化道出血为最常见的并发症,多由于食管下段与胃底静脉曲张破裂导致,引起突然大量呕血、伴黑便,常导致出血性休克或诱发肝性脑病,病死率高。部分出血为并发急性胃黏膜糜烂或消化性溃疡导致。

2)感染:因门腔静脉侧支循环开放以及低蛋白血症和白细胞减少导致的机体抵抗力下降,增加了细菌入侵繁殖的机会,常并发感染,如肺炎、胆道感染、大肠埃希菌性败血症、自发性腹膜炎等。

3)肝性脑病:这是晚期肝硬化最严重的并发症和最常见的死亡原因。

4)原发性肝癌:原发性肝癌大部分在肝硬化基础上发生。患者短期内肝脏迅速增大、持续性肝区疼痛、腹腔积液多呈血性、不明原因的发热,应警惕癌变的可能,需做进一步检查。

5)肝肾综合征:由于大量腹腔积液致有效循环血量减少,肾血管收缩、肾血流量减少、肾小球滤过量下降引起。表现为少尿、无尿、稀释性低钠血症、低尿钠和氮质血症等,肾脏本身无器质性改变,故又称为功能性肾衰竭。上消化道出血、休克、大量的腹腔积液和强烈利尿、内毒素血症和电解质、酸碱平衡紊乱等与并发症的发生密切相关。

6)电解质和酸碱平衡紊乱:常见的有:①低钠血症:与长期摄入不足、长期利尿和大量放腹腔积液使钠丢失增多以及水钠潴留所致的稀释性低钠血症有关;②低钾低氯血症与代谢性碱中毒:与进食少、呕吐、腹泻、长期使用利尿剂或葡萄糖制剂、继发性醛固酮分泌增多等有关。

(三)辅助检查

1.实验室检查

(1)血、尿常规:失代偿期时可有不同程度贫血,脾功能亢进时全血细胞计数减少;尿内可有蛋白、红细胞;黄疸时尿中检测胆红素阳性,尿胆原增加。

(2)肝功能检查:代偿期肝功能正常或轻度异常,失代偿期则多有异常。重症患者血清胆红素增高,胆固醇脂低于正常。转氨酶轻、中度增高,以丙氨酸氨基转移酶(ALT)显著,肝细胞广泛大量坏死时则可能有天门冬氨酸氨基转移酶(AST)升高,AST 活力大于 ALT。血清总蛋白正常、降低或增高,血清蛋白降低,球蛋白却增高,清蛋白/球蛋白(A/G)的比值降低或倒置。凝血酶原时间有不同程度的延长。在血清蛋白电泳中,清蛋白减少,γ球蛋白增多。

(3)免疫功能检查:血清 IgG、IgA、IgM 增高,以 IgG 最显著;T 淋巴细胞数常低于正常;可出现抗核抗体、抗平滑肌抗体等非特异性自身抗体;病毒性肝炎患者的病毒标志物呈阳性反应。

(4)腹腔积液检查:一般应为漏出液,若患者发生癌变、自发性腹膜炎等并发症时,腹腔积液性质可发生改变。

2.影像检查

食管 X 线吞钡检查可见食管下段虫蚀样或蚯蚓样充盈缺损,胃底静脉曲张时可见菊花样充盈缺损。B超、CT、核磁共振(MRI)检查可显示肝、脾形态改变,门静脉、脾静脉内径增宽及腹腔积液征象。

3.内镜检查

上消化道内镜可观察食管、胃底静脉有无曲张及其程度和范围,明确上消化出血的原因和部位,还可同时进行止血治疗;腹腔镜检查可直接观察肝脾情况。

4.肝组织病理学检查

若见假小叶形成,可确诊为肝硬化。

(四)心理-社会状况

肝硬化为慢性疾病,随着病情发展加重,患者逐渐丧失工作能力,长期治疗影响家庭生活,经济负担沉重,均可使患者及其照顾者出现各种心理问题和应对行为的不足。评估时应注意患者的心理状态,有无个性、行为的改变,有无焦虑、抑郁、易怒、悲观等情绪。并发肝性脑病时,患者可出现嗜睡、兴奋、昼夜颠倒等神经精神症状,应注意鉴别。评估患者及其家属对疾病的认识程度及态度、家庭经济情况。

五、护理诊断

(一)活动无耐力

与肝功能减退、大量腹腔积液有关。

(二)营养失调:低于机体需要量

与肝功能减退、门静脉高压引起食欲减退、消化和吸收障碍有关。

(三)体液过多

与肝功能减退、门静脉高压引起钠水潴留有关。

(四)焦虑

与担心疾病预后、经济负担等有关。

(五)有皮肤完整性受损的危险

与营养不良、水肿、皮肤瘙痒、长期卧床有关。

(六)潜在并发症

上消化道出血、肝性脑病、感染、肝肾综合征。

六、护理目标

1.能遵循休息和活动计划,活动耐力有所增加。

2.患者能描述营养不良的原因,遵循饮食计划,保证各种营养物质的摄入。

3.腹腔积液和水肿有所减轻,身体舒适度增加。

4.焦虑恐惧情绪得到缓解。

5.无皮肤破损或感染,瘙痒等不适感减轻或消失。

6.无并发症发生。

七、护理措施

(一)一般护理

1.休息与活动

肝功能代偿期患者可参加轻体力工作,减少活动量;肝功能失代偿期或有并发症者,须卧床休息,病室环境要安静、舒适;大量腹腔积液患者可采取半卧位、坐位或取其自觉舒适的体位,使膈肌下降,以利于减轻呼吸困难;肢体水肿者,可抬高下肢,以利于静脉回流,减轻水肿。并告知患者休息有利于保证肝、肾血流量,避免加重肝脏负担,促进肝功能的恢复;卧床休息时使用床栏,防止坠床。

2.饮食护理

既保证饮食中的营养供给又必须遵守必要的饮食限制,是改善肝功能、延缓肝硬化病情进展的基本措施。以高热量、高蛋白质、高维生素、易消化的食物为原则,少食多餐,并根据病情变化及时调整。严禁饮酒,避免进食刺激性强,粗纤维多和较硬的食物。

3.皮肤护理

(1)选择宽松合适、柔软舒适的衣裤,以免衣物过紧影响肢体血液循环。

(2)协助患者勤修剪指甲,告知勿搔抓皮肤以免破损感染。

(3)每日温水擦身,动作宜轻柔,避免用力擦拭致破损或皮下出血,尤其是水肿部位。指导患者避免使用碱性香皂与沐浴液,并使用性质温和的护肤乳液,以减轻皮肤干燥及瘙痒症状。

(4)长期卧床患者协助床上翻身,预防压疮的发生。

(5)阴囊水肿明显时,可使用软垫或托带托起阴囊,以利于水肿消退和防止摩擦破损。

(二)病情观察

观察腹腔积液和皮下水肿的消长情况,准确记录出入液量,测量腹围及体重,在患者有进食量不足、呕吐、腹泻时,或遵医嘱使用利尿剂及放腹腔积液后更应加强观察。监测血常规、大便隐血、肝功能、电解质及血氨等的变化,尤其在使用利尿剂、抽腹腔积液后和出现吐泻时应密切观察电解质的改变,防止肝性脑病、功能性肾衰竭的发生。

(三)对症护理

上消化道出血护理。

(四)药物护理

使用利尿剂时应注意监测神志、体重、尿量及电解质,利尿治疗以每天减轻体重不超过0.5kg为宜,以免诱发肝性脑病、肝肾综合征;使用排钾利尿剂者应注意补钾;观察腹腔积液,渐消退者可将利尿剂逐渐减量。

(五)心理护理

护士应加强与患者的沟通,鼓励患者说出其内心的感受和忧虑,与患者一起讨论可能面对的问题,在精神上给予患者安慰和支持;指导患者家属在情感上关心支持患者,减轻患者精神压力;对表现出严重焦虑和抑郁的患者,应加强巡视并及时干预,以免发生意外。

(六)健康教育

1.疾病知识指导

向患者讲解与肝硬化预后的相关知识,使之掌握自我护理的方法,学会自我观察病情变化,要求患者及其家属掌握各种并发症的诱因及其主要表现,出现异常及时就诊。

2.生活指导

指导患者合理安排生活起居,注意休息,生活规律,保证充足的休息与睡眠,保持平和心情,防止郁怒伤肝。失代偿期更应多卧床休息,避免疲劳;指导患者学会自我观察大小便的色、质、量,学会自测并动态地观察体重、腹围、尿量;保持大便通畅,切忌怒责;便秘时可按医嘱服用乳果糖等调节排便;指导患者学会自我调摄,防止上呼吸道、胃肠道、皮肤等各类感染。

3.用药指导

指导患者了解常用的对肝脏有毒的药物,用药应遵医嘱,不能随意服用或更改剂量,以免加重肝脏损害,避免使用镇静安眠药。

八、护理评价

1.能否按计划进行活动和休息,活动耐力是否增加。

2.患者能否选择符合饮食计划的食物,保证营养的摄入。

3.腹腔积液和水肿引起的不适是否减轻。

4.情绪是否稳定,紧张、恐惧感有无消失。

5.皮肤有无破损及感染,瘙痒症状是否减轻。

6.是否有并发症发生。

第四节 胃食管反流

胃食管反流病(GERD)是指过多胃内容物(包括十二指肠液),主要是酸性胃液或酸性胃液加胆汁、胰酶反流至食管所引起的食管黏膜的炎症、糜烂、溃疡和纤维化等病变,并可导致食管炎和咽、喉、气道等食管邻近的组织损害。发病率随年龄的增加而增加,男女发病比率无明显差异。

约半数胃食管反流病患者内镜下见食管黏膜糜烂、溃疡等炎症病变,称为反流性食管炎(RE);但相当部分胃食管反流病患者内镜下可无反流性食管炎表现,这类胃食管反流病称为内镜阴性的胃食管反流病。

一、病因和发病机制

(一)病因

胃食管反流病是由多种因素造成的以食管下括约肌(LES)功能障碍为主的消化道动力障碍性疾病,存在酸或碱的食管反流。正常情况下食管有防御胃酸及十二指肠内容物侵袭的功能,包括抗反流屏障、食管廓清功能及食管黏膜组织抵抗力。胃食管反流病的发病是抗反流防御机制下降和反流物对食管黏膜侵袭作用的结果。

(二)发病机制

1.食管抗反流屏障

是指在食管和胃连接处一个复杂的解剖区域,包括食管下括约肌(LES)、膈肌脚、膈食管韧带、食管与胃贲门之间的锐角(His角)等,上述各部分的结构和功能上的缺陷均可造成胃食管反流,其中最主要的是 LES 的功能状态。

(1)LES 压力降低,某些激素(如胆囊收缩素、胰高血糖素、血管活性肠肽等)、食物(如高脂肪、巧克力等)、药物(如钙通道阻滞剂、地西泮等)可导致 LES 压力降低;腹内压增高(如妊娠、肥胖、腹水、呕吐、负重劳动等)及胃内压增高(如胃扩张、胃排空延迟等)均可影响 LES 压力相对降低而导致胃食管反流。

（2）一过性 LES 松弛（TLESR），TLESR 与吞咽时引起的 LES 松弛不同，它无先行的吞咽动作和食管蠕动的刺激，松弛时间更长，LES 压的下降速率更快、LES 的最低压力更低，目前认为 TLESR 是引起胃食管反流的主要原因。

（3）食管裂孔疝，可加重反流并降低食管对酸的清除，可导致胃食管反流病。

2.食管酸清除作用

正常情况时食管内容物通过重力作用，一部分排入胃内，大部分通过食管体部的自发和继发性推进蠕动将食管内容物排入胃内，此即容量清除，是食管廓清的主要方式。吞咽动作诱发自发性蠕动，反流物反流入食管引起食管扩张并刺激食管引起继发性蠕动，容量清除减少了食管内酸性物质的容量，剩余的酸由咽下的唾液中和。因此，任何引起食管蠕动异常及唾液产生异常的因素都可能引发本病。

3.食管黏膜防御功能

在胃食管反流病中，仅有 $48\%\sim79\%$ 的患者发生食管炎症，另一部分患者虽有反流症状，却没有明显的食管黏膜损害，提示食管黏膜对反流物有防御能力，这种防御作用称为食管黏膜组织抵抗力。包括食管上皮表面黏液、不移动水层和表面 HCO_3^-、复层扁平上皮结构和功能上的防御能力及黏膜血液供应的保护作用等。

4.胃排空延迟

胃食管反流餐后发生较多，其反流频率与胃内容物的含量、成分及胃排空情况有关。胃排空延迟者可促进胃食管反流的发生。

二、临床表现

反流性食管炎的临床表现可分为典型症状、非典型症状和消化道外症状。最常见的典型症状有胃灼热感和反流；非典型症状为胸痛、上腹部疼痛和吞咽困难；消化道外症状包括口腔、咽喉部、肺及其他部位（如大脑、心脏）的一些症状。

（一）胃灼热感

50% 以上的患者有此症状，由酸性或碱性反流物对食管上皮下感觉神经末梢的化学性刺激引起。多出现于饭后 1~2 小时，进食某些食物，如酒、甜食、冷水、咖啡、浓茶等可诱发症状，抽烟可使症状加重；某些体位也可引发胃灼热感觉，如仰卧、侧卧（特别是右侧卧位）、向前屈身弯腰、做剧烈运动、腹压增高（举重、用力排便）等。

（二）胸痛

由反流物刺激食管引起，一般位于胸骨后、剑突下或上腹部，常向胸、腹、肩、颈、下颌、耳和上肢放射，也可向左肩放射。这类胸痛也被称为非心源性胸痛（NCCP）。

（三）吞咽困难

初期常可因食管炎引起的食管痉挛而出现间歇性吞咽困难，情绪波动可使症状加重，镇静剂能使之缓解。后期可因瘢痕形成而出现食管狭窄，此时胃灼热感可逐步减轻，但吞咽困难呈进行性加重，严重者可日渐消瘦。

（四）反酸

大多数患者有此症状。空腹时酸性胃液反流，称为反酸，但也可有胆汁、胰液溢出。进食、用力或体位改变,特别是卧位或弯腰时,更易发生反酸。

(五)胃胀

患者的胃胀、嗳气和恶心等症状也较常见,其发生一是由于患者为减轻胃灼热感觉和对抗反酸,自觉或不自觉地做吞咽活动,同时咽下过多气体;二是患者可能有胃动力障碍致胃排空延迟,食物在胃内发酵产气而引起胃胀。

(六)多涎

一些患者的唾液分泌过多,这是酸反流至食管远端引起的放射作用。多涎有利于增加吞咽次数,加快酸在食管内的清除,同时唾液还可中和酸性反流物。

(七)其他

一些患者自诉咽部不适,有异物感、棉团感或堵塞感,但无真正吞咽困难,称为癔球症,可能与酸反流引起食管上段括约肌压力升高有关。反流物刺激咽喉部可引起咽喉炎、声嘶。反流物吸入气管和肺可反复发生肺炎,甚至出现肺间质纤维化;有些非季节性哮喘也可能与反流有关。

三、实验室及其他检查

(一)内镜检查

内镜检查是诊断反流性食管炎最准确的方法。根据胃镜下所见食管黏膜的损害程度和进行反流性食管炎的分级,有利于病情判断及指导治疗。

(二)24 小时食管 pH 监测

应用便携式 pH 记录仪在生理状态下对患者进行 24 小时食管连续监测,可提供食管是否存在过度酸反流的客观证据,尤其在患者症状不典型、无反流性食管炎以及虽症状典型但治疗无效时更具有重要价值。

(三)食管 X 线钡餐造影

可判断食管的形态、运动状况、钡剂的反流情况和食管与胃连接处的组织结构及严重病例的食管黏膜改变情况。

(四)食管测压

可测定 LES 的长度和部位、LES 压、LES 松弛压、食管体部压力及食管上括约肌压力等。

四、诊断要点

出现下列症状可考虑本病:①具有反流症状;②胃镜下发现反流性食管炎;③患者有典型的胃灼热感和反酸症状,胃镜检查发现有 RE 并能排除其他原因引起的食管病变。患者有典型的胃灼热感和反酸症状,而内镜检查阴性者,监测 24 小时食管 pH,如证实有食管过度酸反流,即可确诊。

五、治疗原则

胃食管反流病以减轻或消除症状、治愈食管炎、减少复发和预防并发症,提高生活质量为治疗目的。

(一)一般治疗

为了减少患者不适,卧床时可将床头抬高 15～20cm,以患者感觉舒适为宜。为减少反流,患者应少量多餐,进餐后不宜立即卧床。由于餐后易致反流,故睡前不宜进食。注意减少一切影响腹压增高的因素,如肥胖、便秘、紧束腰带等。应避免进食使 LES 压降低或延迟胃排空的药物、食物,如巧克力、咖啡、浓茶、高脂及高糖食物等,戒烟禁酒。

(二)药物治疗

1.H_2受体拮抗剂(H_2R)

如西咪替丁、雷尼替丁、法莫替丁等。H_2R 能减少 24 小时胃酸分泌量的 $50\%\sim70\%$,但不能有效抑制进食刺激引发的胃酸分泌,因此适用于轻、中度患者。

2.促胃肠动力药

如多潘立酮、莫沙比利、依托必利等,这类药物的作用是增加 LES 压力、改善食管蠕动功能、促进胃排空,从而达到减少胃内容物食管反流及其在食管的暴露时间。

3.质子泵抑制剂(PPI)

包括奥美拉唑、兰索拉唑、泮托拉唑、埃索美拉唑等。这类药物抑酸作用强而持久,缓解症状快,特别适用于症状重、有严重食管炎的患者,是治疗反流性食管炎的首选药物。

4.抗酸药

仅用于症状轻、间歇发作的患者作为临时缓解症状用。

(三)抗反流手术治疗

抗反流手术是不同术式的胃底折叠术,目的是阻止胃内容物反流入食管。对确诊由反流引起的严重呼吸道疾病的患者,可考虑手术治疗。

六、常用护理诊断/问题

(一)舒适状态的改变:胸痛

与胃酸反流刺激食管黏膜有关。

(二)营养失调:低于机体需要量

与反复呕吐导致能量和各种营养素摄入减少有关。

(三)焦虑

与病程长、症状反复、生活质量受影响有关系。

七、护理措施

(一)一般护理

1.休息与活动

(1)平卧时将床头抬高 $15\sim20cm$,以患者感觉舒适为宜。

(2)餐后适当散步,避免立即卧床休息,少食多餐,睡前 $3\sim4$ 小时内不宜进食。

(3)餐后保持站立,避免过度负重,降低腹压,避免举重、弯腰等动作,不穿紧身衣物。

2.饮食护理

(1)向患者解释摄取充足营养的重要性。

(2)给患者制订饮食计划,注意食物的色、香、味及适宜温度,少量多餐。

(3)避免或减少可能引起恶心的气味及餐前治疗。

(4)进食前后保持良好的口腔卫生,根据个人喜好选择爱吃的食物。

(5)给予高蛋白、高维生素的清淡饮食,补充多种微量元素。

(6)避免进食抑制食管括约肌运动的食物,如巧克力、咖啡、浓茶、酒等,戒烟。

3.环境

提供安静、舒适、温湿度适宜的病房环境,保持病室空气清洁、流通,定时开窗通风,但避免对流。

(二)病情观察

观察患者有无胃灼热感、胸痛、吞咽困难、反酸、胃胀等表现。胸痛时使用热水袋热敷胸部,以缓解疼痛,并做心电图、心肌酶谱分析,首先排除心源性胸痛。

(三)用药护理

1.H_2受体拮抗剂

药物应在餐中或餐后即刻服用,也可将1日剂量在睡前顿服。若需同时服用抗酸药,则两药应间隔1小时以上;若静脉给药应注意控制速度,速度过快可引起低血压和心律失常。西咪替丁有轻度抗雄性激素作用,用药剂量较大(每日在1.6g以上)时可引起男性乳房发育、女性溢乳、性欲减退、阳痿、精子计数减少等,停药后即可消失。因其主要通过肾脏排泄,用药期间应监测肾功能。此外,少数患者还可出现一过性肝损害和粒细胞减少,也可出现发热、关节痛、疲倦、腹泻及皮疹等反应,如出现上述反应需及时协助医生进行处理。因药物能通过胎盘屏障,并能进入乳汁,孕妇和哺乳期妇女禁用。

2.质子泵抑制剂

奥美拉唑可引起头晕,特别是用药初期,应嘱患者用药期间避免开车或做其他必须高度集中注意力的工作。此外,奥美拉唑与地西泮、苯妥英钠等药物联合使用时可延缓其在肝脏内的代谢及体内消除,应用时需防止药物蓄积中毒。兰索拉唑偶见皮疹、瘙痒、头痛、便秘、口苦、贫血、肝功能异常等不良反应,轻度不良反应不影响继续用药,较为严重时应及时停药。泮托拉唑的不良反应较少,偶可引起头痛和腹泻。埃索美拉唑可引起视物模糊、脱发、光过敏等不良反应,但较少见,静脉滴注时只能溶于0.9%氯化钠溶液中使用。

3.抗酸药

如氢氧化铝凝胶等,应在饭后1小时和睡前服用。片剂应嚼服,乳剂使用前应充分摇匀。抗酸药与奶制品相互作用可形成络合物,应避免同时服用;不可与酸性的食物及饮料同服。

(四)健康指导

1.疾病知识指导

向患者及家属介绍本病相关病因,指导患者避免诱发因素。教育患者保持良好的心态,生活规律,合理安排作息时间,注意劳逸结合,积极配合治疗。

2.饮食指导

指导患者加强营养和饮食卫生,养成规律的饮食习惯;嗜酒者应戒酒,防止乙醇损伤胃黏膜。

3.用药指导

根据患者的病因、具体情况进行指导,遵医嘱服药;介绍药物的不良反应,如有异常及时复诊,定期门诊复查。

第五节　溃疡性结肠炎

溃疡性结肠炎(UC)是一种慢性非特异性结肠炎症性疾病,病变主要位于结肠的黏膜与黏膜下层,以溃疡为主,几乎均会累及直肠,也可向近端呈连续性扩展累及整个结肠。主要症状有腹泻、脓血便、腹痛和里急后重,病程长,病情轻重不一,常炎症复发与缓解交替出现。

一、病因和发病机制

原因不明,但其发病可能与遗传、感染、环境、免疫机制异常等因素相互作用所致有关。

(一)遗传发病

具有遗传倾向,一级亲属发病率显著高于普通人群。

(二)感染

溃疡性结肠炎的发生和发展有多种微生物的参与,新的研究观点认为溃疡性结肠炎是针对自身正常肠道菌群的异常免疫反应性疾病。

(三)环境

可能的环境因素包括饮食、吸烟、卫生条件和生活方式等。近年来溃疡性结肠炎在全球的发病持续增高,在我国已从过去的少见病成为现在的常见病,提示环境因素的重要作用。

(四)免疫机制异常

各种被持续的免疫反应及免疫细胞异常激活所释放出来的炎症介质及免疫调节因子参与了肠黏膜屏障的免疫损伤。目前针对炎症反应开发的生物制剂所取得的显著疗效证实了肠黏膜免疫屏障在溃疡性结肠炎发生和发展中的重要作用。

二、临床表现

(一)症状和体征

反复发作的腹泻、黏液脓血便及腹痛是溃疡性结肠炎的主要临床症状。一般起病缓慢,少数急骤。病情轻重不一。易反复发作,发作的诱因有精神刺激、过度疲劳、饮食失调、继发感染等。

1.腹部症状

(1)腹泻:为最主要的症状,见于绝大多数患者。粪便为黏液脓血便,是活动期的重要表现。大便次数及便血的程度与病情轻重相关,轻者每日 2～4 次,粪质多呈糊状,便血较轻或无,严重者可达 10～30 次/日,粪便呈血水样,显著脓血便甚至大量便血。病变局限于直肠或累及乙状结肠者,因直肠排空功能障碍,可偶尔表现为便秘。

(2)腹痛:疼痛性质常为阵发性痉挛性绞痛,局限于左下腹部,也可累及全腹,疼痛后可有便意,排便后疼痛可暂时缓解。重症者可有持续剧烈腹痛,如并发中毒性巨结肠或腹膜炎。

(3)里急后重和失禁:因直肠炎症刺激所致,常有骶部不适。

(4)其他:有上腹饱胀不适、嗳气、恶心、呕吐等。

2.全身症状

一般体温正常,中、重型患者活动期可有低热或中等度发热,伴有并发症或为急性暴发型患者常有高热。重症时出现全身毒血症,表现为消瘦、贫血、低清蛋白血症、水和电解质平衡紊乱。

3.肠外表现

部分患者可出现与自身免疫相关的肠外表现,如口腔黏膜溃疡、皮肤结节红斑、外周关节炎、虹膜睫状体炎等。这些肠外表现在结肠炎控制或结肠切除后可缓解或恢复。

4.体征

患者呈慢性病容,精神状态差,重者呈消瘦贫血貌。轻者仅有左下腹轻压痛,重症或暴发型患者可有明显腹胀、腹部压痛和鼓肠。若有反跳痛、腹肌紧张、肠鸣音减弱等体征,应考虑中毒性巨结肠和肠穿孔等并发症。

(二)临床分型

按病情程度可分为轻、中、重度。

1.轻度

最常见,腹泻＜4 次/天,便血轻或无,腹痛表现为轻度痉挛痛,无发热,血常规可正常,血沉正常。常仅累及结肠的远端部分,但也有全部结肠受累而临床上表现为轻型者。

2.中度

约占 1/3,介于轻度和重度之间,但可在任何时候发展为重度,甚至发生急性结肠扩张和结肠穿孔。腹泻＞4 次/d,呈血性稀便,有轻度贫血和轻度或中度腹痛。

3.重度

少见,起病急骤,有显著的腹泻(≥6 次/d),伴重度痛性痉挛,并有明显的黏液脓血便、贫血(血红蛋白＜100g/L)、红细胞沉降率增快(＞30mm/h),甚至发生脱水和虚脱等毒血症征象。

三、实验室及其他检查

(一)血液检查

可有贫血,活动期白细胞计数增高。红细胞沉降率增快和 C 反应蛋白水平增高是活动期的标志。重症患者可有人血白蛋白下降、凝血酶原时间延长和钠、钾、氯水平降低。

(二)粪便检查

粪便肉眼检查常可见血、脓和黏液,显微镜检可见多量红细胞和脓细胞,急性发作期可见巨噬细胞。粪便病原学检查可排除感染性结肠炎。

(三)自身抗体

外周血中性粒细胞胞质抗体(p-ANCA)可能是特异性抗体,并有助于诊断和鉴别诊断。

(四)结肠镜检查

是确诊本病的最重要手段之一。可直接观察病变肠黏膜并进行活检。内镜下可见黏膜病变:①黏膜血管纹理模糊、紊乱或消失、充血、水肿等;②黏膜上有明显弥漫性糜烂和多发性浅溃疡散在分布,亦可融合,表面附有脓性分泌物;③慢性病变表现为黏膜粗糙、呈细颗粒状,也可见假息肉形成,结肠袋变钝或消失。

(五)X 线钡剂灌肠检查

可见黏膜粗乱或有细颗粒改变,也可呈多发性小龛影或小的充盈缺损,有时病变肠管缩短,结肠袋消失,肠壁变硬,可呈铅管状。重型或暴发型一般不宜做此检查,以免加重病情或诱发中毒性巨结肠。

四、诊断要点

1.有持续或反复发作性腹泻和黏液脓血便、腹痛、里急后重,伴有(或不伴)不同程度全身症状。

2.排除急性自限性结肠炎、阿米巴痢疾等感染性结肠炎及结肠克罗恩病、缺血性肠炎等疾病。

3.具备结肠镜检查改变中至少1项且符合黏膜活检组织学特征。

五、治疗原则

(一)一般治疗

在急性发作期或病情严重时均应卧床休息,饮食以易消化、富于营养、热量充足、富含多种维生素的软食为主。

(二)药物治疗

1.5－氨基水杨酸(5－ASA)

5－ASA通过抑制肠黏膜的前列腺素合成和炎症介质白三烯的形成发挥对肠道炎症的显著抗炎作用。活动期4g/d,分4次口服。病情缓解后继续减量用药,然后以维持量继续治疗1~2年。由于5－ASA可被胃酸分解,因此通常以特定的药物形式进入肠道,包括柳氮磺吡啶(SASP)、奥沙拉秦和美沙拉嗪。SASP一般作为首选药物,适用于轻型、中型或重型经糖皮质激素治疗已有缓解者。奥沙拉秦可避免药物在小肠近段被吸收,而在结肠发挥药效,疗效与SASP相仿,不良反应少,但价格昂贵。美沙拉嗪在肠道碱性环境下释放出5－ASA,其灌肠剂适用于直肠及乙状结肠病变者,栓剂适用于病变局限在直肠者。

2.糖皮质激素

适用于对氨基水杨酸制剂疗效不佳的轻、中型患者,特别是重型活动期患者及急性暴发型患者。

3.免疫抑制剂

硫唑嘌呤等。

(三)手术治疗

并发肠穿孔、大量或反复严重出血、肠腔狭窄并发肠梗阻、癌变或多发性息肉、并发中毒性巨结肠经内科治疗12~24小时无效者可选择手术治疗。

六、常用护理诊断/问题

(一)疼痛

与结肠炎症刺激、痉挛、梗阻有关。

(二)腹泻

与肠道黏膜水钠吸收障碍及炎症刺激肠蠕动增加有关。

(三)营养失调:低于机体需要量

与长期腹泻及吸收障碍有关。

(四)有体液不足的危险

与肠道炎症所致长期腹泻有关。

七、护理措施

(一)一般护理

1.休息与活动

提供安静、舒适的休息环境,劳逸结合、生活规律、保持心情舒畅。腹泻轻者注意休息,减少活动量,防止劳累,重症者应卧床休息,以减少肠蠕动,减轻腹泻。

2.饮食护理

给予高热量、高维生素、高蛋白、低渣或无渣质软易消化饮食,少食多餐,急性期宜给予流质或无渣半流质饮食。严重者应禁食,按医嘱给予静脉营养,缓解后给予流质或半流质饮食。避免食用酒精及含咖啡因的食物或饮料,水果或果汁、高纤维蔬菜、全麦面包、红肉、人工色素等食品添加剂及其他油炸或辛辣刺激性食物可加重溃疡性结肠炎的症状,应避免或尽量少食用,忌食牛乳和乳制品。注意提供患者良好就餐环境,增进患者食欲。

3.肛周皮肤护理

嘱患者每次便后用湿纸巾擦洗肛周,避免用力擦洗,或用清水清洗肛周,保持局部清洁干燥,必要时涂鞣酸软膏、抗生素软膏或皮肤保护膜保护肛周皮肤。

(二)病情观察

腹痛者观察腹痛部位、性质及程度,发作的时间、持续时间以及腹部体征变化。如果疼痛性质突然发生改变,伴有发热、恶心、呕吐且经对症处理疼痛反而加重者,需警惕并发症的出现,如肠梗阻、肠穿孔。腹泻者注意观察排便情况、伴随症状、全身情况及血生化指标的检测。脓血便时,应及时留取大便标本送检,排除继发性感染,防止水、电解质紊乱。病情危重者应监测生命体征变化,记录 24 小时出入量和估计便血量,为是否需要输血提供依据。

(三)用药护理

1.口服或静脉给药

遵医嘱给药并观察药物的疗效和不良反应。柳氮磺吡啶(SASP)的副作用有恶心、呕吐、皮疹、白细胞减少、溶血反应等,应嘱患者餐后服药,服药期间定期复查血象;应用肾上腺糖皮质激素者,要注意激素的副作用,不可随意停药,防止反跳现象;应用硫唑嘌呤可出现骨髓抑制,注意监测白细胞计数;镇痛解痉药物如阿托品的副作用有口干、嗜睡等,用药后多饮水,卧床休息。

2.保留灌肠

(四)心理护理

向患者解释饮食习惯和心理压力与溃疡性结肠炎的关系,为患者制订个性化的饮食计划,并主动和患者沟通交流,鼓励患者表达和探讨自身健康状态改变带来的影响,缓解其悲观和焦虑的情绪。指导患者外出如厕的技巧和方法,缓解其因如厕不便产生的羞耻想法和不安情绪。

(五)健康指导

1.疾病知识指导

由于病因不明,病情反复发作,迁延不愈,常给患者带来痛苦,尤其是排便次数的增加,给患者的精神和日常生活带来很多困扰,易产生自卑、忧虑甚至恐惧心理。应鼓励患者树立信心,以平和的心态应对疾病,自觉的配合治疗。指导患者合理休息与活动。在急性发作期或病情严重时卧床休息,缓解期适当活动,注意劳逸结合。指导患者注意饮食卫生,合理选择饮食,避免或减少加重症状的食物。

2.用药指导

嘱患者坚持治疗,不要随意更换药物或停药。教会患者识别药物的不良反应,出现异常情况如疲乏、头痛、发热、手足发麻、排尿不畅等症状要及时就诊,以免延误病情。

第六节　原发性肝癌

原发性肝癌是指肝细胞或肝内胆管细胞发生的癌,简称肝癌,是我国常见恶性肿瘤之一,死亡率在恶性肿瘤顺位中占第 2 位,在消化系统恶性肿瘤中仅次于胃癌和食管癌。本病可发生于任何年龄,以 40～49 岁为多,男女发病率之比为(2～5)∶1。

一、病因和发病机制

(一)病因

原发性肝癌的病因尚未完全肯定,可能与多种因素的综合作用有关。如病毒性肝炎、肝硬化、黄曲霉素及其他因素等。

(二)发病机制

1.病毒性肝炎

在我国,肝癌患者血清 HBsAg 及其他乙型肝炎标志的阳性率可达 90%,表明乙型肝炎病毒感染是肝癌发生的最主要危险因素之一。西方国家则以丙型肝炎病毒感染进展为肝癌常见。病毒性肝炎的致癌机制可能与肝细胞反复损害、癌基因激活有关。

2.肝硬化

原发性肝癌合并肝硬化者占 50%～90%,多为乙型和丙型病毒性肝炎后的大结节性肝硬化,在欧美国家则常发生于酒精性肝硬化的基础上。

3.黄曲霉毒素

黄曲霉毒素的代谢产物黄曲霉毒素 B1(AFB1)有强烈的致癌作用,动物实验证明食用被黄曲霉毒素污染的霉玉米、霉花生等能导致肝癌的发生。

4.其他因素

饮用被池塘中生长的蓝绿藻产生的微囊藻毒素污染的水源,亚硝胺类、偶氮芥类、有机氯农药等化学物质可致肝癌。雄激素通过介导 DNA 损伤和氧化应激促进肝癌的发展,雌激素则有抑制肝癌发生的作用,因此男性肝癌患者显著多于女性。此外,嗜酒、硒缺乏、遗传等也与肝癌的发生有关。

二、临床表现

起病隐匿,早期缺乏典型表现,自行就诊者多属于中、晚期。

(一)症状

1.肝区疼痛

肝区疼痛是肝癌最常见的症状,半数以上患者可有肝区疼痛,多呈持续性胀痛或钝痛,于夜间或劳累后加重,如侵犯膈肌,疼痛可放射至右肩。当肝表面的癌结节破裂,坏死的癌组织及血液流入腹腔,可引起突然的剧痛,累及全腹时可产生腹膜刺激征的表现,出血量大时可引起晕厥或休克。

2.全身性表现

常有进行性消瘦、发热、食欲减退、腹胀、乏力、营养不良、恶病质等表现。

3.伴癌综合征

少数患者因癌本身的代谢异常或癌组织对机体影响,导致一组内分泌或代谢异常综合征,常表现为自发性低血糖、红细胞增多症、高血钙、高血脂等。

4.转移灶症状

如转移至肺、骨、脑等处,可出现相应症状,如咯血、局部压痛或头痛等,颅内转移癌可有神经定位体征。

(二)体征

1.肝大

肝进行性增大、质地坚硬、表面凹凸不平、有大小不等的结节或巨块、边缘钝而不整齐、常有不同程度的压痛。

2.黄疸

常在晚期出现,因肝细胞损害、癌块压迫或侵犯肝门附近的胆管,或癌组织和血块脱落阻塞胆道而引起。

3.肝硬化征象

伴肝硬化门静脉高压者可有脾大、腹水、静脉侧支循环形成等表现。腹水增长速度增快且具有难治性,常为漏出液。癌细胞侵犯肝包膜或向腹腔内破溃可致血性腹水。

(三)并发症

1.肝性脑病

是肝癌终末期的并发症,约 1/3 患者因此而死亡。

2.上消化道出血

约占死亡原因的 15%。肝癌患者常因有肝硬化基础或有门静脉、肝静脉癌栓而发生门静脉高压症、食管及胃底静脉曲张等改变,而出现呕血和(或)黑便,晚期可因胃肠道黏膜糜烂合并凝血功能障碍而广泛出血,大量出血可诱发肝性脑病。

3.癌结节破裂出血

约占死亡原因的 10%。癌结节破裂局限于肝包膜下,可形成压痛性包块;破入腹腔可引起急性腹痛及腹膜刺激征。小量出血表现为血性腹水,大量出血可引起休克和死亡。

4.继发感染

由于长期消耗或因放射、化学治疗导致白细胞减少、抵抗力减弱,加之长期卧床等因素,易并发各种感染,如肺炎、败血症、肠道感染等。

三、实验室及其他检查

(一)甲胎蛋白(AFP)测定

是早期诊断肝癌的特异性标志物,现已广泛用于肝细胞癌的普查、诊断、判断治疗效果、预测复发等方面。肝细胞癌 AFP 阳性率为 70%～90%。AFP 检查诊断肝细胞癌的标准为:①AFP由低浓度逐渐升高不降;②AFP 在 200μg/L 以上的中等水平持续时间 8 周;③AFP>500μg/L,持续时间 4 周。

(二)γ－谷氨酰胺转移酶同工酶Ⅱ(GGT2)

是肝癌诊断标志物之一,在原发性和转移性肝癌的阳性率可达到 90% 以上,特异性达97.1%。

(三)影像学检查

B 型超声显像是目前肝癌筛查的首选检查方法。可显示直径为 2cm 以上的肿瘤,对肝癌早期定位诊断有较大的价值,结合 AFP 检测,已广泛用于普查肝癌。CT、磁共振成像(MRI)、选择性肝动脉造影对肝癌定性、定位的早期诊断有重要价值。

(四)肝穿刺活检

超声或 CT 引导下细针穿刺行组织学检查是确诊肝癌的最可靠方法,但其风险包括出血和肿瘤沿针道扩散。

四、诊断要点

应加强对肝癌的早诊早治,对慢性肝炎、肝硬化病史者,特别是中年男性进行定期超声和AFP 检查,对阳性改变者再行进一步检查。国际广泛使用的肝癌诊断标准为以下三项中满足任一项,即可诊断肝癌:①至少有两种典型影像学表现,包括超声、CT、MRI 等;②有一项典型影像学表现,病灶在 2cm 以上,AFP>500μg/L;③肝脏组织学或细胞学活检阳性。病理组织学和(或)细胞学检查是诊断肝癌的金标准,除针对肝脏占位病灶外,还可针对肝外转移病灶或手术切除组织标本进行检查。

五、治疗原则

早期肝癌应尽量采取手术切除,术后辅以肝动脉栓塞(TAE)、射频消融(RFA)、无水乙醇注射(PEI)等局部治疗。对中晚期确诊失去手术机会者可运用多种治疗措施,如肝动脉化疗栓塞治疗(TACE)、TAE、PEI、放射治疗、全身化疗、生物和免疫治疗等。目前趋向于采取多学科综合治疗团队(MDT)模式,通过美国东部肿瘤协作组(ECOG)的活动状态评分系统来评价患者的一般健康状况,从而有计划、有针对性、合理地选择或联合应用手术、肝动脉介入、射频消融和放、化疗、对症支持治疗等多种手段,效果更好。

六、常用护理诊断/问题

(一)疼痛:肝区痛

与肿瘤生长迅速、肝包膜被牵拉、坏死组织和血液流入腹腔或肝动脉栓塞术后产生栓塞后综合征有关。

(二)预感性悲哀

与患者了解肝癌预后或终末期肝衰竭有关。

(三)潜在并发症

肝性脑病、上消化道出血、肿瘤破裂出血。

(四)营养失调:低于机体需要量

与食欲下降、恶心、呕吐和机体消耗增加有关。

七、护理措施

(一)一般护理

1.休息与活动

根据病情合理安排休息,协助患者采取舒适的体位,适当活动,避免腹内压突然剧增的因素,如剧烈咳嗽、打喷嚏、便秘等。有大量腹水、呼吸困难时应半卧位和氧气吸入。保持病室安静、舒适、空气流通。

2.饮食护理

给予高蛋白、适当热量及高维生素饮食,避免高热量、高脂和刺激性食物,以免加重肝脏负担。疼痛剧烈时应暂停进食。有恶心、呕吐者,可在餐前给予镇吐剂,少量多餐。有肝性脑病倾向时,应减少蛋白质摄入量。

3.病情观察

(1)观察疼痛的程度、性质、部位及伴随症状,皮肤黏膜、巩膜及尿色的变化。

(2)注意患者有无性格和行为的改变,有无烦躁、嗜睡及扑翼样震颤等,以早期发现肝性脑病。

(3)观察呕吐物及粪便的颜色,血压和脉搏的变化,及时发现上消化道出血,并协助医生处理。

(二)用药护理

常选用化疗药物有多柔比星、顺铂、丝裂霉素、5—FU 等,注意观察药物不良反应。

(三)肝动脉化疗栓塞患者的护理

TACE 为非手术治疗中的首选方法,可明显提高患者的 3 年生存率。应做好以下护理以减少患者疼痛和并发症的发生。

1.术前护理

(1)向患者及家属解释有关治疗的必要性、方法和效果以减轻其对 TACE 的疑虑。

(2)做好相应检查,如血常规、出凝血时间、肝肾功能、心电图、B 超等。

(3)耻骨联合至大腿上 1/3 处备皮,包括会阴和双侧腹股沟,同时检查股动脉及足背动脉搏动的强度以便术后进行对比观察。

(4)行碘过敏试验和普鲁卡因过敏试验。

(5)术前 2 天指导患者短时间屏气训练和床上排尿便适应性训练。

(6)术前 4 小时禁食,不绝对禁水;术前 30 分钟遵医嘱给予镇静剂,并测血压。

2.术中配合

协助患者保持稳定的情绪,做好抢救准备。注射造影剂时密切观察其有无恶心、胸闷、心悸、皮疹等过敏症状及血压变化。注射化疗药后密切观察患者有无不良反应,协助呕吐者头偏向一侧,提供污物盘备用;可在注入化疗药前给予镇吐药。若出现腹痛等症状,可根据情况给予对症处理。

3.术后护理

术后因肝动脉血供突然减少,可导致栓塞后综合征,出现发热、恶心、呕吐、腹痛、人血白蛋白水平降低、肝功能异常等改变,应做好相应护理:

(1)穿刺部位压迫止血15分钟再加压包扎,1kg沙袋压迫3～4小时,穿刺侧肢体伸直制动6～8小时,平卧休息12小时并经常协助患者向股动脉穿刺侧翻身60°或向对侧翻身20°～30°,保持小腿和髋关节直线转动,并观察穿刺部位有无血肿、渗血、足背动脉搏动和皮肤温度等。

(2)禁食2～3天,逐渐过渡到流质,少量多餐以减轻恶心、呕吐。

(3)术后2～3天由于包膜张力增加、肝脏水肿等原因可引起腹痛,以双侧腹痛多见,左上腹可尤为剧烈。一般5～7天逐渐减轻,如剧烈疼痛持续时间较长,则考虑有误伤其他器官并引起组织坏死的可能,诊断未明确前慎用镇痛药。

(4)多数患者因机体吸收坏死肿瘤组织常于术后4～8小时体温升高,一般在38～39.5℃波动,持续1周左右,可行物理降温或给予解热镇痛药,如体温超过39℃可遵医嘱予吲哚美辛等对症治疗,同时注意保暖、补充水分,预防肺部并发症。

(5)及早发现并配合医生处理肝性脑病。

(6)鼓励患者深呼吸,给予吸氧以利于肝细胞代谢。

(7)1周后常因肝缺血影响肝糖原储存和蛋白质的合成,应根据医嘱静脉输注清蛋白,适量补充葡萄糖液,可将导管连接于微量注射泵上,便于持续注射抗癌药物,并准确记录出入量。

(四)疼痛的护理

疼痛者要指导患者应用放松和转移注意力的技巧以缓解疼痛;保持舒适而安静的环境以减少对患者的不良刺激和心理压力;认真倾听患者述说疼痛的感受。也可以采取镇痛措施:如按WHO推荐的三阶梯疗法,遵医嘱给予相应的镇痛药;也可采用患者自控镇痛(PCA)法进行镇痛。

(五)健康指导

1.疾病预防指导

注意饮食和饮水卫生,做好食物保管,防霉去毒,保护水源,防止污染。注射乙型和丙型病毒性肝炎疫苗,预防病毒性肝炎和肝硬化。积极宣传和普及肝癌的预防知识,定期对肝癌高发区人群进行普查,以预防肝癌发生和早期诊治肝癌。

2.患者一般指导

向患者和家属介绍肝癌的有关知识和并发症的识别,以便随时发现病情变化,及时就诊。按医嘱服药,忌用损肝药物。合理进食,避免摄入高脂、高热量和刺激性食物,戒烟、酒,减轻对肝损害。指导患者保持乐观情绪,建立积极的生活方式,有条件者可参加社会性抗癌组织活动,增加精神支持,以提高机体抗癌能力。保持生活规律、注意劳逸结合、避免情绪剧烈波动,以减少肝糖原分解,减少乳酸和血氨的产生。

第七节 肝性脑病

肝性脑病(HE)是由严重肝病引起、以代谢紊乱为基础的中枢神经系统功能失调的临床综合征,其主要临床表现是意识障碍、行为失常和昏迷,曾称肝昏迷。门体分流性脑病(PSE)特指由门静脉高压、广泛肝门静脉与腔静脉侧支循环形成所致的脑病。轻微型肝性脑病(HE)是肝性脑病发病过程中的一个阶段,无明显临床表现和生化异常,仅能用精细的智力测验和(或)电生理检测才可作出诊断。

一、病因和发病机制

(一)病因

肝硬化是引起肝性脑病的最常见原因,以肝炎后肝硬化最多见,部分可由门体分流手术引起,小部分肝性脑病见于重症病毒性肝炎、中毒性肝炎和药物性肝病、原发性肝癌、妊娠期急性脂肪肝、严重胆道感染等。大多数肝性脑病/轻微型肝性脑病的发生均有诱因,常见诱因包括消化道出血、感染、电解质紊乱、大量放腹水、过度利尿、进食蛋白质过多、便秘、TIPS 及使用镇静类药物。

(二)发病机制

肝性脑病的发病机制目前尚不十分清楚。目前认为肝性脑病主要是由肠道和体内的一些有害代谢物不能被肝脏及时解毒和清除,进入体循环,透过血－脑屏障,导致脑细胞的代谢和功能异常所致。有关肝性脑病发病机制的学说主要包括:

1.氨中毒学说

氨是诱发肝性脑病特征最为明确的神经毒素,约 90% 的肝性脑病患者动脉氨浓度增加。氨代谢紊乱引起氨中毒,影响脑细胞的能量代谢、直接干扰神经传导。血氨水平增高的原因是氨生成过多和(或)代谢清除过少,主要与摄入过多含氮食物(高蛋白质饮食)或药物、上消化道出血、肾前性或肾后性氮质血症、肝将氨合成为尿素的能力减退、门体静脉分流等有关。

2.神经递质学说

(1)γ－氨基丁酸/苯二氮䓬(GABA/BZ)复合体学说。GABA 是哺乳动物大脑的主要抑制性神经递质,由肠道细菌产生。肝衰竭时,抑制性 GABA 受体增多,同时该受体还可与 BZ 结合,引起神经冲动传导抑制。

(2)假神经递质学说。肝衰竭时,胺(β－多巴胺)和苯乙醇胺增多,其化学结构与正常神经递质去甲肾上腺素相似但传递神经冲动的作用很弱,称为假性神经递质。当假性神经递质被脑细胞摄取并取代了突触中的正常神经递质,神经传导发生障碍,产生异常抑制,出现抑制障碍和昏迷。

3.细菌感染与炎症反应

硫醇与苯酚产生的内源性苯二氮䓬类物质,细菌色氨酸的副产物吲哚及羟吲哚等都是肠道细菌氨基酸的代谢产物,能损伤星形胶质细胞功能和影响神经递质传递。肝性脑病患者炎性标志物水平明显增加,影响血－脑屏障的完整性。

4.其他

低钠血症、锰中毒和乙酰胆碱减少都与肝性脑病发生有关。

二、临床表现

肝性脑病多为慢性起病,初期不易觉察,也可急性起病,如急性重型肝炎所致的急性肝衰竭。一般根据意识障碍程度、神经系统表现和脑电图改变,将肝性脑病的表现分为 5 期。

(一)0 期(潜伏期)

又称轻微肝性脑病,在行为、性格上无异常,无神经系统病理征,正常脑电图,仅在心理测试或智能测试时出现轻微异常。

(二)一期(前驱期)

轻度性格改变和行为失常,如欣快激动或淡漠少言,衣冠不整或随地便溺。应答尚准确,但吐词不清且较缓慢。可有扑翼样震颤(嘱患者两臂平伸,肘关节固定,手掌向背侧伸展,手指分开,可出现手向外偏斜,掌指关节、腕关节、甚至肘与肩关节急促而不规则地扑击样抖动),脑电图多数正常。此期历时数日或数周,有时症状不明显,易被忽视。

(三)二期(昏迷前期)

以意识错乱、睡眠障碍、行为失常为主。在前一期的基础之上症状加重,定向力和理解力均减退,对时间、地点、人物的概念混乱,不能完成简单的计算和智力构图,吐词不清,书写障碍,举止反常也很常见,多有睡眠倒错,甚至有幻觉、恐惧、狂躁而易被误认为一般精神病。有明显的神经体征,如腱反射亢进、肌张力增高、踝痉挛、巴宾斯基征阳性等;扑翼样震颤存在,脑电图异常,患者还可以出现不随意运动及运动失调。

(四)三期(昏睡期)

以昏睡和精神错乱为主,大部分时间呈昏睡状态,可以唤醒,醒后尚可应答,但常神志不清有幻觉。扑翼样震颤仍可引出,肌张力增强,神经系统体征持续或加重。锥体束征常呈阳性,脑电图有异常波形。

(五)四期(昏迷期)

意识完全丧失,不能唤醒。浅昏迷时,对疼痛等强刺激有反应,腱反射和肌张力亢进;因患者不能合作无法引出扑翼样震颤。深昏迷时,各种反射消失,肌张力降低,瞳孔常散大,可出现阵发性惊厥、踝痉挛和换气过度,脑电图明显异常。以上各期的分界不很清楚。肝功能损害严重的肝性脑病患者还有明显的黄疸、出血倾向和肝臭,且易并发各种感染、肝肾综合征和脑水肿等情况,其临床表现更加复杂。

三、实验室及其他检查

(一)血氨

空腹静脉血氨酶法测定血氨正常值为 18~72mmol/L,动脉血氨含量是静脉血氨的0.5~2.0 倍,空腹动脉血氨更稳定可靠。肝硬化及门—体静脉分流后的肝性脑病患者多有血氨水平增高;急性肝衰竭所致脑病的血氨多正常。血氨水平与病情严重程度间的关系不确切。

(二)脑电图检查

脑电图不仅有诊断价值,对判断预后也有一定意义,但对 0 期和 1 期肝性脑病的诊断价值较小。脑电图的变化可以反映肝性脑病的严重程度,典型的改变为节律变慢,散在或弥漫性出

现低至中波幅 $4\sim7Hz\theta$ 波。昏迷时两侧同时出现对称的高波幅 δ 波,可见典型的三相综合波。

(三)诱发电位

是体外可记录的电位,诱发电位检查可用于亚临床或临床肝性脑病的诊断。

(四)影像学检查

行头颅 CT 及 MRI 用于排除脑血管意外、颅内肿瘤等疾病,行腹部 CT 或 MRI 有助于肝硬化及门－体静脉分流的诊断。

(五)心理智能测试

对于诊断早期肝性脑病包括亚临床肝性脑病最有用,常规使用的是数字连接试验和符号数字试验。老年人和教育层次较低者测试时有可能影响结果。

四、诊断要点

肝性脑病的主要诊断依据包括:①有严重肝病和(或)广泛门－体静脉侧支循环形成的基础及肝性脑病的诱因;②出现精神紊乱、昏睡或昏迷,可引出扑翼样震颤;③肝功能异常及(或)血氨水平增高;④脑电图异常;⑤心理智能测验等异常。诊断时需与糖尿病、低血糖、尿毒症等可能引起昏迷的疾病相鉴别。

五、治疗原则

肝性脑病治疗原则为识别和消除诱因,尽快促进意识恢复和恢复正常的神经功能,即早发现早治疗。由于肝性脑病的发病机制迄今仍未阐明,通常认为有多种因素参与,因此常采取综合治疗措施,包括:

(一)识别和纠正诱因

仔细评估可能存在的诱发因素,包括消化道出血、低钾血症、代谢性碱中毒、进食过多含蛋白质的食物、药物应用不当、酗酒等,并予及时治疗。

(二)减少肠内有毒物质的产生和吸收

(1)根据病情提供个性化的蛋白质营养支持,不宜长期过度限制蛋白质饮食,造成肌肉群减少。

(2)乳果糖是治疗肝性脑病的一线药物,能酸化肠道,减少氨的吸收,可口服或保留灌肠给药。

(3)口服肠道不吸收抗生素以减少肠道中产氨细菌的数量,常用药物为利福昔明－α晶型。

(三)促进毒物的代谢清除及纠正氨基酸代谢

常用降氨药(如 L－鸟氨酸－L－门冬氨酸等)、GABA/BZ 复合受体拮抗药(如氟马西尼等)、支链氨基酸等。

(四)对症治疗

①保持呼吸道通畅;②纠正水、电解质紊乱和酸碱失衡;③保护脑细胞。

(五)其他辅助治疗

包括血浆置换、血液灌流、血液滤过透析等非生物型人工肝方法。

六、常用护理诊断/问题

(一)意识障碍

与肝功能减退、血氨水平增高、影响大脑细胞正常代谢有关。

(二)营养失调:低于机体需要量

与肝功能减退、限制蛋白摄入有关。

(三)有感染的危险

与营养失调、低抵抗力有关。

(四)照顾者角色困难

与患者意识障碍、照顾者缺乏照顾经验,体力及经济负担过重有关。

七、护理措施

(一)一般护理

1.休息与活动

患者以卧床休息为主,安排专人护理。提供安静、舒适、温湿度适宜的环境,保持病室空气清洁、流通,限制探视。

2.饮食护理

(1)蛋白质:开始发病数天内禁食蛋白质,如病情好转或清醒后可逐步增加蛋白质饮食,20g/d,以后每隔 3～5 天增加 10g,但短期内不能超过 40～50g/d,以支链氨基酸为主的豆制品(即植物蛋白)为宜。

(2)热量充足:以糖类为主要食物,给予蜂蜜、葡萄糖、果汁、面条、稀饭等。昏迷时可鼻饲或经静脉滴注葡萄糖供给热量,需长期静脉滴注者可作锁骨下静脉或颈静脉穿刺插管。足够的葡萄糖既可减少组织蛋白质分解产氨,又有利于促进氨与谷氨酸结合形成谷氨酰胺而降低血氨。

(3)限制水、钠摄入:显著腹水者,氯化钠摄入量应限制在 2.0g 以下,每日水入量一般不超过前一日的出量。

(4)丰富的维生素:食物配制应注意增加丰富的维生素,不宜用维生素 B_6,因其可使多巴在外周神经转为多巴胺,减少脑组织中多巴含量,影响中枢神经系统的正常传导递质。

(5)尽量减少脂肪摄入,以利于胃的排空。

3.病情观察

严密观察患者思维、认知、性格及行为的变化,有无反常的冷漠或欣快,理解力及记忆力是否明显减退,有无精神失常及扑翼样震颤等。观察患者意识障碍的程度:可采用呼唤其姓名、给患者刺激、提问及其他检查意识的方法。加强对患者瞳孔、生命体征等的监测并做好记录。评估有无肝性脑病各种诱因的发生,定期复查肝、肾功能及电解质的变化。进行血氨标本采集时嘱患者不能紧握拳头,止血带压迫时间不可过长,采集后标本需要低温转运并尽快检测。

(二)用药护理

(1)静脉使用精氨酸速度不宜过快,以免引起流涎,面色潮红与呕吐等,它是酸性溶液,多用于合并碱中毒患者。

(2)应用谷氨酸钠或谷氨酸钾时,要注意观察患者的尿量、腹水和水肿状况,尿少时慎用钾剂,明显腹水和水肿时慎用钠盐;此溶液偏碱性,主要用于合并酸中毒时。

(3)应用苯甲酸钠时注意患者有无饱胀、腹绞痛、恶心、呕吐等。

(4)长期服用新霉素的患者中少数可出现听力或肾功能损害,故服用新霉素不宜＞1个月,并做好听力和肾功能的监测。

(5)静脉滴注高渗葡萄糖、甘露醇时速度应快。

(6)根据医嘱及时纠正水、电解质紊乱和酸碱失衡,做好出入量的记录。

(7)指导患者按医嘱规定的剂量、用法服药,了解药物的主要不良反应,并定期随访复查。

(三)症状体征的护理

意识障碍、烦躁者应加床挡,必要时使用约束带,防止发生坠床及撞伤等意外;限制探视,以免增加患者额外负担,尽量安排专人护理。患者清醒时向其讲解意识模糊的原因,训练患者的定向力,利用电视、收音机、报纸为患者提供环境刺激。对尿潴留或失禁患者则给予留置导尿,并定时夹放导尿管,详细记录尿量、颜色、气味。对昏迷患者应取仰卧位,头略偏向一侧以防舌后坠,给予氧气吸入,必要时吸痰,保持呼吸道通畅;定期做肢体的被动运动,防止静脉血栓形成及肌肉萎缩,定时翻身、按摩、保持床铺干燥、平整,避免压疮发生。保持大便通畅,防止便秘。肝性脑病患者因肠蠕动减弱且长期卧床活动减少,易发生便秘。发生便秘时,可采用灌肠和导泻缓解症状。灌肠可使用生理盐水或弱酸性溶液(如食醋等),禁用肥皂水等碱性溶液,以免增加肠道对氨的吸收。

(四)心理护理

1.患者的心理护理

向患者家属说明心理护理的重要性,要以尊重、体谅、和蔼的态度对待患者,对患者的某些不正常行为不嘲笑,切忌伤害患者人格;不在患者面前表露出对治疗丧失信心和失望、绝望;患者清醒时,安慰患者,解释患者提出的问题,帮助其树立战胜疾病的信心。

2.照顾者的心理护理

患者的直接照顾者对患者的影响最为直接。我们在照顾患者的同时也要给予照顾者特别的关心,与其建立良好的关系,了解他们的基本情况(如年龄、受教育程度、经济实力、家庭关系等)及存在的具体照顾困难(如经济、时间、体力、照顾知识和能力等),帮助他们制订切实可行的照顾计划,将各种需要照顾的内容和方法进行示范;利用一切可利用的社会资源,给照顾者提供帮助,最大限度地减轻和消除照顾者的困难,使照顾者真正全身心地、发自内心地关心照顾患者,让患者得到切实有效的照顾。

(五)健康指导

1.疾病知识指导

向患者和家属介绍肝脏疾病和肝性脑病的有关知识,指导其认识、避免肝性脑病的各种诱发因素,如避免高蛋白质的摄入、不滥用对肝脏有损害的药物、保持粪便通畅、避免各种感染、戒烟酒等。

2.照顾者指导

使患者家属了解肝性脑病的早期征象,以便患者发生肝性脑病时能早发现,早诊治。家属要给予患者精神支持和生活照顾,帮助患者树立战胜疾病的信心。

第四章 神经内科疾病的护理

第一节 腔隙性脑梗死

腔隙性脑梗死是指大脑半球深部白质和脑干等中线部位,由直径为$100\sim400\mu m$的穿支动脉血管闭塞导致的脑梗死。所引起的病灶为$0.5\sim15.0mm$的梗死灶。大多由大脑前动脉、大脑中动脉、前脉络膜动脉和基底动脉的穿支动脉闭塞所引起。脑深部穿动脉闭塞导致相应灌注区脑组织缺血、坏死、液化,由吞噬细胞将该处组织移走而形成小腔隙。好发于基底节、丘脑、内囊、脑桥的大脑皮质贯通动脉供血区。反复发生多个腔隙性脑梗死,称多发性腔隙性脑梗死。临床引起相应的综合征,常见的有纯运动性轻偏瘫、纯感觉性卒中、构音障碍手笨拙综合征、共济失调性轻偏瘫和感觉运动性卒中。高血压和糖尿病是主要原因,特别是高血压尤为重要。腔隙性脑梗死占脑梗死的$20\%\sim30\%$。

一、临床表现

本病常见于$40\sim60$岁以上的中老年人。腔隙性脑梗死患者中高血压的发病率约为75%,糖尿病的发病率约为$25\%\sim35\%$,有短暂性脑缺血发作(TIA)史者约有20%。

(一)症状和体征

临床症状一般较轻,体征单一,一般无头痛、颅内高压症状和意识障碍。由于病灶小,又常位于脑的静区,故许多腔隙性脑梗死在临床上无症状。

(二)临床综合征

Fisher根据病因、病理和临床表现,归纳为21种综合征,常见的有以下几种:

1.纯运动性轻偏瘫(PMH)

最常见,约占60%,有病灶对侧轻偏瘫,而不伴失语、感觉障碍和视野缺损,病灶多在内囊和脑干。

2.纯感觉性卒中(PSS)

约占10%,表现为病灶对侧偏身感觉障碍,也可伴有感觉异常,如麻木、烧灼和刺痛感。病灶在丘脑腹后外侧核或内囊后肢。

3.构音障碍—手笨拙综合征(DCHS)

约占20%,表现为构音障碍、吞咽困难,病灶对侧轻度中枢性面、舌瘫,手的精细运动欠灵活,指鼻试验欠稳。病灶在脑桥基底部或内囊前肢及膝部。

4.共济失调性轻偏瘫(AH)

病灶同侧共济失调和病灶对侧轻偏瘫,下肢重于上肢,伴有锥体束征。病灶多在放射冠汇集至内囊处,或脑桥基底部皮质脑桥束受损所致。

5.感觉运动性卒中(SMS)

少见,以偏身感觉障碍起病,再出现轻偏瘫,病灶位于丘脑腹后核及邻近内囊后肢。

6.腔隙状态

由 Marie 提出,由于多次腔隙性脑梗死后,有进行性加重的偏瘫、严重的精神障碍、痴呆、平衡障碍、二便失禁、假性延髓性麻痹、双侧锥体束征和帕金森综合征等。近年由于有效控制血压及治疗的进步,现在已很少见。

二、诊断与鉴别诊断

(一)诊断

(1)中老年人发病,多数患者有高血压病史,部分患者有糖尿病史或 TIA 史。

(2)急性或亚急性起病,症状比较轻,体征比较单一。

(3)临床表现符合 Fisher 描述的常见综合征之一。

(4)颅脑 CT 或 MRI 发现与临床神经功能缺损一致的病灶。

(5)预后较好,恢复较快,大多数患者不遗留后遗症状和体征。

(二)鉴别诊断

1.小量脑出血

均为中老年发病,有高血压和急起的偏瘫和偏身感觉障碍,但小量脑出血头颅 CT 显示高密度灶即可鉴别。

2.脑囊虫病

CT 均表现为低信号病灶,但是,脑囊虫病 CT 呈多灶性、小灶性和混合灶性病灶,临床表现常有头痛和癫痫发作,血和脑脊液囊虫抗体阳性,可供鉴别。

三、治疗

(一)抗血小板聚集药物

抗血小板聚集药物是预防和治疗腔隙性脑梗死的有效药物。

1.肠溶阿司匹林(或拜阿司匹林)

每次 100mg,每日 1 次,口服,可连用 6～12 个月。

2.氯吡格雷

每次 50～75mg,每日 1 次,口服,可连用半年。

3.西洛他唑

每次 50～100mg,每日 2 次,口服。

4.曲克芦丁

每次 200mg,日 3 次,口服;或每次 400～600mg 加入 5％葡萄糖注射液或 0.9％氯化钠注射液 500mL 中静脉滴注,每日 1 次,可连用 20 天。

(二)钙通道阻滞剂

1.氟桂利嗪

每次 5～10mg,睡前口服。

2.尼莫地平

每次 20～30mg,每日 3 次,口服。

3.尼卡地平

每次 20mg,每日 3 次,口服。

(三)血管扩张药

1.丁苯酞

每次 200mg,每日 3 次,口服。偶见恶心、腹部不适,有严重出血倾向者忌用。

2.丁咯地尔

每次 200mg 加入 5%葡萄糖注射液或 0.9%氯化钠注射液 250mL 中静脉滴注,每日 1 次,连用 10～14 天;或每次 200mg,每日 3 次,口服。可有头痛、头晕、恶心等不良反应。

3.倍他司汀

每次 6～12mg,每日 3 次,口服。可有恶心、呕吐等不良反应。

(四)内科病的处理

有效控制高血压、糖尿病、高脂血症等,坚持药物治疗,定期检查血压、血糖、血脂、心电图和有关血液流变学指标。

四、护理诊断

(一)肢体活动障碍

与运动中枢损害到肢体瘫痪有关。

(二)语言沟通障碍

与语言中枢损害有关。

(三)吞咽障碍

与意识障碍或正髓性麻痹有关。

(四)心境障碍

与神经功能缺失后的心理负担有关。

五、护理目标

1.患者能掌握肢体功能锻炼方法并主动配合进行肢体功能康复训练,躯体活动能力逐渐增强。

2.患者能用有效的沟通方式表达自己的需求,能掌握语言功能训练方法并主动配合康复活动,语言表达能力逐步增强。

3.能掌握进食方法,主动配合进行吞咽训练,营养摄入得到满足,吞咽功能渐恢复。

六、护理措施

(一)一般护理

对患者的生活能力进行评分,根据自理程度给予相应的协助。运动障碍的患者主要需要防止坠床和跌倒,确保安全。运动训练应考虑到患者的年龄、体能、疾病程度等情况,选择合适的方式、持续时间、运动强度和进展速度。卧床或瘫痪的患者应注意皮肤护理,对于因脑梗死偏瘫的患者在 24h 内若没有进行防止措施,就会出现压疮的情况。因此对于这类患者要及早进行皮肤方面的护理。首先要求患者的床铺保持干净、平整,没有渣屑的情况,每 1h 进行 1 次翻身,还可以使用气圈以及气垫床。如患者的病情较为危重或者较为肥胖,不能进行翻身,要将水囊放置在受压的部位,借助水囊中流动的水,使受压部位得到较好的按摩,使血液进行正常的循环,同时还要定期进行身体的擦洗,选择温水,在擦洗时一定要将室内的温度进行适当调高,避免患者着凉。指导患者学会和配合使用便器;鼓励和帮助患者摄取充足的水分和均衡的饮食,注意口腔卫生,每天口腔护理 2~3 次。

对有吞咽障碍的患者,应给予半流质食物,以利于食物顺利通过口咽部,并嘱患者空吞和吞咽食物交替进行,减少呛咳风险;如患者吞咽功能评价洼田饮水试验三级以上,应给予鼻饲饮食,减少误吸风险。

(二)病情观察

动态评估患者的意识状态、生命体征、肢体活动能力、语言能力。

(三)用药护理

患者常联合应用溶栓、抗凝、抗血小板、改善循环、调脂等药物治疗,护理人员应熟悉患者所用药物的药理作用和注意事项、不良反应,指导患者遵医嘱正确用药。抗栓治疗药物最常见风险为出血,应注意观察患者的出血倾向。溶栓药最常见不良反应为过敏和出血,使用溶栓药时一般不同时输注其他药物,使用溶栓药物后 24h 内一般不使用抗血小板、抗凝、降纤等抗栓治疗药物,以免增加出血风险;他汀类药物的不良反应通常有肝功能损害、横纹肌溶解,应注意观察患者是否有食欲下降、厌油、肌痛等症状。

甘露醇为渗透性利尿剂,应注意记录患者 4h 出入液量;此药须快速静脉滴注才可达到脱水疗效(15~30min 完成 250mL 静脉滴注),易形成血管炎,应选择较大血管或中心静脉输注;此药易损害肾功能,应注意观察患者尿液性状,监测患者电解质、肾功能。

(四)对症护理

卒中患者,吞咽反射和咳嗽会出现减弱,呼吸道中会出现较多的分泌物,因此对于神志清醒的患者,可以指导患者深呼吸然后进行用力地咳嗽,可以将痰液咯出体外。当患者的病情好转后可以选择半坐的姿势。若患者依然处于昏迷状态,要使头向一侧偏,定期对患者进行拍背、翻身。必要时进行吸痰,在吸痰时要保证敏捷、轻柔,每次的操作时间要小于 15s。

(五)心理护理

患者在患上该疾病前并没有相应的症状,因此当患者发现自己突然失语、偏瘫,都会在心理上产生较大负担,一时难以接受自己的患病情况,因此会出现恐惧、失望的情况。护理人员要关心、尊重患者,鼓励其表现自己的感受,避免任何刺激和伤害患者的言行,使用通俗的语言使患者了解这种疾病的情况,以及采用怎样的治疗能够使患者得到较好的恢复,使患者能够主动地配合治疗,同时还要对患者进行关怀,若患者有失语的现象,可以与其在文字上进行交流;若患者有偏瘫以及意识障碍,可以由患者家属对患者进行照顾,使患者的情绪得到良好的调节后,才能够使治疗效果得到提高。

(六)疾病知识指导

告知患者本病的危险因素,并寻找明确其相关危险因素,积极控制可干预因素。高血压、血脂异常、糖尿病等患者,应坚持长期治疗,改变不良生活方式,忌烟酒,饮食宜清淡,以低脂、低胆固醇、高维生素食物为宜,遵医嘱用药,坚持每天进行 30min 以上的散步、慢跑等运动。告知患者及其家属本病的早期表现,如出现相关症状,及时就诊。告知患者及其家属康复治疗的重要性,康复的知识和方式,帮助分析康复的问题,调整方案,鼓励患者从事力所能及的劳动和家务,鼓励患者回归社会。

七、护理评价

1.患者能否掌握肢体功能锻炼方法,躯体活动能力是否增强。

2.患者是否有效表达自己的需求,语言表达能力是否增强。

3.是否能掌握进食方法,吞咽功能是否有所恢复。

第二节　脑出血

脑出血(ICH)也称脑溢血,系指原发性非外伤性脑实质内出血,故又称原发性或自发性脑出血。脑出血系脑内的血管病变破裂而引起的出血,绝大多数是高血压伴发小动脉微动脉瘤在血压骤升时破裂所致,称为高血压性脑出血。主要病理特点为局部脑血流变化、炎症反应,以及脑出血后脑血肿的形成和血肿周边组织受压、水肿、神经细胞凋亡。80%的脑出血发生在大脑半球,20%发生在脑干和小脑。脑出血起病急骤,临床表现为头痛、呕吐、意识障碍、偏瘫、偏身感觉障碍等。在所有脑血管疾病患者中,脑出血占20%～30%,年发病率为60/10万～80/10万,急性期病死率为30%～40%,是病死率和致残率很高的常见疾病。该病常发生于40～70岁,其中,50岁的人群发病率最高,达93.6%,但近年来发病年龄有越来越年轻的趋势。

一、临床表现

(一)症状与体征

1.意识障碍

多数患者发病时很快出现不同程度的意识障碍,轻者可呈嗜睡,重者可昏迷。

2.高颅压征

表现为头痛、呕吐。头痛以病灶侧为重,意识蒙眬或浅昏迷者可见患者用健侧手触摸病灶侧头部;呕吐多为喷射性,呕吐物为胃内容物,如合并消化道出血可为咖啡样物。

3.偏瘫

病灶对侧肢体瘫痪。

4.偏身感觉障碍

病灶对侧肢体感觉障碍,主要是痛觉、温度觉减退。

5.脑膜刺激征

见于脑出血已破入脑室、蛛网膜下隙以及脑室原发性出血之时,可有颈项强直或强迫头位,Kernig征阳性。

6.失语症

优势半球出血者多伴有运动性失语症。

7.瞳孔与眼底异常

瞳孔可不等大、双瞳孔缩小或散大,眼底可有视网膜出血和视盘水肿。

8.其他症状

如心律不齐、呃逆、呕吐咖啡色样胃内容物、呼吸节律紊乱、体温迅速上升及心电图异常等变化。脉搏常有力或缓慢,血压多升高,可出现肢端发绀,偏瘫侧多汗,面色苍白或潮红。

(二)不同部位脑出血的临床表现

1.基底节区出血

为脑出血中最多见者,占60%～70%,其中壳核出血最多,约占脑出血的60%,主要是豆纹动脉尤其是其外侧支破裂引起;丘脑出血较少,约占10%,主要是丘脑穿动脉或丘脑膝状体动脉破裂引起;尾状核及屏状核等出血少见。虽然各核出血有其特点,但出血较多时均可侵及内囊,出现一些共同症状。现将常见的症状分轻、重两型叙述如下:

(1)轻型:多属壳核出血,出血量一般为数毫升至30mL,或为丘脑小量出血,出血量仅数毫升,出血限于丘脑或侵及内囊后肢。患者突然头痛、头晕、恶心呕吐、意识清楚或轻度障碍,出血灶对侧出现不同程度的偏瘫,亦可出现偏身感觉障碍及偏盲(三偏征),两眼可向病灶侧凝视,优势半球出血可有失语。

(2)重型:多属壳核大量出血,向内扩展或穿破脑室,出血量可达30～160mL;或丘脑较大量出血,血肿侵及内囊或破入脑室。发病突然,意识障碍重,鼾声明显,呕吐频繁,可吐咖啡样胃内容物(由胃部应激性溃疡所致)。丘脑出血病灶对侧常有偏身感觉障碍或偏瘫,肌张力低,可引出病理反射,平卧位时,患侧下肢呈外旋位。但感觉障碍常先于或重于运动障碍,部分病例病灶对侧可出现自发性疼痛。常有眼球运动障碍(眼球向上注视麻痹,下视内收状态)。瞳孔缩小或不等大,一般为出血侧散大,提示已有小脑幕疝形成;部分病例有丘脑性失语(言语缓慢而不清、重复言语、发音困难、复述差,朗读正常)或丘脑性痴呆(记忆力减退、计算力下降、情感障碍、人格改变等)。如病情发展,血液大量破入脑室或损伤丘脑下部及脑干,昏迷加深,出现去大脑强直或四肢弛缓,面色潮红或苍白,出冷汗,鼾声大作,中枢性高热或体温过低,甚至出现肺水肿、上消化道出血等内脏并发症,最后多发生枕骨大孔疝死亡。

2.脑叶出血

又称皮质下白质出血。应用CT以后,发现脑叶出血约占脑出血的15%,发病年龄11～80岁不等,40岁以下占30%,年轻人多由血管畸形(包括隐匿性血管畸形)、Moyamoya病引起,老年人常见于高血压动脉硬化及淀粉样血管病等。脑叶出血以顶叶最多见,以后依次为颞叶、枕叶、额叶,40%为跨叶出血。脑叶出血除意识障碍、颅内高压和抽搐等常见症状外,还有各脑叶的特异表现。

(1)额叶出血:常有一侧或双侧的前额痛、病灶对侧偏瘫,部分病例有精神行为异常、凝视麻痹、言语障碍和癫痫发作。

(2)顶叶出血:常有病灶侧颞部疼痛病灶对侧的轻偏瘫或单瘫、深浅感觉障碍和复合感觉障碍;体象障碍、手指失认和结构失用症等,少数病例可出现下象限盲。

(3)颞叶出血:常有耳部或耳前部疼痛,病灶对侧偏瘫,但上肢瘫重于下肢,中枢性面、舌瘫可有对侧上象限盲;优势半球出血可出现感觉性失语或混合性失语;可有颞叶癫痫、幻嗅、幻视、兴奋躁动等精神症状。

(4)枕叶出血:可出现同侧眼部疼痛,同向性偏盲和黄斑回避现象,可有一过性黑矇和视物变形。

3.脑干出血

(1)中脑出血:中脑出血少见,自 CT 应用于临床后,临床已可诊断。轻症患者表现为突然出现复视、眼睑下垂、一侧或两侧瞳孔扩大、眼球不同轴、水平或垂直眼震,同侧肢体共济失调,也可表现大脑脚综合征(Weber 综合征)或红核综合征(Benedikt 综合征)。重者出现昏迷、四肢迟缓性瘫痪、去大脑强直,常迅速死亡。

(2)脑桥出血:占脑出血的 10%左右。病灶多位于脑桥中部的基底部与被盖部之间。患者表现突然头痛,同侧第Ⅵ、Ⅶ、Ⅷ对脑神经麻痹,对侧偏瘫(交叉性瘫痪),出血量大或病情重者常有四肢瘫,很快进入意识障碍、针尖样瞳孔、去大脑强直、呼吸障碍,多迅速死亡。可伴中枢性高热、大汗和应激性溃疡等。一侧脑桥小量出血可表现为脑桥腹内侧综合征(Foville 综合征)、闭锁综合征和脑桥腹外侧综合征(Millard-Gubler 综合征)。

(3)延髓出血:延髓出血更为少见,突然意识障碍,血压下降,呼吸节律不规则,心律失常,轻症病例可呈延髓背外侧综合征(Wallenberg 综合征),重症病例常因呼吸心跳停止而死亡。

4.小脑出血

约占脑出血的 10%。多见于一侧半球的齿状核部位,小脑蚓部也可发生。发病突然,眩晕明显,频繁呕吐,枕部疼痛,病灶侧共济失调,可见眼球震颤,同侧周围性面瘫,颈项强直等,如不仔细检查,易误诊为蛛网膜下隙出血。出血量不大时,主要表现为小脑症状,如病灶侧共济失调,眼球震颤,构音障碍和吟诗样语言,无偏瘫。出血量增加时,还可表现有脑桥受压体征,如展神经麻痹、侧视麻痹等,以及肢体偏瘫和(或)锥体束征。病情如继续加重,颅内压增高明显,昏迷加深,极易发生枕骨大孔疝死亡。

5.脑室出血

分原发与继发两种,继发性系指脑实质出血破入脑室者;原发性指脉络丛血管出血及室管膜下动脉破裂出血,血液直流入脑室者。以前认为脑室出血罕见,现已证实占脑出血的 3%～5%,55%的患者出血量较少,仅部分脑室有血,脑脊液呈血性,类似蛛网膜下隙出血。临床常表现为头痛、呕吐、项强、Kernig 征阳性、意识清楚或一过性意识障碍,但常无偏瘫体征,脑脊液血性,酷似蛛网膜下隙出血,预后良好,可以完全恢复正常;出血量大,全部脑室均被血液充满者,其临床表现符合既往所谓脑室出血的症状,即发病后突然头痛、呕吐、昏迷、瞳孔缩小或时大时小,眼球浮动或分离性斜视,四肢肌张力增高,病理反射阳性,早期出现去大脑强直,严重者双侧瞳孔散大,呼吸深,鼾声明显,体温明显升高,面部充血多汗,预后极差,多迅速死亡。

二、诊断与鉴别诊断

(一)诊断要点

1.一般性诊断要点

(1)急性起病,常有头痛、呕吐、意识障碍、血压增高和局灶性神经功能缺损症状,部分病例有眩晕或抽搐发作。饮酒、情绪激动、过度劳累等是常见的发病诱因。

(2)常见的局灶性神经功能缺损症状和体征包括偏瘫、偏身感觉障碍、偏盲等,多于数分钟至数小时内达到高峰。

(3)头颅 CT 扫描可见病灶中心高密度改变,病灶周边常有低密度水肿带。头颅 MRI/MRA 有助于脑出血的病因学诊断和观察血肿的演变过程。

2.各部位脑出血的临床诊断要点

(1)壳核出血:①对侧肢体偏瘫,优势半球出血常出现失语。②对侧肢体感觉障碍,主要是痛觉、温度觉减退。③对侧偏盲。④凝视麻痹,呈双眼持续性向出血侧凝视。⑤尚可出现失用、体象障碍、记忆力和计算力障碍、意识障碍等。

(2)丘脑出血:①丘脑型感觉障碍:对侧半身深浅感觉减退、感觉过敏或自发性疼痛。②运动障碍:出血侵及内囊可出现对侧肢体瘫痪,多为下肢重于上肢。③丘脑性失语:言语缓慢而不清、重复言语、发音困难、复述差,朗读正常。④丘脑性痴呆:记忆力减退、计算力下降、情感障碍、人格改变。⑤眼球运动障碍:眼球向上注视麻痹,常向内下方凝视。

(3)脑干出血:①中脑出血:突然出现复视,眼睑下垂;一侧或两侧瞳孔扩大,眼球不同轴,水平或垂直眼震,同侧肢体共济失调,也可表现 Weber 综合征或 Benedikt 综合征;严重者很快出现意识障碍,去大脑强直。②脑桥出血:突然头痛,呕吐,眩晕,复视,眼球不同轴,交叉性瘫痪或偏瘫、四肢瘫等。出血量较大时,患者很快进入意识障碍,针尖样瞳孔,去大脑强直,呼吸障碍,并可伴有高热、大汗、应激性溃疡等,多迅速死亡;出血量较少时可表现为一些典型的综合征,如 Foville 综合征、Millard—Gubler 综合征和闭锁综合征等。③延髓出血:突然意识障碍,血压下降,呼吸节律不规则,心律失常,继而死亡。轻者可表现为不典型的 Wallenberg 综合征。

(4)小脑出血:①突发眩晕、呕吐、后头部疼痛,无偏瘫。②有眼震,站立和步态不稳,肢体共济失调、肌张力降低及颈项强直。③头颅 CT 扫描示小脑半球或小脑蚓高密度影及第四脑室、脑干受压。

(5)脑叶出血:①额叶出血。前额痛、呕吐、痫性发作较多见;对侧偏瘫、共同偏视、精神障碍;优势半球出血时可出现运动性失语。②顶叶出血。偏瘫较轻,而偏侧感觉障碍显著;对侧下象限盲,优势半球出血时可出现混合性失语。③颞叶出血。表现为对侧中枢性面、舌瘫及上肢为主的瘫痪;对侧上象限盲;优势半球出血时可有感觉性或混合性失语;可有颞叶癫痫、幻嗅、幻视。④枕叶出血。对侧同向性偏盲,并有黄斑回避现象,可有一过性黑矇和视物变形;多无肢体瘫痪。

(6)脑室出血:①突然头痛、呕吐,迅速进入昏迷或昏迷逐渐加深。②双侧瞳孔缩小,四肢肌张力增高,病理反射阳性,早期出现去大脑强直,脑膜刺激征阳性。③常出现丘脑下部受损的症状及体征,如上消化道出血、中枢性高热、大汗、应激性溃疡、急性肺水肿、血糖增高、尿崩症等。④脑脊液压力增高,呈血性。⑤轻者仅表现头痛、呕吐、脑膜刺激征阳性,无局限性神经体征。临床上易误诊为蛛网膜下隙出血,需通过头颅 CT 检查来确定诊断。

(二)鉴别诊断

1.脑梗死

发病较缓,或病情呈进行性加重;头痛、呕吐等颅内压增高症状不明显;典型病例一般不难鉴别;但脑出血与大面积脑梗死、少量脑出血与脑梗死临床症状相似,鉴别较困难,常需头颅 CT 鉴别。

2.脑栓塞

起病急骤,一般缺血范围较广,症状常较重,常伴有风湿性心脏病、心房颤动、细菌性心内膜炎、心肌梗死或其他容易产生栓子来源的疾病。

3.蛛网膜下隙出血

好发于年轻人，突发剧烈头痛，或呈爆裂样头痛，以颈枕部明显，有的可痛牵颈背、双下肢。呕吐较频繁，少数严重患者呈喷射状呕吐。约50%的患者可出现短暂、不同程度的意识障碍，尤以老年患者多见。常见一侧动眼神经麻痹，其次为视神经、三叉神经和展神经麻痹，脑膜刺激征常见，无偏瘫等脑实质损害的体征，头颅CT可帮助鉴别。

4.外伤性脑出血

外伤性脑出血是闭合性头部外伤所致，发生于受冲击颅骨下或对冲部位，常见于额极和颞极，外伤史可提供诊断线索，CT可显示血肿外形不整。

5.内科疾病导致的昏迷

(1)糖尿病昏迷：

1)糖尿病酮症酸中毒：多数患者在发生意识障碍前数天有多尿、烦渴多饮和乏力，随后出现食欲缺乏、恶心、呕吐，常伴头痛、嗜睡、烦躁、呼吸深快，呼气中有烂苹果味(丙酮)。随着病情进一步发展，出现严重失水，尿量减少，皮肤弹性差，眼球下陷，脉细速，血压下降，至晚期时各种反射迟钝甚至消失，嗜睡甚至昏迷。尿糖、尿酮体呈强阳性，血糖和血酮体均有升高。头部CT结果阴性。

2)高渗性非酮症糖尿病昏迷：起病时常先有多尿、多饮，但多食不明显，或反而食欲缺乏，以致常被忽视。失水随病程进展逐渐加重，出现神经精神症状，表现为嗜睡、幻觉、定向障碍、偏盲、上肢拍击样粗震颤、痫性发作(多为局限性发作)等，最后陷入昏迷。尿糖强阳性，但无酮症或较轻，血尿素氮及肌酐升高。突出地表现为血糖常高至33.3mmol/L(600mg/dL)以上，一般为33.3～66.6mmol/L(600～1200mg/dL)；血钠升高可达155mmol/L；血浆渗透压显著增高达330～460mmol/L，一般在350mmol/L以上。头部CT结果阴性。

(2)肝性昏迷：有严重肝病和(或)广泛门体侧支循环，精神紊乱、昏睡或昏迷，明显肝功能损害或血氨升高，扑翼(击)样震颤和典型的脑电图改变(高波幅的S波，每秒少于4次)等，有助于诊断与鉴别诊断。

(3)尿毒症昏迷：少尿(<400mL/d)或无尿(<50mL/d)，血尿，蛋白尿，管型尿，氮质血症，水电解质紊乱和酸碱失衡等。

(4)急性酒精中毒：

1)兴奋期：血酒精浓度达到11mmol/L(50mg/dL)即感头痛、欣快、兴奋。血酒精浓度超过16mmol/L(75mg/dL)，健谈、饶舌、情绪不稳定、自负、易激怒，可有粗鲁行为或攻击行动，也可能沉默、孤僻；浓度达到22mmol/L(100mg/dL)时，驾车易发生车祸。

2)共济失调期：血酒精浓度达到33mmol/L(150mg/dL)时，肌肉运动不协调，行动笨拙，言语含糊不清，眼球震颤，视力模糊，复视，步态不稳，出现明显共济失调。浓度达到43mmol/L(200mg/dL)时，出现恶心、呕吐、困倦。

3)昏迷期：血酒精浓度升至54mmol/L(250mg/dL)时，患者进入昏迷期，表现昏睡、瞳孔散大、体温降低。血酒精浓度超过87mmol/L(400mg/dL)时，患者陷入深昏迷，心率快、血压下降，呼吸慢而有鼾音，可出现呼吸、循环麻痹而危及生命。实验室检查可见血清酒精浓度升高,呼出气中酒精浓度与血清乙醇浓度相当;动脉血气分析可见轻度代谢性酸中毒;电解质失衡,可见低血钾、低血镁和低血钙;血糖可降低。

(5)低血糖昏迷:低血糖昏迷是指各种原因引起的重症的低血糖症。患者突然昏迷、抽搐,表现为局灶神经系统症状的低血糖易被误诊为脑出血。化验血糖低于2.8mmol/L,推注葡萄糖后症状迅速缓解,发病后72h复查头部CT结果阴性。

(6)药物中毒:

1)镇静催眠药中毒:有服用大量镇静催眠药史,出现意识障碍和呼吸抑制及血压下降。胃液、血液、尿液中检出镇静催眠药。

2)阿片类药物中毒:有服用大量吗啡或哌替啶的阿片类药物史,或有吸毒史,除了出现昏迷、针尖样瞳孔(哌替啶的急性中毒瞳孔反而扩大)、呼吸抑制"三联征"等特点外,还可出现发绀、面色苍白、肌肉无力、惊厥、牙关禁闭、角弓反张,呼吸先浅而慢,后叹息样或潮式呼吸、肺水肿、休克、瞳孔对光反射消失,死于呼吸衰竭。血、尿阿片类毒物成分,定性试验呈阳性。使用纳洛酮可迅速逆转阿片类药物所致的昏迷、呼吸抑制、缩瞳等毒性作用。

(7)CO中毒:

1)轻度中毒:血液碳氧血红蛋白(COHb)可高于10%～20%。患者有剧烈头痛、头晕、心悸、口唇黏膜呈樱桃红色、四肢无力、恶心、呕吐、嗜睡、意识模糊、视物不清、感觉迟钝、谵妄、幻觉、抽搐等。

2)中度中毒:血液COHb浓度可高达30%～40%。患者出现呼吸困难、意识丧失、昏迷,对疼痛刺激可有反应,瞳孔对光反射和角膜反射可迟钝,腱反射减弱,呼吸、血压和脉搏可有改变。经治疗可恢复且无明显并发症。

3)重度中毒:血液COHb浓度可高于50%以上。深昏迷,各种反射消失。患者可呈去大脑皮质状态(患者可以睁眼,但无意识,不语,不动,不主动进食或大小便,呼之不应,推之不动,肌张力增强),常有脑水肿、惊厥、呼吸衰竭、肺水肿、上消化道出血、休克和严重的心肌损害,出现心律失常,偶可发生心肌梗死,有时并发脑局灶损害,出现锥体系或锥体外系损害体征,监测血中COHb浓度可明确诊断。

应详细询问病史,内科疾病导致昏迷者有相应的内科疾病病史,仔细查体,局灶体征不明显;脑出血者则同向偏视、一侧瞳孔散大、一侧面部船帆现象、一侧上肢出现扬鞭现象、一侧下肢呈外旋位,血压升高。CT检查可助鉴别。

三、治疗

急性期的主要治疗原则是:保持安静,防止继续出血;积极抗脑水肿,降低颅内压;调整血压,改善循环;促进神经功能恢复;加强护理,防治并发症。

(一)一般治疗

1.常规治疗

(1)卧床休息3～4周,脑出血发病后24h内,特别是6h内可有活动性出血或血肿继续扩大,应尽量减少搬运,就近治疗。重症需严密观察体温、脉搏、呼吸、血压、瞳孔和意识状态等生命体征变化。

(2)保持呼吸道通畅,头部抬高15°～30°,切忌无枕仰卧;疑有脑疝时应床脚抬高45°,意识障碍患者应将头歪向一侧,以利于扣腔、气道分泌物及呕吐物流出;痰稠不易吸出,则要行气管切开,必要时吸氧,以使动脉血氧饱和度维持在 90% 以上。

(3)意识障碍或消化道出血者宜禁食 24~48h,发病后 3 天,仍不能进食者,应鼻饲以确保营养。过度烦躁不安的患者可适量用镇静药。

(4)注意口腔护理,保持大便通畅,留置尿管的患者应做膀胱冲洗以预防尿路感染。加强护理,经常翻身,预防压疮,保持肢体功能位置。

(5)注意水、电解质平衡,加强营养。注意补钾,液体量应控制在 2000mL/d 左右,或以尿加 500mL 来估算,不能进食者鼻饲各种营养品。对于频繁呕吐、胃肠道功能减弱或有严重的应激性溃疡者,应考虑给予肠外营养。如有高热、多汗、呕吐或腹泻者,可适当增加入液量,或 10% 脂肪乳 500mL 静脉滴注,每日 1 次。如需长期采用鼻饲,应考虑胃造瘘术。

(6)脑出血急性期血糖含量增高可以是原有糖尿病的表现或是应激反应。高血糖和低血糖都能加重脑损伤,当患者血糖含量增高超过 11.1mmol/L 时,应立即给予胰岛素治疗,将血糖控制在 8.3mmol/L 以下,同时应监测血糖,若发生低血糖,可用葡萄糖口服或注射纠正低血糖。

2.亚低温治疗

能够减轻脑水肿,减少自由基的产生,促进神经功能缺损恢复,改善患者预后。降温方法,立即行气管切开,静脉滴注冬眠肌松合剂(0.9% 氯化钠注射液 500mL＋氯丙嗪 100mg＋异丙嗪 100mg),同时冰毯机降温。行床旁监护仪连续监测体温(T)、心率(HR)、血压(BP)、呼吸(R)、脉搏(P)、血氧饱和度(SpO_2)、颅内压(ICP)。直肠温度(RT)维持在 34~36℃,持续 3~5 天。冬眠肌松合剂用量和速度根据患者 T、HR、BP、肌张力等调节。保留自主呼吸,必要时应用同步呼吸机辅助呼吸,维持 SpO_2 在 95% 以上,10~12h 将 RT 降至 34~36℃。当 ICP 降至正常后 72h,停止亚低温治疗。采用每日恢复 1~2℃,复温速度不超过 0.1℃/h。在 24~48h 内,将患者 RT 复温至 36.5~37℃。局部亚低温治疗实施越早,效果越好,建议在脑出血发病 6h 内使用,治疗时间最好持续 48~72h。

(二)调控血压和防止再出血

脑出血患者一般血压都高,甚至比平时更高,这是因为颅内压增高时机体保证脑组织供血的代偿性反应,当颅内压下降时血压亦随之下降,因此一般不应使用降血压药物,尤其是注射利血平等强有力降压剂。目前理想的血压控制水平还未确定,主张采取个体化原则,应根据患者年龄、病前有无高血压、病后血压情况等确定适宜血压水平。但血压过高时,容易增加再出血的危险性,则应及时控制高血压。一般来说,收缩压 2200mmHg,舒张压≥115mmHg 时,应降血压治疗,使血压控制于治疗前原有血压水平或略高水平。收缩压≤180mmHg 或舒张压≤115mmHg 时,或平均动脉压<130mmHg 时可暂不使用降压药,但需密切观察。收缩压在 180~230mmHg 或舒张压在 105~140mmHg 宜口服卡托普利、美托洛尔等降压药,收缩压 180mmHg 以内或舒张压 105mmHg 以内,可观察而不用降压药。急性期过后(约 2 周),血压仍持续过高时可系统使用降压药,急性期血压急骤下降表明病情严重,应给予升压药物以保证足够的脑供血量。

止血剂及凝血剂对脑出血并无效果,但如合并消化道出血或有凝血障碍时仍可使用。消化道出血时,还可经胃管鼻饲或口服云南白药、三七粉、氢氧化铝凝胶和(或)冰牛奶、冰盐水等。

(三)控制脑水肿

脑出血后 48h 水肿达到高峰,维持 3～5 天或更长时间后逐渐消退。脑水肿可使 ICP 增高和导致脑疝,是影响功能恢复的主要因素和导致早期死亡的主要死因。积极控制脑水肿、降低 ICP 是脑出血急性期治疗的重要环节,必要时可行 ICP 监测。治疗目标是使 ICP 降至 20mmHg 以下,脑灌注压>70mmHg,应首先控制可加重脑水肿的因素,保持呼吸道通畅,适当给氧,维持有效脑灌注,限制液体和盐的入量等。应用皮质类固醇减轻脑出血后脑水肿和降低 ICP,其有效证据不充分;脱水药只有短暂作用,常用 20% 甘露醇、利尿药如呋塞米等。

1.20% 甘露醇

为渗透性脱水药,可在短时间内使血浆渗透压明显升高,形成血与脑组织间渗透压差,使脑组织间液水分向血管内转移,经肾脏排出,每 8g 甘露醇可由尿带出水分 100mL,用药后 20～30min 开始起效,2～3h 作用达峰。常用剂量 125～250mL,6～8 时/次,疗程 7～10 天。如患者出现脑疝征象可快速加压经静脉或颈动脉推注,可暂时缓解症状,为术前准备赢得时间。冠心病、心肌梗死、心力衰竭和肾功能不全者慎用,注意用药不当可诱发肾衰竭和水盐及电解质失衡。因此,在应用甘露醇脱水时,一定要严密观察患者尿量、血钾和心肾功能,一旦出现尿少、血尿、无尿时应立即停用。

2.利尿剂

呋塞米注射液较常用,脱水作用不如甘露醇,但可抑制脑脊液产生,用于心肾功能不全不能用甘露醇的患者,常与甘露醇合用,减少甘露醇用量。每次 20～40mg,每日 2～4 次,静脉注射。

3.甘油果糖氯化钠注射液

该药为高渗制剂,通过高渗透性脱水,能使脑水分含量减少,降低颅内压。本品降低颅内压作用起效较缓,持续时间较长,可与甘露醇交替使用。推荐剂量为每次 250～500mL,每日 1～2次,静脉滴注,连用 7 天左右。

4.10% 人血清蛋白

通过提高血浆胶体渗透压发挥对脑组织脱水降颅压作用,改善病灶局部脑组织水肿,作用持久。适用于低蛋白血症的脑水肿伴高颅压的患者。推荐剂量每次 10～20g,每日 1～2 次,静脉滴注。该药可增加心脏负担,心功能不全者慎用。

5.地塞米松

可防止脑组织内星形胶质细胞肿胀,降低毛细血管通透性,维持血脑屏障功能。抗脑水肿作用起效慢,用药后 12～36h 起效。剂量每日 10～20mg,静脉滴注。由于易并发感染或使感染扩散,可促进或加重应激性上消化道出血,影响血压和血糖控制等,临床不主张常规使用,病情危重、不伴上消化道出血者可早期短时间应用。

若药物脱水、降颅压效果不明显,出现颅高压危象时可考虑转外科手术开颅减压。

(四)控制感染

发病早期或病情较轻时通常不需使用抗生素,老年患者合并意识障碍易并发肺部感染,合并吞咽困难易发生吸入性肺炎,尿潴留或导尿易合并尿路感染,可根据痰液或尿液培养、药物敏感试验等选用抗生素治疗。

（五）维持水、电解质平衡

患者液体的输入量最好根据其中心静脉压（CVP）和肺毛细血管楔压（PCWP）来调整,CVP 保持在 $5\sim12$ mmHg 或者 PCWP 维持在 $10\sim14$ mmHg。无此条件时每日液体输入量可按前 1 天尿量＋500mL 估算。每日补钠 $50\sim70$ mmol/L,补钾 $40\sim50$ mmol/L,糖类 $13.5\sim18$ g。使用液体种类应以 0.9%氯化钠注射液或复方氯化钠注射液（林格液）为主,避免用高渗糖水,若用糖时可按每 4g 糖加 1U 胰岛素后再使用。由于患者使用大量脱水药、进食少、合并感染等原因,极易出现电解质紊乱和酸碱失衡,应加强监护和及时纠正,意识障碍患者可通过鼻饲管补充足够热量的营养和液体。

（六）对症治疗

1.中枢性高热

宜先行物理降温,如头部、腋下及腹股沟区放置冰袋,戴冰帽或睡冰毯等。效果不佳可用多巴胺受体激动剂如溴隐亭 3.75mg/d,逐渐加量至 $7.5\sim15.0$ mg/d,分次服用。

2.痫性发作

可静脉缓慢推注（注意患者呼吸）地西泮 $10\sim20$ mg,控制发作后可予卡马西平片,每次 100mg,每日 2 次。

3.应激性溃疡

丘脑、脑干出血患者常合并应激性溃疡和引起消化道出血,机制不明,可能是出血影响边缘系统、丘脑、丘脑下部及下行自主神经纤维,使肾上腺皮质激素和胃酸分泌大量增加,黏液分泌减少及屏障功能削弱。常在病后第 $2\sim14$ 天突然发生,可反复出现,表现呕血及黑便,出血量大时常见烦躁不安、口渴、皮肤苍白、湿冷、脉搏细速、血压下降、尿量减少等外周循环衰竭表现。可采取抑制胃酸分泌和加强胃黏膜保护治疗,用 H_2 受体阻滞剂如：

（1）雷尼替丁,每次 150mg,每日 2 次,口服。

（2）西咪替丁,$0.4\sim0.8$ g/d,加入 0.9%氯化钠注射液,静脉滴注。

（3）注射用奥美拉唑钠,每次 40mg,每 12h 静脉注射 1 次,连用 3 天。还可用硫糖铝,每次 1g,每日 4 次,口服;或氢氧化铝凝胶,每次 $40\sim60$ mL,每日 4 次,口服。若发生上消化道出血可用去甲肾上腺素 $4\sim8$ mg 加冰盐水 $80\sim100$ mL,每日 $4\sim6$ 次,口服;云南白药,每次 0.5g,每日 4 次,口服。保守治疗无效时可在胃镜下止血,须注意呕血引起窒息,并补液或输血维持血容量。

4.心律失常

心房颤动常见,多见于病后前 3 天。心电图复极改变常导致易损期延长,易损期出现的期前收缩可导致室性心动过速或心室颤动,这可能是脑出血患者易发生猝死的主要原因。心律失常影响心排出量,降低脑灌注压,可加重原发脑病变,影响预后。应注意改善冠心病患者的心肌供血,给予常规抗心律失常治疗,及时纠正电解质紊乱,可试用受体阻滞剂和钙通道阻滞剂治疗,维护心脏功能。

5.大便秘结

脑出血患者,由于卧床等原因,常会出现便秘。用力排便时腹压增高,从而使颅内压升高,可加重脑出血症状。便秘时腹胀不适,使患者烦躁不安,血压升高,亦可使病情加重,故脑出血患者便秘的护理十分重要。便秘可用甘油灌肠剂(支),患者侧卧位插入肛门内 6～10cm,将药液缓慢注入直肠内 60mL,5～10min 即可排便;缓泻剂如酚酞 2 片,每晚口服,亦可用中药番泻叶 3～9g 泡服。

6.稀释性低钠血症

又称血管升压素分泌异常综合征,10%的脑出血患者可发生。因血管升压素分泌减少,尿排钠增多,血钠降低,可加重脑水肿,每日应限制水摄入量在 800～1000mL,补钠 9～12g;宜缓慢纠正,以免导致脑桥中央髓鞘溶解症。另有脑钙盐综合征,是心钠素分泌过高导致低钠血症,应输液补钠治疗。

7.下肢深静脉血栓形成

急性脑卒中患者易并发下肢和瘫痪肢体深静脉血栓形成,患肢进行性水肿和发硬,肢体静脉血流图检查可确诊。勤翻身、被动活动或抬高瘫痪肢体可预防;治疗可用肝素 5000U,静脉滴注,每日 1 次;或低分子量肝素,每次 4000U,皮下注射,每日 2 次。

(七)外科治疗

可挽救重症患者的生命及促进神经功能恢复,手术宜在发病后 6～24h 内进行,预后直接与术前意识水平有关,昏迷患者通常手术效果不佳。

1.手术指征

(1)脑叶出血:患者清醒、无神经障碍和小血肿(<20mL)者,不必手术,可密切观察和随访。患者意识障碍、大血肿和在 CT 片上有占位征,应手术。

(2)基底节和丘脑出血:大血肿、神经障碍者应手术。

(3)脑桥出血:原则上内科治疗,但对非高血压性脑桥出血如海绵状血管瘤,可手术治疗。

(4)小脑出血:血肿直径≥2cm 者应手术,特别是合并脑积水、意识障碍、神经功能缺失和占位征者。

2.手术禁忌证

(1)深昏迷患者(GCS3～5 级)或去大脑强直。

(2)生命体征不稳定,如血压过高、高热、呼吸不规则,或有严重系统器质病变者。

(3)脑干出血。

(4)基底节或丘脑出血影响到脑干。

(5)病情发展急骤,发病数小时即深昏迷者。

3.常用手术方法

(1)小脑减压术:是高血压性小脑出血最重要的外科治疗,可挽救生命和逆转神经功能缺损,病程早期患者处于清醒状态时手术效果好。

(2)开颅血肿清除术:占位效应引起中线结构移位和初期脑疝时外科治疗可能有效。

(3)钻孔扩大骨窗血肿清除术。

(4)钻孔微创颅内血肿清除术。

(5)脑室出血脑室引流术。

(八)早期康复治疗

原则上应尽早开始。在神经系统症状不再进展，没有严重精神、行为异常，生命体征稳定，没有严重的并发症时即可开始康复治疗的介入，但需注意康复方法的选择。早期康复治疗对恢复患者的神经功能，提高生活质量是十分有利的。早期对瘫痪肢体进行按摩及被动运动，开始有主动运动时即应根据康复要求按阶段进行训练，以促进神经功能恢复，避免出现关节挛缩、肌肉萎缩和骨质疏松。对失语患者需加强言语康复训练。

(九)加强护理,防治并发症

常见的并发症有肺部感染、上消化道出血、吞咽困难和水电解质紊乱、下肢静脉血栓形成、肺栓塞、肺水肿、冠状动脉性疾病和心肌梗死、心脏损伤、痫性发作等。脑出血预后与急性期护理有直接关系，合理的护理措施十分重要。

1.体位

头部抬高 15°～30°，既能保持脑血流量，又能保持呼吸道通畅，切忌无枕仰卧。凡意识障碍患者宜采用侧卧位，头稍前屈，以利口腔分泌物流出。

2.饮食与营养

营养不良是脑出血患者常见的易被忽视的并发症，应充分重视。重症意识障碍患者急性期应禁食 1～2 天，静脉补给足够能与维生素，发病 48h 后若无活动性消化道出血，可鼻饲流质饮食，应考虑营养合理搭配与平衡。患者意识转清、咳嗽反射良好、能吞咽时可停止鼻饲，应注意喂食时宜取半卧位，食物宜做成糊状，流质饮料均应选用茶匙喂食，喂食出现呛咳可拍背。

3.呼吸道护理

脑出血患者应保持呼吸道通畅和足够通气量，意识障碍或脑干功能障碍患者应行气管插管，指征是 $PaO_2 < 60mmHg$、$PaCO_2 > 50mmHg$ 或有误吸危险者。鼓励勤翻身、拍背，鼓励患者尽量咳嗽，咳嗽无力痰多时可超声雾化治疗，呼吸困难、呼吸道痰液多、经鼻抽吸困难者可考虑气管切开。

4.压疮防治与护理

昏迷或完全性瘫痪患者易发生压疮，预防措施包括定时翻身，保持皮肤干燥清洁，在骶部、足跟及骨隆起处加垫气圈，经常按摩皮肤及活动瘫痪肢体促进血液循环，皮肤发红可用 70％酒精溶液或温水轻柔，涂以 3.5％安息香酊。

四、护理诊断

(一)有受伤危险

与脑出血导致神经功能损害、意识障碍有关。

(二)潜在并发症

脑疝,肺部感染。

五、护理目标

1.患者不应出现跌倒、压疮、窒息等并发症。

2.配合治疗,预防脑疝,及时发现脑疝。

3.预防肺部感染,及时发现肺部感染。

六、护理措施

(一)一般护理

保持安静,尽量避免不必要的搬动,绝对卧床 2~4 周,抬高头位 15°~30°,减轻脑水肿。避免各种引起颅内压增高的因素,如剧烈咳嗽、用力大便、躁动等,头痛、过度烦躁不安者,可酌情适当给予镇静止痛剂,便秘者可选用缓泻剂。给予高蛋白、高维生素、清淡、易消化、营养丰富的半流质或流质饮食,吞咽障碍者给予鼻饲饮食,鼻饲患者应定时回抽胃液,如有胃潴留或咖啡色胃液,应停止鼻饲,通知医生,必要时应行肠外营养。

(二)病情观察

应密切观察患者的意识状态、生命体征、瞳孔、肢体功能等变化,发现异常及时向医生告知。

患者如出现剧烈头痛、喷射样呕吐、烦躁不安、血压升高、心率减慢、意识障碍加重、双侧瞳孔不等大、呼吸节律不规则,提示可能出现脑疝,应立即告知医生,立即为患者吸氧、建立静脉通道,配合医生抢救。患者出现咳嗽咳痰,喉中痰鸣、发热,提示出现肺部感染,应通知医生,加强气道管理,必要时给予开放气道。

(三)对偏瘫肢体的护理

尽量保存肢体活动和肌张力,每天进行患肢各关节的被动活动,借助软枕将各关节放置于功能位,手臂维持外展位,肘部微屈,仰卧位进肩关节高过肩,膝下放小软枕,使膝屈曲。使用气垫床及水袋,定时翻身,更换体位,防止压疮产生。

(四)疾病知识指导

帮助患者及其家属了解本病的治疗及预防知识,向患者及其家属说明疾病的危险因素,改正不良生活习惯,尽量保持情绪稳定,避免血压骤然升高,保持大便通畅。告知患者及其家属遵医嘱正确服用降压药,维持血压稳定,发现血压异常波动或剧烈头痛、头晕、肢体瘫痪麻木、吐词不利时立即就医。告知患者及其家属持续康复训练的意义,教授患者及其家属自我康复训练的技巧及护理方法。

七、护理评价

1.患者是否出现跌倒、受伤。

2.患者是否出现脑疝、肺部感染并发症,出现时是否得到及时发现及救治。

3.患者是否了解本病的相关知识,是否能适应病后的生活状态。

第三节 短暂性脑缺血发作

短暂性脑缺血发作(TIA)是指因脑血管病变引起的短暂性、局限性脑功能缺失或视网膜功能障碍。临床症状一般持续 10~20min,多在 1h 内缓解,最长不超过 24h,不遗留神经功能缺失症状,结构性影像学(CT、MRI)检查无责任病灶。凡临床症状持续超过 1h 且神经影像学检查有明确病灶者不宜称为 TIA。

1975年,曾将TIA定义限定为24h,这是基于时间的定义。2002年;美国TIA工作组提出了新的定义,即由于局部脑或视网膜缺血引起的短暂性神经功能缺损发作,典型临床症状持续不超过1h,且无急性脑梗死的证据。TIA新的基于组织学的定义以脑组织有无损伤为基础,更有利于临床医师及时进行评价,使急性脑缺血能得到迅速干预。

流行病学统计表明,15%的脑卒中患者曾发生过TIA。不包括未就诊的患者,美国每年TIA发作人数估计为20万~50万人。TIA发生脑卒中率明显高于一般人群,TIA后第1个月内发生脑梗死者占4%~8%;1年内12%~13%;5年内增至24%~29%。TIA患者发生脑卒中在第1年内较一般人群高13~16倍,是最严重的"卒中预警"事件,也是治疗干预的最佳时机,频发TIA更应以急诊处理。

一、临床表现

TIA多发于老年人,男性多于女性。发病突然,恢复完全,不遗留神经功能缺损的症状和体征,多有反复发作的病史。持续时间短暂,一般为10~15min,颈内动脉系统平均为14min,椎-基底动脉系统平均为8min,每日可有数次发作,发作间期无神经系统症状及阳性体征。颈内动脉系统TIA与椎-基底动脉系统TIA相比,发作频率较少,但更容易进展为脑梗死。

TIA神经功能缺损的临床表现依据受累的血管供血范围而不同,临床常见的神经功能缺损有以下两种。

(一)颈动脉系统TIA

最常见的症状为对侧面部或肢体的一过性无力和感觉障碍、偏盲,偏侧肢体或单肢的发作性轻瘫最常见,通常以上肢和面部较重,优势半球受累可出现语言障碍。单眼视力障碍为颈内动脉系统TIA所特有,短暂的单眼黑矇是颈内动脉分支——眼动脉缺血的特征性症状,表现为短暂性视物模糊、眼前灰暗感或云雾状。

(二)椎-基底动脉系统TIA

常见症状为眩晕、头晕、平衡障碍、复视、构音障碍、吞咽困难、皮质性盲和视野缺损、共济失调、交叉性肢体瘫痪或感觉障碍。脑干网状结构缺血可能由于双下肢突然失张力,造成跌倒发作。颞叶、海马、边缘系统等部位缺血可能出现短暂性全面性遗忘症,表现为突发的一过性记忆丧失,时间、空间定向力障碍,患者有自知力,无意识障碍,对话、书写、计算能力保留,症状可持续数分钟至数小时。

血流动力学型TIA与微栓塞型TIA在临床表现上也有所区别。

二、诊断与鉴别诊断

(一)诊断

诊断只能依靠病史,根据血管分布具有急性短暂神经功能障碍与可逆性发作特点,结合CT排除出血性疾病可考虑TIA。确立TIA诊断后应进一步进行病因、发病机制的诊断和危险因素分析。TIA和脑梗死之间并没有截然的区别,两者应被视为一个疾病动态演变过程的不同阶段,应尽可能采用"组织学损害"的标准界定两者。

(二)鉴别诊断

鉴别需要考虑其他可以导致短暂性神经功能障碍发作的疾病。

1.局灶性癫痫后出现的 Todd 麻痹

局限性运动性发作后可能遗留短暂的肢体无力或轻偏瘫,持续 0.5～36h 后可消除。患者有明确的癫痫病史,脑电波(EEG)可见局限性异常,CT 或 MRI 可能发现脑内病灶。

2.偏瘫型偏头痛

多于青年期发病,女性多见,可有家族史,头痛发作的同时或过后出现同侧或对侧肢体不同程度瘫痪,并可在头痛消退后持续一段时间。

3.昏厥

为短暂性弥散性脑缺血、缺氧所致,表现为短暂性意识丧失,常伴有面色苍白、大汗、血压下降,EEG 多数正常。

4.梅尼埃病

发病年龄较轻,发作性眩晕、恶心、呕吐可与椎－基底动脉系统 TIA 相似,反复发作常合并耳鸣及听力减退,症状可持续数小时至数天,但缺乏中枢神经系统定位体征。

5.其他

血糖异常、血压异常、颅内结构性损伤(如肿瘤、血管畸形、硬膜下血肿、动脉瘤等)、多发性硬化等,也可能出现类似 TIA 的临床症状。临床上可以依靠影像学资料和实验室检查进行鉴别诊断。

三、治疗

TIA 是缺血性血管病变的重要部分。TIA 既是急症,也是预防缺血性血管病变的最佳和最重要时机。TIA 的治疗与二级预防密切结合,可减少脑卒中及其他缺血性血管事件发生。TIA 症状持续 1h 以上,应按照急性脑卒中流程进行处理。根据 TIA 病因和发病机制的不同,应采取不同的治疗策略。

(一)控制危险因素

TIA 需要严格控制危险因素,包括调整血压、血糖、血脂、同型半胱氨酸,以及戒烟、治疗心脏疾病、避免大量饮酒、有规律的体育锻炼、控制体重等。已经发生 TIA 的患者或高危人群可长期服用抗血小板药物。肠溶阿司匹林为目前最主要的预防性用药之一。

(二)药物治疗

1.抗血小板聚集药物

阻止血小板活化、黏附和聚集,防止血栓形成,减少动脉－动脉微栓子。常用药物为:

(1)阿司匹林肠溶片:通过抑制环氧化酶减少血小板内花生四烯酸转化为血栓烷 A_2(TXA$_2$)防止血小板聚集,各国指南推荐的标准剂不同,我国指南的推荐剂量为 75～150mg/d。

(2)氯吡格雷(75mg/d):也是被广泛采用的抗血小板药,通过抑制血小板表面的二磷酸腺苷(ADP)受体阻止血小板积聚。

(3)双嘧达莫:为血小板磷酸二酯酶抑制剂,缓释剂可与阿司匹林联合使用,效果优于单用阿司匹林。

2.抗凝治疗

考虑存在心源性栓子的患者应予抗凝治疗。抗凝剂种类很多,肝素、低分子量肝素、口服抗凝剂(如华法林、香豆素)等均可选用,但除低分子量肝素外,其他抗凝剂如肝素、华法林等应用过程中应注意检测凝血功能,以避免发生出血不良反应。低分子量肝素,每次 4000～5000U,腹部皮下注射,每日 2 次,连用 7～10 天,与普通肝素比较,生物利用度好,使用安全。口服华法林 6～12mg/d,3～5 天后改为 2～6mg/d 维持,目标国际标准化比值(INR)范围为2.0～3.0。

3.降压治疗

血流动力学型 TIA 的治疗以改善脑供血为主,慎用血管扩张药物,除抗血小板聚集、降脂治疗外,需慎重管理血压,避免降压过度,必要时可给予扩容治疗。在大动脉狭窄解除后,可考虑将血压控制在目标值以下。

4.生化治疗

防治动脉硬化及其引起的动脉狭窄和痉挛以及斑块脱落的微栓子栓塞造成 IA。主要用药有:维生素 B_1,每次 10mg,3 次/天;维生素 B_2,每次 5mg,3 次/天;维生素,每次 10mg,3 次/天;复合维生素 B,每次 10mg,3 次/天;维生素 C,每次 100mg,3 次/天;叶酸片,每次 5mg,3次/天。

(三)手术治疗

颈动脉内膜剥脱术(CEA)和颈动脉支架治疗(CAS)适用于症状性颈动脉狭窄 70％以上的患者,实际操作上应从严掌握适应证。仅为预防脑卒中而让无症状的颈动脉狭窄患者冒险手术不是正确的选择。

四、护理诊断

(一)有跌倒危险

与突发肢体瘫痪、眩晕、失明、意识障碍有关。

(二)潜在并发症

脑卒中。

(三)知识缺乏

缺乏对疾病的了解及防治知识。

五、护理目标

1.预防跌倒,保障患者安全。

2.降低患者进展为完全性卒中的风险。

3.使患者充分了解本病,掌握防治知识。

六、护理措施

(一)一般护理

指导患者发作时卧床休息,枕头不宜过高,以免减少头部血供。频繁发作者减少活动,沐浴、外出应有家人陪伴。饮食应低盐低脂,充足的蛋白质和丰富的维生素、纤维素,保持大便通畅,避免用力大便。

(二)病情观察

对频繁发作的患者,注意记录每次发作的持续时间、间隔时间和伴随症状,观察患者肢体无力、麻木等症状是否减轻或加重,有无头痛、头晕、言语、吞咽等其他功能障碍,警惕进展为完全性卒中。

(三)用药护理

指导患者按医嘱正确用药,不能随意更改、终止用药,或自行购药服用。告知患者所用药物的机制和不良反应。阿司匹林等抗血小板聚集药物主要不良反应有恶心、腹痛等消化道症状,牙龈及皮下出血等。华法林等抗凝药的不良反应主要为出血,应注意观察大便颜色、皮肤紫癜、牙龈出血等情况。

(四)心理护理

根据心理−社会评估情况,结合患者具体病情加以安慰,鼓励患者树立战胜疾病的信心,能配合医护人员坚持治疗,达到提高生活质量的目的。

(五)疾病知识指导

帮助患者及其家属了解本病的治疗及预防知识,向患者及其家属说明疾病的危险因素,说明肥胖、吸烟、缺乏运动等与疾病的关系,帮助患者寻找疾病的病因及自身危险因素,指导患者改善生活习惯,戒烟、限酒、低盐低脂饮食、适当运动。告知患者及其家属本病为完全性卒中的先兆或警示,说明本病的预后,引起患者重视。

七、护理评价

1.患者是否出现跌倒、外伤。

2.患者是否进展为完全性卒中。

3.患者是否能遵嘱用药。

4.患者是否了解本病的相关知识。

第四节　帕金森病

帕金森病(PD)旧称震颤麻痹,是发生于中年以上的中枢神经系统慢性进行性变性疾病,病因至今不明,多缓慢起病,逐渐加重,病变主要在黑质和纹状体。其他疾病累及锥体外系统也可引起同样的临床表现者,则称为震颤麻痹综合征或帕金森综合征。由 James Parkinson (1817 年)首先描述。65 岁以上人群患病率为 1000/10 万,随年龄增高,男性稍多于女性。

一、临床表现

(一)震颤

肢体和头面部不自主抖动,这种抖动在精神紧张时和安静时尤为明显,病情严重时抖动呈持续性,只有在睡眠后消失。

(二)肌肉僵直,肌张力增高

表现手指伸直,掌指关节屈曲,拇指内收,腕关节伸直,头前倾,躯干俯屈,髋关节和膝关节屈曲等特殊姿势。

(三)运动障碍

运动减少,动作缓慢,写字越写越小,精细动作不能完成,开步困难,慌张步态,走路前冲,呈碎步,面部缺乏表情。

(四)其他症状

多汗、便秘,油脂脸,直立性低血压,精神抑郁症状等,部分患者伴有智力减退。

二、体格检查

(一)震颤

检查可发现静止性、姿势性震颤,手部可有搓丸样动作。

(二)肌强直

患肢肌张力增高,可因均匀的阻力而出现"铅管样强直",如伴有震颤则似齿轮样转动,称为"齿轮样强直"。四肢躯干颈部和面部肌肉受累出现僵直,患者出现特殊姿态。

(三)运动障碍

平衡反射、姿势反射和翻正反射等障碍以及肌强直导致的一系列运动障碍,写字过小症以及慌张步态等。

(四)自主神经系统体征

仅限于震颤一侧的大量出汗和皮脂腺分泌增加等体征,食管、胃及小肠的功能障碍导致吞咽困难和食管反流,以及顽固性便秘等。

三、辅助检查

(一)MRI

唯一的改变为在 T2 相上呈低信号的红核和黑质网状带间的间隔变窄。

(二)正电子发射计算机断层扫描(PET)

可检出纹状体摄取功能下降,其中又以壳核明显,尾状核相对较轻,即使症状仅见于单侧的患者也可查出双侧纹状体摄功能降低。尚无明确症状的患者,PET 若检出纹状体的摄取功能轻度下降或处于正常下界,以后均发病。

四、诊断

(一)诊断思维

1.帕金森病实验室检查及影像学检查多无特殊异常

临床诊断主要依赖发病年龄、典型临床症状及治疗性诊断(即应用左旋多巴有效)。

2.帕金森病诊断明确后

还须进行帕金森病综合评量表(UPDRS)评分及分级,来评判帕金森病的严重程度并指导下步治疗。

(二)鉴别诊断

1.脑炎后帕金森综合征

通常所说的昏睡性脑炎所致帕金森综合征,已近 70 年未见报道,因此该脑炎所致脑炎后帕金森综合征也随之消失。近年报道病毒性脑炎患者可有帕金森样症状,但本病有明显感染症状,可伴有颅神经麻痹、肢体瘫痪、抽搐、昏迷等神经系统损害的症状,脑脊液可有细胞数轻至中度增高、蛋白增高、糖减低等。病情缓解后其帕金森样症状随之缓解,可与帕金森病鉴别。

2.肝豆状核变性

隐性遗传性疾病、约 1/3 有家族史,青少年发病、可有肢体肌张力增高、震颤、面具样脸、扭转痉挛等锥体外系症状,具有肝脏损害,角膜 K－F 环及血清铜蓝蛋白降低等特征性表现,可与帕金森病鉴别。

3.特发性震颤

属显性遗传病,表现为头、下颌、肢体不自主震颤,震颤频率可高可低,高频率者甚似甲状腺功能亢进,低频者甚似帕金森震颤。本病无运动减少、肌张力增高及姿势反射障碍,并于饮酒后消失,普萘洛尔治疗有效等,可与原发性帕金森病鉴别。

4.进行性核上性麻痹

本病也多发于中老年,临床症状可有肌强直、震颤等锥体外系症状。但本病有凸出的眼球凝视障碍、肌强直以躯干为重、肢体肌肉受累轻而较好的保持了肢体的灵活性、颈部伸肌张力增高致颈项过伸与帕金森病颈项屈曲显然不同,均可与帕金森病鉴别。

5.Shy－Drager 综合征

临床常有锥体外系症状,但因有突出的自主神经症状,如昏厥、直立性低血压、性功能及膀胱功能障碍,左旋多巴制剂治疗无效等,可与帕金森病鉴别。

6.药物性帕金森综合征

过量服用利血平、氯丙嗪、氟哌啶醇及其他抗抑郁药物均可引起锥体外系症状,因有明显的服药史,并于停药后减轻可资鉴别。

7.良性震颤

指没有脑器质性病变的生理性震颤(肉眼不易觉察)和功能性震颤。功能性震颤包括:

(1)生理性震颤加强(肉眼可见):多呈姿势性震颤,与肾上腺素能的调节反应增强有关;也见于某些内分泌疾病,如嗜铬细胞瘤、低血糖、甲状腺功能亢进。

(2)可卡因和酒精中毒以及一些药物的不良反应;癔症性震颤,多有心因性诱因,分散注意力可缓解震颤。

(3)其他:情绪紧张时和做精细动作时出现的震颤,良性震颤临床上无肌强直、运动减少和姿势异常等帕金森病的特征性表现。

五、治疗

(一)一般治疗

因本病的临床表现为震颤、强直、运动障碍、便秘和生活不能自理,故家属及医务人员应鼓励 PD 早期患者多做主动运动,尽量继续工作,培养业余爱好,多吃蔬菜水果或蜂蜜,防止摔跤,避免刺激性食物和烟酒。对晚期卧床患者,应勤翻身,多在床上做被动运动,以防发生关节固定、压疮及坠积性肺炎。

(二)药物治疗

PD 宜首选内科治疗,多数患者可通过内科药物治疗缓解症状。

各种药物治疗虽能使患者的症状在一定时期内获得一定程度的好转,但皆不能阻止本病的自然发展。药物治疗必须长期坚持,而长期服药则药效减退和不良反应难以避免。虽然有相当一部分患者通过药物治疗可获得症状改善,但即使目前认为效果较好的左旋多巴或复方多巴,也有 15％左右患者根本无效。用于治疗本病的药物种类繁多,现今最常用者仍为抗胆碱能药和多巴胺替代疗法。

1.抗胆碱能药物

该类药物最早用于 Parkinson 病的治疗,常用者为苯海索 2mg,每日 3 次口服,可酌情增加;东莨菪碱 0.2mg,每日 3～4 次口服;甲磺酸苯扎托品 2～4mg,每日 1～3 次口服等。因甲磺酸苯扎托品对周围副交感神经的阻滞作用,不良反应多,应用越来越少。

2.多巴胺替代疗法

此类药物主要补充多巴胺的不足,使乙酰胆碱—多巴胺系统重获平衡而改善症状。最早使用的是左旋多巴,但其可刺激外周多巴胺受体,引起多方面的外周不良反应,如恶心、呕吐、厌食等消化道症状和血压降低、心律失常等心血管症状。目前不主张单用左旋多巴治疗,用它与苄丝肼或卡比多巴的复合制剂。常用的药物有美多芭、息宁或帕金宁。

(1)美多芭:是左旋多巴和苄丝肼 4∶1 配方的混合剂。对病变早期的患者,开始剂量可用 62.5mg,日服 3 次。如患者开始治疗时症状显著,则开始剂量可为 125mg,每日 3 次;如效果不满意,可在第 2 周每日增加 125mg,第 3 周每日再增加 125mg。若患者的情况仍不满意,则应每隔 1 周每日再增加 125mg。如果美多芭的日剂量＞1000mg,需再增加剂量,只能每月增加 1 次。该药明显减少了左旋多巴的外周不良反应,但却不能改善其中枢不良反应。

(2)息宁:是左旋多巴和卡比多巴 10∶1 的复合物,开始剂量可用 125mg,日服 2 次,以后根据病情逐渐加量,其加药的原则和上述美多芭的加药原则是一致的。

(3)帕金宁是左旋多巴和卡比多巴 10∶1 的复合物的控释片,它可使左旋多巴血浓度更稳定并达 4～6h 以上,有利于减少左旋多巴的剂末现象、开始现象和剂量高峰多动现象。但是,控释片也有一些缺陷,如起效慢,并且由于在体内释放缓慢,有可能在体内产生蓄积作用,反而有时出现异动症的现象,改用美多芭后消失。

3.多巴胺受体激动剂

多巴胺受体激动剂能直接激动多巴胺能神经细胞突触受体,刺激多巴胺释放。

(1)溴隐亭:最常用,对震颤疗效好,对运动减少和强直均不及左旋多巴,常用剂量维持量为每日 15～40mg。

(2)协良行:患者使用时应逐步增加剂量,以达到不出现或少出现不良反应的目的。一般来讲,增加到每日 0.3mg 是比较理想的剂量,但对于个别早期的患者,可能并不需要增加到这个剂量,那么可以在你认为合适的剂量长期服用而不再增加。如果效果不理想,还可以根据病情的需要及对药物的耐受情况,每隔 5 天增加 0.025mg 或 0.05mg。

(3)泰舒达:使用剂量是每日 100～200mg。可以从小剂量每日 50mg 开始,可逐渐增加剂量。在帕金森病的早期,可以单独使用泰舒达治疗帕金森病,剂量最大可增加至每日 150mg。如果和左旋多巴合并使用,剂量可以维持在每日 50～150mg 左右。一般每使用 250mg 左旋多巴,可考虑合并使用泰舒达 50mg 左右。

(三)外科手术治疗

1.立体定向手术治疗

立体定向手术包括脑内核团毁损、慢性电刺激和神经组织移植。

(1)脑内核团毁损:

1)第一次手术适应证:长期服药治疗无效或药物治疗不良反应严重者;疾病进行性缓慢发

展已超过 3 年以上;年龄在 70 岁以下;工作能力和生活能力受到明显限制(按 Hoehn 和 Yahr 分级为 Ⅱ~Ⅳ级);术后短期复发,同侧靶点再手术。

2)第二次对侧靶点毁损手术适应证:第一次手术效果好,术后震颤僵直基本消失,无任何并发症者;手术近期疗效满意并保持在 12 个月以上;年龄在 70 岁以下;两次手术间隔时间要 1 年;目前无明显自主神经功能紊乱症状或严重精神症状,病情仍维持在 Ⅱ~Ⅳ级。

禁忌证:症状很轻,仍在工作者;年老体弱;出现严重关节挛缩或有明显精神障碍;严重的心、肝、肾功能不全,高血压脑动脉硬化者或有其他手术禁忌者。

(2)脑深部慢性电刺激(DBS):目前 DBS 最常用的神经核团为丘脑腹中间核(VIM)、丘脑底核(STN)和苍白球腹后部(PVP)。

慢性刺激术控制震颤的效果优于丘脑腹外侧核毁损术,后者发生并发症也常影响手术的成功。通过改变刺激参数可减少不必要的不良反应,远期疗效可靠。该法尚可用于非帕金森性震颤,如多发硬化和创伤后震颤。

丘脑底核(STN)也是刺激术时选用的靶点。有学者报道应用此方法观察治疗一例运动不能的 PD 患者。靶点定位方法为脑室造影,并参照立体定向脑图谱,同时根据慢性电极刺激和电生理记录进行调整。发现神经元活动自发增多的区域位于 AC-PC 平面下 2~4mm,AC-PC 线中点旁 10mm。对该处进行 130Hz 刺激,可立即缓解运动不能症状(主要在对侧肢体),但不诱发半身舞蹈症等运动障碍。上述观察表明,对 STN 进行慢性电刺激可用于治疗运动严重障碍的 PD 患者。

2.脑细胞移植和基因治疗

帕金森病脑细胞移植术和基因治疗已在动物实验上取得很大成功,但最近临床研究显示,胚胎脑移植只能轻微改善 60 岁以下患者的症状,并且 50% 的患者在手术后出现不随意运动的不良反应,因此,目前此手术还不宜普遍采用。基因治疗还停留在实验阶段。

六、护理诊断

(一)肢体运动障碍

与黑质病变、锥体外系功能障碍所致的静止性震颤、肌张力增高、动作迟缓、姿势不稳有关。

(二)心理障碍

与震颤、流涎、表情肌僵直等身体形象改变,语言障碍、生活依赖他人有关。

(三)知识缺乏

缺乏对本病相关知识及治疗药物的知识。

(四)营养不良

与吞咽困难、饮食减少后摄入不足有关。

(五)便秘

与自主神经功能障碍有关。

(六)潜在并发症

跌倒、压疮、感染。

七、护理目标

1.减少肢体运动障碍。

2.防治便秘,能有效排便。

3.降低并发症。

4.使患者及其家属、照顾者对疾病的发生发展及药物的使用注意事项、不良反应了解,让患者能坦然面对疾病,减少心理障碍。

八、护理措施

(一)一般护理

1.饮食护理

给予高热量、高维生素、低盐、低脂、适量蛋白质的易消化饮食,根据病情变化及时调整和补充各种营养素。因高蛋白质饮食会降低左旋多巴类药物的疗效,故不宜盲目给予过多的蛋白质。饮食内容以五谷为主,多选粗粮,多食新鲜蔬菜、水果,多喝水。因槟榔为抗胆碱能食物,应避免食用。进食或饮水时应抬高床头,保持坐位或半卧位,集中注意力,不催促与打扰患者。对于流涎过多的患者可使用吸管吸食流质;对于咀嚼能力和消化功能减退的患者应给予易消化、易咀嚼的软食或半流质饮食;对吞咽障碍者应指导患者分次吞咽,避免吃坚硬、滑溜及圆形食物;对饮水呛咳者要遵医嘱插胃管鼻饲。

2.生活与安全护理

加强巡视,采取有效的沟通方式,主动了解患者需要,指导和鼓励患者自我护理,协助患者洗漱、进食、沐浴和大小便。做好安全防护,增进患者的舒适感,预防并发症。对上肢震颤未能控制、日常生活动作不便的患者,避免烧伤、烫伤等。对有幻觉、错觉、欣快、抑郁或精神错乱的患者应特别强调专人陪护。

(二)病情观察

服药期间要仔细观察震颤、肌强直和其他运动功能、语言功能、日常生活自理能力的改善程度。

(三)运动护理

应与患者和其家属共同制订切实可行的具体锻炼计划。疾病早期,患者多表现为震颤,应指导患者维持和增加业余爱好,坚持适当锻炼,注意保持身体和各关节的活动强度与最大活动范围。疾病中期,患者已经出现某些功能障碍或起坐已感到困难,告诉患者知难而退或简单的家属包办只会加速其功能衰退,指导患者练习起坐、行走、转身等基本动作活动。疾病晚期,患者出现显著的运动障碍而卧床不起,应预防压疮、感染及外伤等各种并发症。

(四)用药护理

注意观察药物的不良反应,如左旋多巴制剂早期会有食欲减退、恶心、呕吐、腹痛、直立性低血压、失眠等不良反应,可在进食时服用或减少剂量;抗胆碱能药物常见的不良反应为口干、眼花、少汗、便秘、排尿困难等,前列腺肥大及青光眼患者忌用;金刚烷胺的不良反应有口渴、失眠、食欲缺乏、头晕、视力障碍、足踝水肿、心悸、精神症状;多巴胺受体激动药可引起恶心、呕吐、头晕、乏力、皮肤瘙痒、便秘等常见不良反应,剂量过大时可有精神症状、直立性低血压等。药物一般从小剂量开始,逐步缓慢加量直至有效维持。尽量避免使用维生素 B_6、利血平、氯丙嗪、奋乃静等药物,以免降低药物疗效或导致直立性低血压。

(五)心理护理

对于抑郁寡言的患者,应鼓励其说出自己的感受。帮助患者寻找有兴趣的活动,鼓励自己安排娱乐活动,培养生活乐趣,多与他人交往,不要孤立自己,同时指导家属关心体贴患者,为患者营造良好的亲情氛围,减轻患者的心理压力。注意保持个人卫生和着装整洁,尽量维持自我形象。

(六)健康教育

1.疾病知识指导

指导患者及其家属了解此病为进行性加重疾病,后期常死于压疮、感染、外伤等并发症,应注意积极预后并发症,如衣服勤洗勤换,保持皮肤卫生,中晚期行动困难患者勤翻身勤擦洗,预防压疮;避免登高和操作高速运转机器,避免快速坐起或下床活动,防止跌倒外伤;吞咽困难患者小口进食,必要时给予管饲,防治误吸和感染。

2.生活指导

指导患者注意休息,劳逸结合,生活要有规律,锻炼、工作注意力所能及,饮食注意营养平衡,增强体质,提高抵抗力。天气变化时,要及时增减衣物,注意保暖,防止感染。不要自行增减药物,如出现病情变化,应及时就诊。

九、护理评价

1.患者对疾病的发生发展及药物使用注意事项是否有详尽的了解。

2.患者是否能有效排便。

3.患者运动障碍及心理障碍是否缓解。

4.患者并发症是否得到有效防治。

5.患者是否得到足量的营养摄入。

第五节 癫痫

癫痫是一组由大脑神经元异常放电引起的以短暂中枢神经系统功能失常为特征的慢性脑部疾病。临床表现为突然发生、反复发作的运动、感觉、意识、自主神经、精神等异常。我国癫痫发病率为 1% 左右,患病率为 0.5%~1%。

一、病因及发病机制

按病因分为原发性癫痫和继发性癫痫。

(一)原发性癫痫

又称特发性癫痫,是指病因未明,未能确定脑内有器质性病变者,可能与遗传因素有关。

(二)继发性癫痫

又称症状性癫痫,占大多数,由脑内器质性病变和代谢疾病所致,包括脑部先天性疾病、颅脑外伤、颅内感染、脑血管病、颅内肿瘤、脑缺氧、儿童期的高热惊厥、药物或食物中毒、尿毒症、肝性脑病等。此外,睡眠不足、月经期、疲劳、饥饿、饮酒、情感冲动是常见的激发癫痫发作的诱因。

二、癫痫发作的分类

癫痫有多种发作形式,1981年国际抗癫痫联盟根据临床和脑电图特点将癫痫发作分为3类。

(一)部分性发作

由局部起始。

1.单纯性

无意识障碍,可分为运动、体感或特殊感觉、自主神经和精神症状。

2.复杂性

有意识障碍。

3.部分性发作继发泛化

由部分起始扩散为全面性强直-阵挛发作。

(二)全面性发作

双侧对称性发作,有意识障碍,包括失神、肌阵挛、强直、强直-阵挛、阵挛、失张力发作。

(三)不能分类的癫痫发作

三、临床表现

癫痫发作形式多样,但均具有短暂性、刻板性、间歇性、反复发作的特征。

(一)部分性发作

1.单纯部分性发作

癫痫发作的起始部位常提示癫痫病灶在对侧脑部,发作时间较短,一般不超过1min,不伴意识障碍,以发作性一侧肢体、局部肌肉感觉障碍或节律性抽搐为特征,或表现为简单的五官幻觉。如果抽搐自一处开始后,按大脑皮质运动区的分布顺序扩散,如自一侧拇指沿手指、腕部、肘部、肩部扩展,称为Jackson癫痫,亦称为部分运动性发作。

2.复杂部分性发作

伴有意识障碍,以精神症状及自动症为特征。患者可有吸吮、咀嚼、流涎、摸索等无意识动作,或机械的继续其发作前正在进行的活动,如行走、奔跑或进餐等。有时有精神运动性兴奋,如无理吵闹、唱歌、脱衣裸体等,发作一般持续数分钟至数小时不等,事后对其行为不能记忆。

(二)全面性发作

1.失神发作

又称小发作,主要见于儿童或青年。特点为突然、短暂的意识障碍,表现为动作中断,手持物体掉落,两眼凝视,呆立不动,呼之不应等,但无抽动,不跌倒。发作后仍继续原来的工作,一日可发作数次不等,一次发作持续3～15s,对发作无记忆。

2.全面性强直阵挛发作

又称大发作,此类发作最常见,发作前可先有瞬间疲乏、麻木、恐惧等感觉或出现无意识动作等先兆,其发作经过可分为3期。

(1)强直期:突发意识丧失,尖叫一声跌倒在地,全身骨骼肌持续收缩,头部后仰,上眼睑抬起,眼球上翻,上肢屈肘,下肢伸直,牙关紧闭,呼吸暂停,口唇青紫,瞳孔散大及对光反射消失。常持续 10～20s 转入阵挛期。

(2)阵挛期:肌肉出现一张一弛的节律性抽动,频率逐渐减慢,最后一次在强烈痉挛之后,抽搐突然停止,进入惊厥后期。此期患者可有口吐白沫,小便失禁,历时 1～3min。

(3)惊厥后期:阵挛停止,进入昏睡状态。此时呼吸首先恢复,意识逐渐清醒,醒后有全身酸痛和疲乏感,对整个发作过程全无记忆,发作全过程 5～10min。

(三)癫痫持续状态

癫痫持续状态是指一次癫痫发作持续 30min 以上,或连续多次发作,发作间期意识和神经功能未恢复至正常水平。多由于突然停用抗癫痫药或因饮酒、合并感染而诱发。常伴有高热、脱水、酸中毒。如不及时治疗,继而发生心、肝、肾多脏器衰竭而死亡。

四、辅助检查

(一)血液检查

一般检查、血糖血寄生虫(如血吸虫、囊虫)等,了解有无贫血、低血糖、寄生虫等。

(二)影像学检查

通过 CT、MRI 检查发现脑部器质性病变、占位性病变、脑萎缩等。

(三)脑电图检查

对诊断有重要价值,且有助于分型、术前定位及预后估计。约半数以上癫痫患者,在发作间歇期亦可出现各种痫样放电,如棘波、尖波、棘一慢波等病理波。

五、诊断要点

诊断程序应首先确定是否为癫痫,然后判定癫痫的类型和病因。

(一)病史

提供的发作过程和表现符合各种癫痫的表现形式。

(二)继发性癫痫

可发现阳性体征。

(三)有关实验室及其他检查

如脑电图、CT、MRI 等,可供参考。

六、治疗要点

治疗原则是病因治疗,对症处理,减少发作次数。

(一)病因治疗

有明确病因的,如寄生虫、低血糖、低血钙、脑部肿瘤等应分别尽可能彻底治疗。

(二)发作时的治疗

应立即将患者就地平放,解开衣领、衣扣,头侧向一侧保持呼吸道通畅,及时给氧。尽快地将压舌板或纱布、手帕、小布卷等置于患者口腔的一侧上下磨牙之间,以防咬伤舌头及颊部。对抽搐肢体不可用力按压,以免造成骨折、肌肉撕裂及关节脱位。为预防再次发作,可选用地西泮、苯妥英钠、异戊巴比妥钠等药物。

(三)抗癫痫药物治疗原则

(1)从单一用药开始,剂量由小到大,逐步增加。

（2）一种药物增加到最大且已到有效血药浓度而仍不能控制发作者再加用第 2 种药物。

（3）以药物治疗，控制发作 2～3 年，脑电图随访活动消失者可以开始逐渐减量，不能突然停药。

（四）根据癫痫发作类型选择药物

全面强直－阵挛发作选用卡马西平、苯妥英钠、苯巴比妥；部分性发作，选用卡马西平或苯妥英钠、苯巴比妥；失神发作（小发作），选用乙琥胺、丙戊酸钠、氯硝西泮；复杂部分性发作选用卡马西平、苯妥英钠。

（五）癫痫持续状态的治疗

1.迅速控制抽搐

（1）地西泮 10～20mg 缓慢静脉注射，如 15min 后复发可重复注射。

（2）其他药物，如异戊巴比妥钠、苯妥英钠、水合氯醛等。

2.其他处理

保持呼吸道通畅，吸氧，吸取痰液，必要时气管切开；高热时采取物理降温，及时纠正酸碱失衡和电解质紊乱；发生脑水肿时要及时用甘露醇和呋塞米降颅内压，预防或治疗感染等。

七、护理诊断

（一）有窒息和感染风险

与癫痫发作时患者意识障碍、咽喉部肌肉痉挛、口腔及气道分泌物增加相关。

（二）有受伤风险

与癫痫发作时意识障碍、判断力下降、肢体抽搐有关。

（三）知识缺乏

缺乏长期、正确用药及疾病防治的知识。

（四）心理障碍

与患者本人、家庭成员和公众受传统观念影响或对癫痫的误解有关。

八、护理目标

1.呼吸道保持通畅，能进行有效的呼吸，能有效排出痰液。

2.避免受伤。

3.对药物的重要性、用药方法、不良反应等了解，并能做到长期甚至终身用药。

4.使患者面对现实，以积极正确的方式应对疾病和生活。

九、护理措施

（一）一般护理

1.休息与活动

应配置柔软的床垫、床旁护架、吸氧和吸痰装置，床旁桌备有缠有纱布的压舌板或小布卷等，若出现发作先兆应立即卧床休息。

2.排便排尿护理

癫痫发作伴意识障碍或大小便失禁者，需及时清除污物，做好会阴部皮肤护理。

（二）癫痫发作时的护理

（1）患者癫痫发作时，需要有专人守护、观察和记录全过程，注意意识状态和瞳孔的变化，抽搐的部位、持续时间、间隔时间等。

（2）对强直阵挛发作的患者注意要扶持其卧倒，防止跌倒或伤人。立即解开患者衣领、衣扣及腰带，迅速将缠有纱布的压舌板置于患者一侧的上下磨牙之间，以防口舌面颊咬伤，有义齿者取出义齿。可强行按压或用约束带捆扎患者抽搐的肢体，以防骨折，可用枕头或其他柔软物保护大关节，避免撞伤，背后垫一卷衣被之类软物，预防脊柱骨折。将患者头偏向一侧，及时清理气道分泌物及呕吐物，防止误吸及窒息，并予吸氧，改善缺氧，必要时配合进行开放气道、机械通气。切勿口腔测温，应腋下测温。

（3）少数患者在抽搐停止、神志清醒前有兴奋躁动等，应防止自伤或伤人。

（三）药物治疗的护理

向患者及其家属强调坚持遵医嘱用药的重要性，告知不正规治疗的风险。向患者及其家属介绍药物不良反应及注意事项。观察疗效，发作是否减少、间隔期是否延长，持续时间是否缩短。用药期间监测血药浓度应在清晨用药前采血；苯妥英钠呈碱性，最好在餐后服用；地西泮、劳拉西泮、咪达唑仑等可抑制呼吸，静脉注射时应控制速度，注意观察患者呼吸情况，有不良反应者立即停止注射。

（四）心理护理

与患者及其家属共同讨论癫痫，使他们了解这方面的知识，认识癫痫是可治性的疾病，消除误解，减轻患者的心理负担；同时让家属认识到自己的使命，认识到家属的关爱对患者的重要性，可给予患者以战胜疾病的勇气和动力。教育患者正视现实，要有勇气战胜恐惧，保持乐观、向上的心态，积极配合治疗，充分发挥自己的潜能和优势，使生活更美好。

（五）健康教育

向家属提供建议，安排好患者的生活，注意休息，环境宜安静，避免辛辣刺激食物，避免强烈声光刺激等各种诱因；禁止患者参加有危险的活动，如登高、驾驶、游泳及在水塘、炉火旁工作，以免发作时危及生命；教育患者应随身携带写有患者姓名、住址、联系方式及病史的个人资料，以备发作时及时联系处理。

十、护理评价

1.患者和家属对疾病的发生发展是否有详尽的了解和正确的认识。

2.患者是否避免了受伤。

3.患者气道是否通畅，是否避免了误吸。

4.患者对长期正规用药治疗的重要性、必要性是否理解，用药方法是否掌握。

5.患者和家属是否能以积极健康的心态面对癫痫。

第五章　内分泌与代谢科疾病的护理

第一节　腺垂体功能减退症

腺垂体功能减退症是由各种原因引起的一种或多种腺垂体激素分泌减少或缺乏的一组临床综合征。因垂体分泌细胞受到下丘脑各种激素(因子)直接影响,其功能减退可原发于腺垂体本身,也可继发于下丘脑病变,但补充所缺乏的激素后症状可迅速缓解。

一、病因及发病机制

(一)肿瘤

垂体瘤是成人腺垂体功能减退症最常见的原因,可分为功能性和无功能性。瘤体增大压迫正常垂体组织,使其功能减退或功能亢进。此外,鼻咽管癌、位于垂体的转移性肿瘤等均可压迫垂体导致本病。

(二)下丘脑病变

如肿瘤、炎症、浸润性病变(如淋巴瘤、白血病)、肉芽肿(如结节病)等,可直接破坏下丘脑神经内分泌细胞,使释放激素减少,从而减少腺垂体分泌各种促靶腺激素、生长激素和催乳素等。

(三)垂体缺血性坏死

妊娠期腺垂体生理性增生肥大,对缺血、缺氧极为敏感,围生期因某种原因引起大出血、休克、血栓形成,使腺垂体大部缺血坏死和纤维化,临床称为希恩综合征。糖尿病血管病变使垂体供血障碍也可导致垂体缺血性坏死。

(四)蝶鞍区手术、放疗和创伤

垂体瘤切除可能损伤正常垂体组织,术后放疗更加重垂体损伤。严重头部损伤可引起颅底骨折、损毁垂体柄和垂体门静脉血液供应。鼻咽癌放疗也可损坏下丘脑和垂体,引起腺垂体功能减退。

(五)感染和炎症

如巨细胞病毒、HIV、结核分枝杆菌、真菌等感染引起的脑炎、脑膜炎、流行性出血热、梅毒或疟疾等均可损伤下丘脑和垂体。

(六)其他

垂体先天发育缺陷、基因缺陷或基因突变(导致腺垂体激素合成障碍或无生物活性激素产生)、长期使用糖皮质激素、自身免疫性垂体炎、空泡蝶鞍、海绵窦处颈内动脉瘘也可引起腺垂体功能减退。

二、临床表现

临床表现复杂,取决于垂体受损的程度和部位及受累激素。一般腺垂体组织50%以上遭到破坏后才会出现症状。最早出现促性腺激素、生长激素(GH)和催乳素(PRL)缺乏,其次为促甲状腺激素(TSH)缺乏,最后可伴有促肾上腺皮质激素(ACTH)缺乏。希恩综合征患者往往有全垂体功能减退症,即所有垂体激素均缺乏,但无占位性疾病表现。肿瘤因素导致本病者还伴有占位性病变的症状,如头痛、视力减退、视野缺失甚至失明等。腺垂体功能减退主要表现为各靶腺(性腺、甲状腺、肾上腺)功能减退。

(一)性腺功能减退

常最早出现,由促性腺激素及催乳素不足所致。女性有产后大出血休克、昏迷史,早期表现为产后无乳、闭经、性欲减退,继之性器官萎缩等。男性性欲减退、阳痿睾丸松软缩小,胡须、腋毛和阴毛稀少等。

(二)甲状腺功能减退

由促甲状腺激素分泌不足所致。患者易疲劳、怕冷、体重增加、记忆力减退、反应迟钝、嗜睡、精神抑郁、便秘、月经不调、肌肉痉挛等。

(三)肾上腺功能减退

由促肾上腺皮质激素缺乏所致。患者极度疲乏、食欲减退、恶心呕吐、体重减轻、血压偏低等。黑色素细胞刺激素减少使皮肤色素减退。

(四)垂体危象

在全垂体功能减退的基础上,如遇应激(如手术、外伤等)、麻醉及使用镇静药、降糖药等均可诱发垂体危象,表现为高热循环衰竭、休克、恶心、呕吐、头痛、神志不清、谵妄、抽搐、昏迷等消化系统、循环系统和神经精神方面的症状。

三、实验室及其他检查

(一)性腺功能测定

雌二醇水平降低,血睾酮水平降低。基础体温测试、阴道涂片、精液检查等可分别反映卵巢、睾丸的分泌功能。

(二)肾上腺皮质功能测定

24 小时尿 17－羟皮质类固醇及游离皮质醇排量减少,血浆皮质醇浓度降低,但节律正常,葡萄糖耐量试验示血糖呈低平曲线。

(三)甲状腺功能测定

血清总 T_4、游离 T_4 均降低,而总 T_3、游离 T_3 可正常或降低。

(四)腺垂体分泌激素测定

促卵泡激素(FSH)、促黄体素(LH)、TSH、ACTH、GH、PRL 低于正常水平。

(五)其他检查

空腹血糖水平降低、血钠水平降低而血钾水平偏高,X 线、CT、MRI 检查,可了解病变部位、大小、性质及其对邻近组织的侵犯程度,有助于判断原发性疾病的原因。

四、诊断要点

根据病史、症状、体征,结合实验室及影像学检查,可作出诊断。注意与以下疾病相鉴别多发性内分泌腺功能减退症如 Schmidt 综合征、神经性厌食、失母爱综合征等。

五、治疗原则

(一)病因治疗

针对病因采取适当方法,肿瘤患者采取手术、放疗和化疗等措施鞍区占位性病变,首先必须解除压迫,减轻和缓解颅内高压症状加强产妇围产期监护,及时纠正产科病理状态,预防因出血、休克而引起缺血性垂体坏死。

(二)激素替代治疗

针对靶腺功能减退采用相应的激素替代治疗,宜经口服给药,需要长期甚至终身维持治疗。治疗中先补充糖皮质激素,然后再补充甲状腺激素,以防肾上腺危象发生。糖皮质激素剂量随病情变化调节,应激状态时适当增加用量甲状腺激素应遵循小剂量开始、缓慢递增的原则。

(三)垂体危象的治疗

1.缓解低血糖

首先给予50%葡萄糖40~60mL静脉注射,然后用10%葡萄糖静脉滴注。

2.解除急性肾上腺功能减退危象

10%葡萄糖液中加入气化可的松静脉滴注。

3.对症治疗

循环衰竭者行抗休克治疗,感染败血症者积极开展抗感染治疗,低温者可给予小剂量甲状腺激素,并采取保暖措施使体温回升。

六、常用护理诊断/问题

(一)性功能障碍

与促性腺激素分泌不足有关。

(二)潜在并发症

垂体危象。

七、护理措施

(一)一般护理

给予高热量、高蛋白、高维生素饮食。血压较低者适当补充钠盐,以利于血压稳定便秘者增加纤维素和豆制品摄入。

(二)病情观察

密切观察患者生命体征和意识变化,注意有无低血糖、低血压、低体温等情况,观察瞳孔大小、对光反射等神经系统变化征象,及早发现垂体危象表现。

(三)用药护理

教会患者和家属正确使用激素,并认识到长期甚至终身激素替代治疗的重要性。需遵医嘱按时、按量服用,不得任总增减药物剂量。观察药物的不良反应及效果。

(四)心理护理

关心体贴患者,认真倾听患者诉说自己的疾病困扰。向患者及其家属详细解释病情,取得对患者的配合,帮助患者树立乐观自信的生活态度,消除不良心理。

(五)垂体危象的抢救配合

(1)迅速建立静脉通路,准确使用高渗糖和激素类药物。

(2)保持呼吸道通畅,给氧。

(3)低体温者注意保暖,遵医嘱准确给予小剂量甲状腺激素;循环衰竭者,纠正低血容量;有感染、败血症者准确及时给予抗感染药物;高热者予以降温处理。

(4)做好口腔、皮肤护理;保持排尿通畅,防止尿路感染。注意慎用麻醉剂、镇静剂、催眠药及降糖药等,以防诱发昏迷。

八、健康指导

(一)疾病相关知识指导

强调激素替代的重要性,教会其使用方法,指导患者按时按量服用,不得任意增减药物剂量,避免过度劳累、感染、外伤、手术等应激情况,指导患者及家属能识别垂体危象的征兆。

(二)定期复查

当出现感染、发热、外伤、头痛等应激情况时,立即复诊。

第二节　单纯性甲状腺肿

单纯性甲状腺肿又称非毒性甲状腺肿,指非炎症、非肿瘤原因导致的不伴有甲状腺功能异常的甲状腺肿。甲状腺可呈弥漫或多结节肿大。本病具有地方性分布特点,也可散发。女性发病率是男性的 3～5 倍。

一、病因及发病机制

(一)地方性甲状腺肿

最常见原因是碘缺乏,多见于山区和远离海洋的地区。因土壤、水源、食物中含碘量过低,难以满足机体对碘的需求,造成甲状腺激素合成不足,反馈性地引起垂体分泌 TSH 增多,刺激甲状腺增生肥大,长期作用可出现腺体增生或萎缩、出血、纤维化、钙化,也可出现自主性功能亢进和毒性结节性甲状腺肿。

(二)散发性甲状腺肿

主要有以下两个因素。

1.外源性因素

致甲状腺肿物质、药物、食物中的碘化物等。

2.内源性因素

儿童先天性甲状腺激素合成障碍,如甲状腺内碘转运障碍、过氧化物酶活性缺乏、碘化酪氨酸偶联障碍、异常甲状腺球蛋白形成甲状腺球蛋白水解障碍、脱碘酶缺乏等。

(三)生理性甲状腺肿

在青春发育、妊娠、哺乳期,机体对甲状腺激素需要量增加,可出现相对性缺碘而出现甲状腺肿。

二、临床表现

甲状腺轻、中度肿大,表面平滑,质地较软,无压痛。甲状腺重度肿大可引起压迫症状,如压迫气管可出现呼吸困难,压迫食管可起吞咽困难,压迫喉返神经可引起声音嘶哑。胸骨后甲状腺肿可使头部、颈部和上肢静脉回流受阻,出现面部青紫、肿胀、颈胸部浅静脉打张等。病程较长者,甲状腺内结节可有自主甲状腺激素(TH)分泌功能,并可出现自主性功能亢进。

三、实验室及其他检查

(一)甲状腺功能检查

血清总甲状腺素(TT_4)、总三碘甲腺原氨酸(TT_3)正常,TT_4/TT_3值常增高。血清 TSH 水平稍高或正常。

(二)血清甲状腺球蛋白(Tg)测定

Tg 水平增高,增高的程度与甲状腺肿的体积呈正相关。

(三)甲状腺摄^{131}I率及 T_3抑制试验

摄^{131}I率增高但高峰无前移,可被 T_3抑制。

(四)甲状腺扫描

常呈均匀弥漫性甲状腺肿大。

四、治疗原则

主要根据病因防治。碘缺乏者补充碘剂,药物引起者停药或减量。甲状腺肿大一般不需要治疗,肿大明显有压迫症状时,采取手术治疗。

(一)对因治疗

碘缺乏者应补充碘剂。在地方性甲状腺肿流行区可采用食盐加碘防治。因摄入致甲状腺肿物质所致者,停用后肿大的甲状腺一般可自行消失。

(二)甲状腺制剂治疗

无明显原因者,可采用甲状腺制剂治疗,以补充内源性 TH 不足。一般采用左甲状腺素($L-T_4$)或甲状腺干粉片口服。

(三)手术治疗

当肿大的甲状腺出现压迫症状、药物治疗效果欠佳、疑有甲状腺结节癌变时应手术治疗,术后需长期用 TH 替代治疗。

五、诊断要点

诊断主要依据患者有甲状腺肿而甲状腺功能基本正常。地方性甲状腺肿地区的流行病史有助于本病的诊断。

六、常用护理诊断/问题

(一)知识缺乏

缺乏单纯性甲状腺肿防治知识。

(二)自我形象紊乱

与颈部外形改变有关。

(三)潜在并发症

呼吸困难、吞咽困难、声音嘶哑等。

七、护理措施

(一)一般护理

指导患者摄取含碘丰富的食物,如海带、紫菜等海产类食品,避免摄入阻碍甲状腺激素合成的食物,如卷心菜、花生、菠菜、萝卜等。在碘缺乏地区可通过食用碘化食盐,有效预防地方性甲状腺肿的发生。在妊娠、哺乳、青春发育期应适当增加碘及含碘食物的摄入,以预防本病发生。

(二)病情观察

观察患者甲状腺肿大的程度、质地,有无结节及压痛,颈部增粗的进展情况及有无局部压迫情况。

(三)用药护理

指导患者遵医嘱准确服药,不能随意增多或减少。观察药物疗效及不良反应,如患者出现心动过速、呼吸急促、食欲亢进、怕热多汗、腹泻等甲状腺功能亢进症表现,及时就诊;避免服用硫氰酸盐、保泰松、碳酸锂等阻碍 TH 合成的药物。

(四)心理护理

向患者讲述单纯性甲状腺肿的相关知识,帮助患者进行恰当的修饰,改善其自我形象,树立信心,消除自卑。

第三节　甲状腺功能亢进症

甲状腺毒症是指血液循环中甲状腺激素(TH)过多,引起以神经、循环、消化等系统兴奋性增高和代谢亢进为主要表现的一组临床综合征。根据甲状腺功能状态,甲状腺毒症可分为甲状腺功能亢进症型和非甲状腺功能亢进症型,其病因复杂。甲状腺功能亢进症简称甲亢,是指由多种病因导致甲状腺本身产生 TH 过多而引起的甲状腺毒症,以 Graves 病所致甲亢最为常见。本节将重点阐述。

Graves 病患者的护理

Graves 病(GD)又称弥漫性毒性甲状腺肿,是一种伴甲状腺激素(TH)分泌增多的器官特异性自身免疫病。GD 是甲状腺功能亢进症的最常见病因,占全部甲亢的 $80\%\sim85\%$。高发年龄为 $20\sim50$ 岁,女性多见,男女之比为 $1:(4\sim6)$。临床主要表现有甲状腺毒症、弥漫性甲状腺肿、眼征及胫前黏液性水肿。

一、病因及发病机制

目前本病病因及发病机制尚未完全阐明,但认为与自身免疫有关,属于器官特异性自身免疫病。

(一)遗传因素

有显著的遗传倾向,与某些主要组织相容性复合物(MHC)有关。

（二）免疫因素

患者的血清中存在 TSH 受体特异性自身抗体,称为 TSH 受体抗体(TRAb)。TRAb 分为 TSH 受体刺激抗体和 TSH 受体阻断抗体,二者都可与 TSH 受体结合,但却产性相反的效应。

（三）环境因素

对本病的发生发展有影响,如细菌感染、性激素、应激等,可能成为疾病发生或病情恶化的诱因。

二、临床表现

多数起病缓慢,少数在感染或精神创伤等应激后急性起病。典型表现有 TH 分泌过多所致高代谢综合征、甲状腺肿及眼征。

（一）甲状腺毒症表现

1.高代谢影综合征

表现为疲乏无力、怕热多汗、皮肤潮湿、多食普饥、体重显著下降等,主要是因为甲状腺素增多导致交感神经兴奋性增高和新陈代谢加速所致。

2.精神神经系统

可有神经过敏、多言好动、焦躁易怒、失眠、记忆力减退、注意力不集中,手、眼睑和舌震颤,腱反射亢进等。

3.心血管系统

表现为心悸气短、心动过速,心尖部第一心音亢进,收缩压增高、舒张压降低致脉压增大,可出现周围血管征。

4.消化系统

食欲亢进、多食消瘦蠕而排便次数增多所致。

5.肌肉与骨骼系统

甲亢性肌病、肌无力及肌萎缩;周期性瘫痪,发作时血钾水平降低,但尿钾水平不高。甲亢可致骨质疏松。

6.生殖系统

女性常有月经减少或闭经。男性有阳痿,偶有乳房发育。

7.造血系统

外周血白细胞计数偏低,分类淋巴细胞比例增加,单核细胞数增多。血小板寿命较短,可伴发血小板减少性紫癜。

（二）甲状腺肿

常呈弥漫性、对称性肿大,随吞咽动作上下移动,质软。甲状腺上、下极可触及震颤,闻及血管杂音。

（三）眼征

表现为单纯性突眼和浸润性突眼两类。

1.单纯性突眼

与甲状腺毒症所致的交感神经兴奋性增高及 TH 的肾上腺能样作用导致眼外肌、提上睑

肌张力增高有关,包括以下表现:

(1)轻度突眼:突眼度不超过 19~20mm。

(2)Stellwag 征:瞬目减少,眼神炯炯发亮。

(3)Dalrymple 征:上眼睑挛缩,眼裂增宽。

(4)Von Graefe 征:双眼下视时,上眼睑不能随眼球下移,出现白色巩膜。

(5)Jofroy 征:眼球向上看时,前额皮肤不能皱起。

(6)Mobius 征:双眼看近物时,眼球辐辏不良。

2.浸润性突眼

又称 Graves 眼病约占 5%,与眶后组织的自身免疫性炎症有关。除上述眼征外,常有眼睑肿胀肥厚,结膜充血水肿;眼球显著突出,突眼度超过 18mm 且左右眼突出度可不相等(相差>3mm),眼球活动受限。患者自诉视力下降、异物感、畏光、复视、斜视、眼部胀痛、刺痛、流泪。严重者眼球固定,眼睑闭合不全,角膜外露易导致溃疡发生及全眼球炎,甚至失明。

(四)特殊表现

1.甲状腺危象

也称甲亢危象,是甲状腺毒症急性加重的一个综合征。发病原因可能与交感神经兴奋,垂体-肾上腺皮质轴应激反应减弱短时间内大量 T_3、T_4 释放入血有关。主要诱因包括精神刺激、感染、创伤、放射性碘治疗、手术准备不充分等。表现为原有甲亢症状加重,并出现高热(体温>39℃),心动过速(140~240 次/分),常伴有心房颤动或扑动、烦躁不安、大汗淋漓、呼吸急促、畏食、恶心、呕吐、腹泻,患者可因大量失水导致虚脱、休克嗜睡、谵妄或昏迷。

2.甲状腺毒症性心脏病

主要表现为心房颤动和心力衰竭。甲亢患者约有 10%~15% 可发生心房颤动,发生心力衰竭时可以达到 30%~50%。心力衰竭可以分为两种类型:高排出量型心力衰竭和泵衰竭,前者多见于年轻人,是由心动过速和心排血量增加导致,常随着甲亢控制而好转;后者多见于老年人,是诱发和加重已有或潜在的缺血性心脏病而发生的心力衰竭。

3.淡漠型甲亢

多见于老年患者。起病隐匿,高代谢综合征、眼征和甲状腺肿均不明显。主要表现为明显消瘦、心悸、乏力、震颤、头晕、昏厥、神经质或神志淡漠、腹泻、厌食,可伴有心房颤动和肌病等。

4.妊娠期甲亢

主要有以下几种特殊情况:

(1)由妊娠引起甲状腺激素结合球蛋白水平增高,导致血清 T_4 和 T_3 水平增高。

(2)妊娠一过性甲状腺毒症,因绒毛膜促性腺激素(HCG)刺激 TSH 受体而致,妊娠终止或分娩后消失。

(3)新生儿甲亢。

(4)产后 GD。

5.胫前黏液性水肿

与 Graves 眼病同属于自身免疫病,约 5% 的 GD 患者可出现。多发生在胫骨前下 1/3 部位,也见于足背、踝关节、肩部、手背或手术瘢痕处,偶见于面部,皮损多为对称性。早期皮肤增厚、变粗,有广泛大小不等的棕红色或红褐色或暗紫色突起不平的斑块或结节,边界清楚,直径5~30mm不等,可连成片,皮损周围的表皮稍发亮,薄而紧张,病变表面及周围可有毳毛增生、变粗、毛囊角化,可伴感觉过敏或减退,或伴痒感;后期皮肤粗厚如橘皮或树皮样,皮损融合,有深沟,覆以灰色或黑色疣状物,下肢粗大似象腿。

三、实验室及其他检查

(一)血清游离甲状腺素(FT_4)与游离三碘甲状腺原氨酸(FT_3)

是临床诊断甲亢的首选指标,甲亢时 FT_3、FT_4 增高。

(二)血清总甲状腺素(T_4)与血清总三碘甲状腺原氨酸(T_3)

受 TBG 等结合蛋白量和结合力变化的影响。甲亢时增高,T_3 型甲亢时仅有 T_3 增高。

(三)促甲状腺激素(TSH)测定

是反映下丘脑—垂体—甲状腺轴功能的敏感指标,TSH 水平降低有助于甲亢诊断。

(四)甲状腺激素释放激素(TRH)兴奋试验

TRH 给药后 TSH 水平不增高则支持甲亢的诊断。

(五)甲状腺^{131}I摄取率

甲亢时总摄取量增高且高峰前移。

(六)三碘甲状腺原氨酸(T_3)抑制试验

用于鉴别单纯性甲状腺肿和甲亢,甲亢患者在试验中甲状腺^{131}I摄取率不能被抑

(七)甲状腺刺激性抗体(TSAb)测定

TSAb 阳性有助于 GD 的诊断。

四、诊断要点

根据高代谢综合征、甲状腺肿大的表现,结合血清 TT_4、FT_4 水平增高,FSH 水平减低,即可诊断为甲亢,而甲亢诊断的成立及弥漫性甲状腺肿大则是诊断 GD 的必备条件。

五、治疗原则

主要采取抗甲状腺药物、^{131}I 及手术治疗。

(一)抗甲状腺药物治疗

是甲亢的基础治疗。常用药物包括硫脲类和咪唑类两类。硫脲类有甲硫氧嘧啶(MTU)及丙硫氧嘧啶(PTU);咪唑类有甲巯咪唑(MMI,他巴唑)和卡比马唑(CMZ,甲亢平),常以 PTU 和 MMI 较为常用。疗程包括初始期、减量期及维持期,以 PTU 为例:①初始期,PTU300~450mg/d,分 2~3 次口服,至症状缓解或血 TH 水平恢复正常即可减量;②减量期,每 2~4 周减量 1 次,每次减量 50~100mg/d,3~4 个月减至维持量;③维持期,50~100mg/d,维持 1~1.5 年。

(二)放射性^{131}I治疗

^{131}I 被甲状腺摄取后释放射线,破坏甲状腺组织细胞,适用于药物治疗失败或过敏、手术后复发等患者。禁用于妊娠、哺乳期妇女。

(三)手术治疗

适用于中、重度甲状腺功能亢进长期用药无效者,甲状腺肿大显著、压迫症状显著等。术前需抗甲状腺药物、碘剂等充分准备,以免诱发甲状腺危象,浸润性突眼,严重心、肝、肾等疾

患,不适宜手术治疗。主要并发症是甲状旁腺功能减退和喉返神经损伤。

(四)甲状腺危象的防治

避免和去除诱因,积极治疗甲亢是预防甲状腺危象的关键,一旦发生需积极抢救。

1.抑制 TH 合成

首选 PTU,首次剂量为 600mg,口服或胃管注入;以后每 6 小时给予 PTU250mg 口服,待症状缓解后减至一般治疗剂量。

2.抑制 TH 释放

服 PTU 1 小时后再加用复方碘口服溶液 5 滴,以后每 8 小时 1 次,或碘化钠 1.0g 加入 10％葡萄糖液中静脉滴注 24 小时,以后视病情逐渐减量,一股使用 3～7 日。

3.抑制 T_4 转 T_3

普景洛尔 20～40mg,每 6～8 小时口服 1 次,或 1mg 稀释后缓慢静脉注射。

4.提高应激能力

氢化可的松 50～100mg 加入 5％～10％葡萄糖液中静脉滴注,每 6～8 小时 1 次。

5.降低和清除血浆 TH

上述治疗效果不满意时,可选用血液透析、腹膜透析或血浆置换等措施,迅速降低血浆 TH 浓度。

6.消除诱因和对症支持治疗

积极消除诱因,纠正水、电解质和酸碱平衡紊乱,治疗各种并发症。

(五)浸润性突眼的防治

1.减轻球后水肿

高枕卧位,限制食盐摄入,适量使用利尿剂。

2.局部治疗

使用 1％甲基纤维素或 0.5％氢化可的松滴眼,睡眠时眼睑不能闭合者使用抗生素眼膏,必要时加盖眼罩预防角膜损伤。

3.抑制免疫反应

应用免疫抑制剂和糖皮质激素,如泼尼松 60～100mg/d,分 3 次口服。

4.减轻眶内或球后浸润

严重突眼、暴露性角膜溃疡或压迫性视神经病变者,行球后放射或手术治疗。

六、常见护理诊断/问题

(一)营养失调:低于机体需要量

与基础代谢率增高、消化不良及吸收差有关。

(二)活动无耐力

与蛋白质分解增加、甲亢性心脏病、肌无力等有关。

(三)个人应对无效

与性格及情绪改变有关。

(四)有组织完整性受损的危险

与浸润性突眼有关。

(五)潜在并发症

甲状腺危象。

七、护理措施

(一)一般护理

1.环境

舒适安静,通风良好,避免光电声刺激,室内凉爽且温度相对恒定。

2.活动与休息

帮助、指导患者制订休息与活动计划,建立良好的作息规律。活动以不感疲劳为宜,应适当增加休息时间,维持充足的睡眠,防止病情加重。病情重、有心力衰竭或严重感染者应绝对卧床休息。

3.饮食护理

给予高热量、高蛋白、高维生素、高矿物质、低纤维素饮食;保证饮水量充足,每天 2000～3000mL。减少高纤维食物摄入,以减少排便次数,避免刺激性食物和饮料摄入,禁食含碘丰富食品,应食用无碘盐;忌食海带、紫菜等海产品,慎食卷心菜甘蓝等易致甲状腺肿食物。

(二)病情观察

密切观察患者的体温、脉搏心律、血压变化,注意有无精神状态和手指震颤情况,有无焦虑、烦躁、心悸等甲亢加重的表现,每周测量体重一次。

(三)用药护理

指导患者正确用药,不可自行减量和停药,及时观察药物不良反应。

1.粒细胞减少

多发生在用药后 2～3 个月内,严重者可致粒细胞缺乏症,故要指导患者定期复查血象。如外周血白细胞低于 $3 \times 10^9/L$ 或中性粒细胞低于 $1.5 \times 10^9/L$ 应停药。

2.皮疹

较常见,可用抗组胺药物控制,不必停药。如出现皮肤瘙痒、团块状等严重皮疹时应立即停药,以免发生剥脱性皮炎。

3.其他

如中毒性肝炎、肝坏死狼疮样综合征等损害,应立即停药。

(四)心理护理

与患者建立互信关系,让患者及其亲属认识到目前情绪、性格改变是由疾病引起,共同探讨控制情绪和减轻压力的方法。指导和帮助患者正确处理生活中突发事件,提醒家属避免提供兴奋、刺激消息,以减少患者激动、易怒等精神症状。鼓励患者参加适宜的团体活动,以免社交障碍产生焦虑。

(五)浸润性突眼的护理

采取保护措施,预防眼睛受到刺激和伤害。

(1)外出戴深色眼镜,减少光线、灰尘和异物的侵害。

(2)经常以眼药水湿润眼睛避免过度干燥。

(3)睡前涂抗生素眼膏,眼睑不能闭合者用无菌纱布或眼罩覆盖双眼。

（4）当眼睛有异物感、刺痛或流泪时，勿用手直接揉眼睛。

（5）睡觉或休息时，抬高头部，使眶内液回流减少，减轻球后水肿。

（6）定期检查角膜以防角膜溃疡造成失明。

（六）甲状腺危象的护理及抢救配合

1.避免诱因

指导患者进行自我调整，保持良好心态及生活、用药规律，避免感染、严重精神刺激、创伤等诱发因。

2.急救配合

（1）立即吸氧：绝对卧床休息，呼吸困难时取半卧位。注意保持患者呼吸道通畅，及时清除呼吸道分泌物。

（2）及时给药：迅速建立静脉通路留置中心静脉导管，进行中心静脉压监测，确保药物及液体顺利输入，根据病情及心功能调节输液速度，同时备齐各种抢救物品，如气管切开包、负压吸引器、气管插管、除颤仪等。

（3）对症护理：给予高碳水化合物、高蛋白、高维生素饮食，鼓励患者多饮水，满足高代谢需要保持病室安静，给予心理护理。患者因甲状腺激素增多，神经系统兴奋性增高，多易激动、焦虑，精神刺激又能加重病情，因此在护理工作中要热情、耐心，及时沟通，解除患者的紧张、焦虑情绪，避免精神刺激。有精神症状者，加床栏，必要时应用约束带，保护甲状腺危象患者，以防发生意外。体温过高者给予冰敷或酒精擦浴以降低体温；躁动不安者使用床挡保护患者安全；昏迷者加强皮肤、口腔护理，定时翻身，防止压疮、肺炎发生。

3.病情观察

观察生命体征及神志变化，发现原有甲亢症状加重，出现发热（体温＞39℃）、乏力、烦躁、多汗、心悸食欲减退、恶心、呕吐、腹泻、脱水等现象，应警惕甲状腺危象发生，并立即报告医生。留置导尿管，准确记录 24 小时出入量，观察有无皮肤皱缩、眼眶凹陷、血压降低等脱水表现。观察神志变化，患者精神状态、神经反射等。观察用药后反应，如使用普萘洛尔（心得安）后应加强观察，注意有无胸闷、气急等情况出现，有心衰、支气管哮喘、二度以上房室传导阻滞者禁用普萘洛尔；使用碘剂时，要注意有无胸闷、心悸、皮疹等碘过敏现象，并避免直接口服，应滴在馒头或饼干上饭后服用，以免刺激口咽部黏膜。

（七）健康指导

1.知识宣教

向患者宣传甲亢的疾病知识和眼睛保护方法，教会自我护理。指导患者注意加强自我保护，上衣领口宜宽松，避免压迫甲状腺，严禁用手挤压甲状腺以免 TH 分泌过多加重病情。对有生育需要的女性患者，应告知其妊娠可加重甲亢，宜治愈后再妊娠。鼓励患者保持身心愉快，避免精神刺激或过度劳累等诱因。对妊娠期甲亢患者，应指导其避免各种对母亲及胎儿造成影响的因素，宜选用抗甲状腺药物治疗，禁用[131]I治疗，慎用普萘洛尔。产后如需继续服药，则不宜哺乳。

2.用药指导

指导患者坚持遵医嘱按剂量、按疗程服药不可随意减量和停药。服用抗甲状腺药物的开始 3 个月,每周查血象 1 次,每隔 1～2 个月做甲状腺功能测定,定期自测脉搏体重。

3.出院指导

遵医用药,避免诱因,定期复查,出现不适及时就诊,宜食用高蛋白、高热量、高维生素类营养丰富食物。

(八)学习小结

甲状腺功能亢进(简称甲亢)是由多种病因导致甲状腺本身产生 TH 过多而引起的甲状腺毒症,Graves 病是最常见病因。以甲状腺毒症、弥漫性甲状腺肿、眼征及胫前黏液性水肿为特征。药物治疗、手术及^{131}I 为主要治疗手段。护理要点在于观察药物的副作用,尤其是粒细胞减少,浸润性突眼的护理、甲状腺危象的观察及抢救配合。

第四节　甲状腺功能减退症

甲状腺功能减退症简称甲减,是由各种原因导致的低甲状腺激素血症或甲状腺激素抵抗而引起的全身性低代谢综合征其病理特征是黏多糖在组织和皮肤中堆积,表现为黏液性水肿。本病根据起病时年龄不同而分为呆小病、幼年型甲减和成年型甲减。呆小病起病于胎儿或新生儿,与母体缺碘胎儿甲状腺发育不全或缺如,导致甲状腺激素合成不足等因素有关;幼年型甲减起病于儿童;成年型甲减多见于中年女性,男女之比为 1：(5～10)。前两型伴有智力障碍,成年型以全身代谢缓慢、器官功能降低为特点。本节重点阐述成年型甲减。

一、病因及发病机制

(一)原发性甲状腺功能减退症

最常见的是自身免疫性甲状腺炎引起 TH 合成和分泌减少,包括桥本甲状腺炎、萎缩性甲状腺炎、亚急性淋巴细胞性甲状腺炎和产后甲状腺炎等,其次为甲状腺破坏,如放射性^{131}I 治疗、甲状腺次全切除手术等。

(二)继发性甲状腺功能减退症

由下丘脑和垂体病变引起的促甲状腺激素释放激素(TRH)或者促甲状腺激素(TSH)产生和分泌减少所致。常见的原因有垂体腺瘤、手术放疗或产后垂体缺血性坏死等。

(三)其他

如甲状腺激素抵抗综合征、碘过量、药物抑制 TH 合成等。

二、临床表现

起病隐匿,发展缓慢,主要以代谢率减低和交感神经兴奋性下降为主要表现;早期轻症患者缺乏特异症状和体征。

(一)一般表现

易疲劳、怕冷、体重不减或增加、记忆力减退、反应迟钝、嗜睡、精神抑郁、便秘、月经不调、肌肉痉挛等。典型表现可出现黏液性水肿面容,表情淡漠面色苍白,皮肤干燥、粗糙脱屑,颜面、眼睑和手部皮肤水肿,声音嘶哑,毛发稀疏。由于高胡萝卜素血症,手足皮肤呈姜黄色。

(二)心血管系统

可有心肌收缩力减弱、心动过缓、心排血量下降,重则心包积液、心脏增大。

(三)消化系统

常有畏食、腹胀、便秘,严重者可出现麻痹性肠梗阻。

(四)内分泌生殖系统

表现为性欲减退,女性患者可有月经过多、溢乳,男性患者可有勃起障碍等。

(五)肌肉与关节

肌肉松弛无力、肌萎缩、腱反射减弱,可出现暂时性肌强直、痉挛、疼痛等,遇冷后加重。

(六)黏液性水肿昏迷

见于病情严重者。常见诱因有寒冷、感染、手术、严重躯体疾病、中断 TH 替代治疗和使用麻醉、镇静剂等。表现为嗜睡、低体温(体温<35℃)、呼吸减慢、心动过缓、血压下降、四肢肌肉松弛、反射减弱或消失,甚至昏迷、休克、心肾功能不全而危及患者生命。

三、实验室及其他检查

(一)血常规及血生化检查

轻中度正细胞正色素性贫血,血清三酰甘油、总胆固醇水平增高。

(二)甲状腺功能检查

TSH 水平增高,T_4、FT_4 水平降低,TSH 水平增高、FT_4 水平降低是诊断本病的必备指标,TSH 水平增高是原发性甲减诊断最早、最敏感的指标,亚临床甲减仅有血清 TSH 水平增高。

(三)TRH 刺激试验

有助于病变部位的确定。TSH 水平不增高者提示为垂体性甲减;延迟增高者为下丘脑性甲减;TSH 水平过度增高,提示原发性甲减。

四、诊断要点

根据临床表现、实验室检查如血清 TSH 增高、FT_4 减低,原发性甲减即可成立。如果血清 TSH 正常,FT_4 减低考虑为垂体性或下丘脑性甲减,需做 TRH 兴奋实验来区别。早期轻型甲减多不典型,需与贫血、垂体瘤、特发性水肿、肾病综合征、肾炎及冠心病相鉴别。

五、治疗原则

(一)替代治疗

用甲状腺素替代,首选左甲状腺素($L-T_4$)口服。治疗的剂量取决于患者的病情、年龄、体重及个体差异,多需终生服药。

(二)对症治疗

贫血者补充铁剂、维生素 B_{12}、叶酸等;胃酸低者补充稀盐酸。

(三)黏液性水肿昏迷的治疗

静脉补充甲状腺激素,清醒后改口服维持治疗。保温、给氧、保持呼吸道通畅。氢化可的松 $200\sim300mg/d$ 持续静脉滴注,待患者清醒后逐渐减量。控制感染,治疗原发病。

六、常用护理诊断/问题

(一)体温过低

与基础代谢率降低有关

(二)便秘

与肠蠕动减慢有关

(三)活动无耐力

与基础代谢水平低下及肌肉松弛无力有关。

(四)身体形象紊乱

与黏液性水肿有关。

(五)潜在并发症

黏液性水肿昏迷。

七、护理措施

(一)一般护理

给予高蛋白、高维生素、低钠、低脂肪饮食并保证饮水充分。鼓励便秘者多食新鲜果蔬及粗纤维食物,以促进胃肠懦动。因桥本甲状腺炎所致甲减者须避免富碘食物和药物的摄入,以免诱发严重黏液性水肿。指导患者学会腹部按摩、肛周按摩等排便技巧,养成定时排便习惯,并鼓励患者每天进行慢跑、散步等适度运动。

(二)病情观察

注意患者生命体征、神志、语言、动作、皮肤状态、胃肠道症状等变化,观察有无寒战、皮肤苍白、体温过低表现及心律不齐、心动过缓等现象警惕黏液性水肿发生。

(三)对症护理

体温过低者,调节室温在22~23℃,可采取添加衣服、戴手套、睡眠时加盖毛毯、棉被或使用热水袋等保暖方法,避免受凉。便秘者可给予缓泻剂、清洁灌肠处理。加强水肿部位的护理,防止破溃。皮肤干燥者可洗浴后涂抹护肤油。

(四)用药护理

左甲状腺素($L-T_4$)需要终身替代不能随意加减药物或停药。便秘者根据医嘱给予轻泻剂,并观察大便次数、性质、量的改变。

(五)潜在并发症

黏液性水肿昏迷的护理。

1.避免诱因

避免寒冷、感染、手术、使用麻醉剂、镇静剂等诱发因素。

2.严密监测

观察患者神志、生命体征及全身黏液性水肿情况,记录每天出入量及体重变化。如出现体温低于35℃、呼吸浅慢、心动过缓、血压降低、嗜睡等,或出现口唇发绀、呼吸深长、喉头水肿等症状,要立即报告医生并配合救治。

3.黏液性水肿昏迷的护理

(1)立即吸氧,注意保持呼吸道通畅,必要时做好气管插管或气管切开术前准备。

(2)迅速建立静脉通道,按医嘱及时给药。

(3)严密观察患者生命体征及动脉血气分析的变化,记录24小时出入量。

(4)注意保暖,避免局部热敷,以免烫伤或加重循环不良。

（六）健康指导

1.疾病相关知识指导

指导患者了解甲减及其并发症的防治及自我保健知识,适当运动,预防感染和外伤,慎用催眠、镇静、镇痛、麻醉等药物。增进食欲,多食高热量、高蛋白、富含纤维素食品。告知患者替代治疗需终身服药,指导正确的用药方法遵医嘱严格掌握剂量不可随意增减或停药。

2.定期复诊

出现不适及时就诊,定期复诊。

第五节　糖尿病

糖尿病是由遗传和环境因素互相作用,导致胰岛素分泌和(或)胰岛素作用缺陷而引起的以慢性高血糖为特征的代谢异常综合征,由以上因素长期作用所导致的碳水化合物、蛋白质、脂肪代谢紊乱可引发多系统损害,造成眼、肾、神经、心脏、血管等组织慢性进行性病变,导致器官功能缺陷及衰竭。病情严重或应激时可发生酮症酸中毒、高血糖高渗状态、感染、低血糖等急性代谢紊乱综合征。

糖尿病分为4型(WHO),即1型糖尿病、2型糖尿病、其他特殊类型糖尿病和妊娠期糖尿病。糖尿病是继心血管疾病、肿瘤之后的第三大非传染性疾病,属常见病、多发病。本病以2型糖尿病为主,占95%以上。随城市化进程和人口老龄化加快、人们生活方式的改变和生活水平的提高,糖尿病患病率呈快速增长趋势。

一、病因及发病机制

糖尿病的病因及发病机制至今尚未完全阐明,但总体认为,是遗传因素和环境因素共同参与,导致胰岛β细胞分泌胰岛素缺陷和(或)外周组织胰岛素利用不足,引起糖、脂肪及蛋白质等物质代谢紊乱的结果。

（一）1型糖尿病(T1DM)

因细胞破坏,导致胰岛素绝对缺乏。其发生、发展可分为5个阶段。

1.第1期(遗传易感期)

与某些特殊人类白细胞抗原(HLA)类型有关。

2.第2期(启动自身免疫反应)

某些环境因素可启动胰岛β细胞发生自身免疫反应,其中病毒感染是最为重要的因素之一。已知的相关病毒有:柯萨奇B4病毒、腮腺炎病毒、风疹病毒、巨细胞病毒和脑炎、心肌炎病毒等。

3.第3期(免疫学异常)

糖尿病前期,胰岛素分泌功能虽属正常,但因处于自身免疫反应活动期,循环中会出现一组自身抗体。主要包括胰岛细胞自身抗体(ICA)、胰岛素自身抗体(IAA)、谷氨酸脱羧酶自身抗体(GAD65)。

4.第 4 期(进行性胰岛 β 细胞功能丧失)

本期进程长短在个体间有较大差异。通常先出现胰岛素分泌第一相降低,随着 β 细胞数量减少,胰岛分泌功能下逐渐降,血糖水平逐渐升高,进而发展为临床糖尿病。

5.第 5 期(临床糖尿病)

血糖水平明显升高,出现糖尿病的部分或典型症状。此时胰岛中仅残存少量细胞(约10％)分泌胰岛素。

1 型糖尿病发病后数年,多数患者胰岛 β 细胞完全破坏,胰岛素水平很低,失去对刺激物的反应,糖尿病的临床表现明显。

(二)2 型糖尿病(T2DM)

病因不太明确,其发生、发展可分为以下 4 个阶段

1.遗传易感性

2 型糖尿病具有更强的遗传倾向,是由多基因变异引起,病因和表现具有广泛的遗传异质性。其发病与老龄、营养、肥胖、运动、应激及化学毒物等社会和生物环境因素等有关。也有研究表明与节约基因有关。

2.胰岛素抵抗和细胞功能缺陷

胰岛素抵抗(IR)指胰岛素作用的靶器官(主要是肝、肌肉和脂肪组织)对胰岛素作用的敏感性降低。IR 和胰岛素分泌缺陷(包括两者的相互作用)是 2 型糖尿病发生的两个要素并与动脉粥样硬化性心血管疾病、高血压、血脂异常、内脏型肥胖等有关。

IR 阶段患者胰岛素水平可以正常或高于正常。但胰岛素与受体的亲和力及受体后效应均减弱,导致血糖升高,机体为维持糖代谢正常,胰岛 β 细胞代偿性分泌更多胰岛素,出现高胰岛素血症;持续高血糖的刺激促进高胰岛素血症的发展,使胰岛素受体数目和(或)亲和力降低,加重胰岛素抵抗;随着胰岛 β 细胞功能缺陷的发展,胰岛素水平下降,最终出现空腹高血糖。普遍认为 IR 早已存在,当细胞功能缺陷不能代偿时才出现 2 型糖尿病。

3.糖耐量减低和空腹血糖调节受损

糖耐量减低(IGT)是葡萄糖不耐受的一种类型,可视为糖尿病前期。空腹血糖调节受损(IFG)指一类非糖尿病性空腹血糖异常,其血糖浓度高于正常,但低于糖尿病的诊断值。IGT和 IFG 两者代表葡萄糖的稳态和糖尿病高血糖之间的中间代谢状态,表明其稳态(调节)受损。是糖尿病的危险因素和心血管病发生的危险标志。

4.临床糖尿病

此期可无明显症状或逐渐出现代谢紊乱症状或出现糖尿病并发症表现,血糖水平升高,并达到糖尿病诊断标准。

二、临床表现

1 型糖尿病易发于青少年,起病急、症状明显,且有自发酮症酸中毒倾向。2 型糖尿病多见于 40 岁以上、体型肥胖的成人,起病缓慢,症状较轻,近年来发病呈现低龄化。

(一)代谢紊乱综合征

1."三多一少"

即多尿、多饮、多食、体重减轻,是糖尿病的典型症状。血糖水平升高后因渗透性利尿引起

尿量增多,继而口渴多饮;为补偿损失的糖、维持机体活动,患者常易饥多食;由于外周组织对葡萄糖利用障碍,脂肪分解增多,蛋白质代谢负平衡,渐见乏力、消瘦、体重减轻。

2.皮肤瘙痒

由于高血糖及末梢神经病变导致皮肤干燥和感觉异常,患者常会伴有皮肤瘙痒,特别是女性患者可出现外阴瘙痒。

3.其他症状

如视物模糊、四肢酸痛、麻木、腰痛、性欲减退、阳痿不育、月经失调、便秘等。

(二)并发症

1.急性并发症

包括糖尿病酮症酸中毒、高血糖高渗状态、感染、低血糖。

(1)糖尿病酮症酸中毒(DKA):代谢紊乱加重时,脂肪分解加速大量脂肪酸在肝经氧化产生大量乙酰乙酸、β-羟丁酸和丙酮,三者统称为酮体。多见于1型糖尿病患者,常见诱因有胰岛素治疗过程中减量不当或停用、感染、外伤、妊娠、分娩及严重刺激引起应激状态等。临床上具有发病急、病情重、变化快的特点。表现为三多一少症状明显、食欲减退、恶心、呕吐、嗜睡、呼吸深快,有烂苹果味(丙酮味),严重失水、休克表现,晚期各种反射迟钝甚至消失,可出现意识障碍甚至昏迷。

(2)高血糖高渗状态(HHS):其临床特征为严重的高血糖、高血浆渗透压和脱水,无明显酮症酸中毒,常有不同程度意识障碍或昏迷。本病多发于老年2型糖尿病患者,常见诱因包括应激、感染、高糖摄入某些药物(如糖皮质激素、免疫抑制剂、利尿药物)和严重疾病(如急性胃肠炎、胰腺炎、脑卒中、严重肾病、透析)等。

(3)感染:疖、痈等皮肤化脓性感染多见,可反复发生,甚至呈败血症或脓毒血症。足癣、甲癣、体癣等皮肤真菌感染也较常见,女性患者常合并真菌性阴道炎。肺结核发病率高,进展快,易形成空洞。

(4)低血糖:糖尿病患者血糖值≤3.9mmol/L即属于低血糖范畴,有两种类型,即空腹低血糖和餐后(反应性)低血糖。前者主要见于胰岛素过多或胰岛素拮抗激素缺乏等,后者多见于2型糖尿病初期餐后胰岛素分泌高峰延迟,大多发生在餐后4～5小时。患者可有肌肉颤抖、心悸、出汗、饥饿感、软弱无力、流涎、面色苍白、心率加快、四肢冰冷等,部分可出现脑功能障碍表现,如思维语言迟钝、精神不集中、头晕、嗜睡、视物模糊、步态不稳等,甚至发生认知障碍、抽搐、昏迷。

2.慢性并发症

可累及全身各重要器官,单独或合并出现。其发生、发展与糖尿病发病年龄、病程长短、代谢紊乱程度和病情控制程度相关。

(1)大血管病变:是糖尿病最严重而突出的并发症,主要表现为动脉粥样硬化,这与糖尿病的糖代谢和脂代谢异常有关,主要侵犯主动脉、冠状动脉、大脑动脉、肾动脉和肢体外周动脉等,引起冠心病、缺血性或出血性脑血管病、肾动脉硬化、肢体动脉硬化等其中心血管并发症是发病率和致死率高、危害最严重的慢性并发症。

(2)微血管病变:是糖尿病的特异性并发症,微循环障碍、微血管瘤形成和微血管基底膜增厚是其典型改变,主要病变在视网膜、肾、神经、心肌组织,其中以糖尿病肾病和视网膜病变最为重要。前者表现为蛋白尿、水肿、高血压和肾功能不全;后者表现为视网膜出血、水肿、视物模糊甚至失明,视网膜病变是成年人致盲的主要原因。

(3)神经病变:以周围神经病变最常见,通常为对称性,下肢较上肢严重,病情进展缓慢。早期表现为肢端感觉异常,如袜子或手套状分布,可伴痛觉过敏;后期累及运动神经,可有肌力减弱甚至肌萎缩和瘫痪。自主神经损害也较常见表现为直立性低血压、心动过速、腹泻或便秘及尿潴留、尿失禁等。

(4)糖尿病足(DF):是指与下肢远端神经异常和不同程度的周围血管病变相关的足部(踝关节或踝关节以下)感染、溃疡和(或)深层组织破坏。轻者表现为足部畸形、皮肤干燥和发凉、胼胝(高危足);重者可出现足部溃疡、坏疽。糖尿病足是非创伤性截肢、致残的主要原因。

三、实验室及其他检查

(一)血糖测定

空腹及餐后 2 小时血糖水平升高是诊断糖尿病的主要依据,又是判定糖尿病病情变化的主要指标。空腹血浆葡萄糖(FPG)≥7.0mmol/L(126mg/dl)为糖尿病,DK 时血糖多为 16.7～33.3mmol/L(300～600mg/dl),HHS 时血糖一般在 33.3～66.6mmol/L(600～1200mg/dl)。

(二)尿糖测定

主要用于糖尿病筛查和疗效观察但受肾糖阈影响,尿糖阳性提示血糖值超过肾糖阈。

老年人及糖尿病患者血糖超过 10.08mmol/L(180mg/dl)甚 13.0～16.8mmol/L(250～300mg/dl)可以没有糖尿,这是肾糖阈升高所致。相反,妊娠期妇女及肾性糖尿病患者,由于肾糖阈降低,血糖正常时也可以出现糖尿。所以肾性糖尿病就是指由于肾小管重吸收葡萄糖出现功能减退,因肾糖阈降低而出现的糖尿。肾性糖尿常伴有氨基酸、磷酸、碳酸氢盐及尿酸等重吸收障碍。肾性糖尿的特点是有糖尿而血糖正常,也没有脂肪代谢的异常。

(三)葡萄糖耐量试验

可疑糖尿病但血糖未达到诊断糖尿病标准者需进行葡萄糖耐量试验。有口服和静脉注射两种,以口服葡萄糖耐量试验(OGT)为最常用。

(四)糖化血红蛋白 A1(GHbA$_1$或 HBA1)测定

HBA1 是葡萄糖与血红蛋白氨基发生非酶催化反应的产物,其浓度与平均血糖水平呈正相关。HBA1 有 a、b、c 三种,以 HBA1c 最为主要,可反映测定前 8～12 周血糖的平均水平,为精尿病病情控制的监测指标之一,但不能反映血糖的波动状态,也不能作为诊断糖尿病的依据。

(五)血浆胰岛素和 C－肽测定

有助于了解 β 细胞功能和指导治疗,但不能作为诊断糖尿病的依据。

四、诊断要点

大多数糖尿病患者,尤其是早期 2 型糖尿病患者并无明显症状,临床工作中要尽可能早诊断早治疗。典型病例根据"三多一少"症状,结合实验室检查结果可诊断。轻症及无症状者主要依据静脉血葡萄糖检测结果追溯及本病。应注意单纯空腹血糖正常并不能排除糖尿病的可能性,应加测餐后血糖或进行 OGT。目前国际上通用的是 1999 年 WHO 提出的诊断标准。

（一）空腹血浆葡萄糖（FPG）

FPG 正常范围为 3.9～6.0mmol/L（70～108mg/dl），6.1～6.9mmol/L（110～125mg/dl）为空腹血糖调节受损（IFG），≥7.0mmol/L（126mg/dl）考虑为糖尿病。

（二）OGT 中 2 小时血浆葡萄糖（2hPG）

2hPG≤7.7mmol/L（139mg/dl）为正常，7.8～11.0mmol/L（140～199mg/dl）为糖耐量减低（IGT），≥11.1mmol/L（200mg/dl）考虑为糖尿病。

五、治疗原则

目前，糖尿病尚缺乏有效的病因治疗手段，其治疗采取饮食治疗、运动治疗、药物治疗、自我血糖监测和健康教育等综合措施，强调治疗的早期性、长期性、综合性和个体化原则，通过降糖、降压、调脂和改变不良生活方式等措施，防止或延缓并发症发生，提高患者的生活质量。

（一）健康教育

包括对糖尿病患者及其家庭成员糖尿病相关知识的指导，见本节的健康指导。

（二）饮食疗法

贯穿于糖尿病进程发展的各个阶段，是糖尿病治疗的基础，是糖尿病预防和控制的必要环节。合理的饮食对减轻胰岛负担，控制和保持理想体重，纠正代谢紊乱，使血糖、血脂达到或接近正常水平，防止或延缓各种并发症发生具有十分重要的意义。

（三）运动疗法

适当活动有利于减轻体重，提高胰岛素敏感性，改善血糖和脂代谢紊乱。应根据年龄、性别、病情及有无并发症等情况，制订合理的锻炼计划。

（四）自我监测血糖（SMBG）

应用便携式血糖仪经常性地观察和记录患者的血糖水平，为调整药物剂量提供依据。

（五）口服药物治疗

包括促胰岛素分泌剂（磺胺类和非磺胺类药物）、增强靶组织对胰岛素的敏感性（双胍类、胰岛素增敏剂）、α-葡萄糖苷酶抑制剂。

1.促胰岛素分泌剂

（1）磺胺类（SUs）：与胰部细胞膜上的磺胺类药物受体结合后，刺激含有胰岛素的颗粒外移和胰岛素释放。第一代药物有甲苯磺丁脲、氯磺丙脲等，现已少应用。第二代药物有格列本脲（优降糖）、格列吡嗪（美吡达）、格列齐特（达美康）、格列喹酮（糖适平）、格列苯脲等，餐前半小时服用。

（2）非磺胺类：作用在胰岛细胞膜 ATP 敏感钾离子通道上，促进胰岛素分泌。但与 SUs 结合位点不同，降血糖作用短而快，主要控制餐后高血糖，如瑞格列奈（诺和龙）和那格列奈。

2.双胍类

主要作用机制是抑制糖原异生和糖原分解，降低肝葡萄糖输出，也可改善外周组织对胰岛素的敏感性、增加对葡萄糖的摄取和利用。主要用于 2 型糖尿病，是肥胖者的一线用药。常用药物有二甲双胍（甲福明），剂量为 500～1500mg/d，分 2～3 次口服，最大剂量不超过 2g/d，心、肝、肺、肾功能不全者，严重感染、手术及高热患者禁用。

3.胰岛素增敏剂

本类药为噻唑烷二酮(TZD)类,又称格列酮类。主要作用是增强靶组织对胰岛素的敏感性,减轻胰岛素抵抗,有罗格列酮和吡格列酮等。

4.葡萄糖苷酶抑制剂(AGI)

通过抑制小肠黏膜刷状缘的 α-葡萄糖苷酶而延迟糖类的吸收,降低餐后高血糖。是 2型糖尿病的第一线用药,常用药物有阿卡波糖(拜糖平)、优格列波糖(倍欣)等。

(六)胰岛素治疗

1.适应证

(1)1 型糖尿病。

(2)糖尿病急性并发症,如酮症酸中毒、高血糖高渗状态和乳酸性酸中毒。

(3)糖尿病慢性并发症。

(4)应急情况,如手术、感染、创伤等。

(5)妊娠和分娩。

(6)2 型糖尿病经饮食和口服降糖药未达到良好控制者。

2.制剂类型

按起效作用快慢和维持时间,分为速效、中效、长效、预混、胰岛素类似物 5 类。各类胰岛素均为皮下注射,仅速效制剂还可静脉注射。

3.使用原则和方法

胰岛素治疗应在综合治疗基础上进行。胰岛素剂量取决于血糖水平、β 细胞功能缺陷程度、胰岛素抵抗程度、饮食和运动状况等,一般从小剂量开始,根据血糖水平逐步调整,直至达到满意控制。

(七)糖尿病酮症酸中毒的治疗

1.补液

输液是救治糖尿病酮症酸中毒的首要、关键措施。通常使用生理盐水,输液量视病情而定,心功能正常者 2 小时内输入 1000～2000mL,以便迅速补充血容量,改善周围循环和肾功能,2～6 小时输入 1000～2000mL,第 1 个 24 小时输液总量 4000～5000mL,重者可达 6000～8000mL。对老年患者及有心脏病变者,必要时可在中心静脉压监护下调整输液速度及输液量。

2.胰岛素

采用小剂量(速效)胰岛素治疗方案 0.1U/(h·kg),使血清胰岛素浓度恒定在 100～200μU/mL,可发挥抑制脂肪分解和酮体生成的最大效应。通常将速效胰岛素加入生理盐水中持续静脉滴注。当血糖降至 13.9mmol/L 时,改输 5％葡萄糖液并加入速效胰岛素(按每3～4g葡萄糖加 1U 胰岛素计算)。尿酮体消失后,根据患者尿糖、血糖及进食情况调节胰岛素剂量,或改为每 4～6 小时皮下注射胰岛素 1 次,逐渐恢复平时的治疗。

3.纠正电解质及酸碱平衡失调

轻症患者经静脉补液及胰岛素治疗后,酸中毒可逐渐纠正,无需补碱;pH≤7.0 者应予小剂量的碳酸氢钠静脉滴注,但不宜过多过快,以免诱发或加重脑水肿。补钾时机、补钾量及速度应根据治疗前血钾水平及尿量决定。

4.防治诱因和处理并发症

如休克、严重感染、心力衰竭、心律失常、肾衰竭、脑水肿等。

六、常用护理诊断/问题

(一)营养失调:低于或高于机体需要量

与胰岛素分泌或作用缺陷引起的糖、脂肪、蛋白质代谢异常有关。

(二)有感染的危险

与糖、蛋白质、脂肪代谢紊乱所致的机体抵抗力降低、微循环障碍和周围神经病变、感觉异常有关。

(三)有皮肤完整性受损的危险

与感觉障碍、皮肤营养不良有关。

(四)潜在并发症

糖尿病酮症酸中毒、高血糖高渗状态、低血糖反应、糖尿病足。

七、护理措施

(一)一般护理

1.病情观察

注意观察有无皮肤瘙痒、感觉异常、感染及破损,尤其是下肢及足部情况;观察生命体征有无异常有无咳嗽、咳痰,有无腹痛及排尿异常等。密切观察血糖、尿糖及其他检查结果的变化,有无酮症酸中毒、低血糖等并发症。

2.饮食护理

根据患者的标准体重、工作性质、生活习惯等计算总热量,为其制订饮食计划,合理安排三餐及糖、蛋白质、脂肪的搭配。

(1)制订总热量:通过计算获得患者理想体重,理想体重(kg)=身高(cm)-105(年龄超过40岁者或减100),根据理想体重计算每日所需总热量。成人休息状态下每日每千克标准体重给予热量105~125.5kJ(25~30kcal),轻体力劳动125.5~146kJ(30~35kcal),中体力劳动146~167kJ(35~40kal),重体力劳动167kJ(40kcal)以上。儿童、孕妇、乳母、营养不良和消瘦、伴有消耗性疾病者应酌情增加,肥胖者酌减,使体重逐渐恢复至理想体重的±5%。

(2)食物的组成:糖类占总热量的50%~60%,提倡用粗制米、面和一定量的杂粮;蛋白质一般不超过总热量的15%,成人每日每千克理想体重0.8~1.2g,儿童、孕妇、乳母、营养不良或伴有消耗性疾病者宜增至15~2.0g;伴有肾病者适当限制蛋白质,其中1/3应来源于动物蛋白质;脂肪约占总热量30%,每日每千克体重0.6~1.0g。

(3)总热量合理分配:根据患者的生活习惯、治疗情况和病情需要进行安排,可按每日三餐分配为1/5、2/5、2/5或1/3、1/3、1/3,也可按四餐分为1/7、2/7、2/7、2/7。

(4)饮食注意事项:①体重超过标准体重者,忌吃油炸、油煎食品;②食用含不饱和脂肪酸的植物油,忌食动物脂肪,以减少饱和脂肪酸的摄入,少食胆固醇含量高的动物内脏、鱼子、蛋黄等;③严格限制各种甜食,包括各种食糖、糖果、甜点心、饼干、水果及各种含糖饮料等;④监测体重变化:每周定期测量体重一次,如体重变化超过2kg时,寻找原因。

3.运动锻炼

(1)方式:以步行、慢跑、健身操太极拳等有氧运动为宜。

(2)运动时间与强度:合适的运动强度为患者的心率达到个体 60% 的最大耗氧量(心率=170-年龄)。运动以餐后 1 小时,活动时间在 20~40 分钟为宜,可根据患者具体情况逐步延长,每日 1 次,肥胖者可适当增加活动次数。用胰岛素或口服降糖药物者应每天定时活动。

(3)注意事项:体育锻炼时不宜空腹,适当补充食物或携带一定量的方便食品,以便出现饥饿感心悸出冷汗、头晕及四肢无力等低血糖症状时食用;随身携带糖尿病卡,以备急需;运动后应做好运动日记,以便观察疗效和不良反应。

(4)预防感染:保护皮肤,鼓励患者勤沐浴、勤换衣,保持皮肤清洁;选择质地柔软、宽松的内衣;注意保温,预防呼吸道感染;注意个人卫生;护理操作严格执行无菌操作。

(二)用药护理

1.口服降糖药的护理

坚持遵医嘱定时、定量、规范给药,不得随意增减剂量;注意观察患者血常规血糖、尿糖、糖化血红蛋白等实验室指标和体重的变化,正确评价用药效果,及时处理不良反应。

(1)磺胺类药物:餐前半小时服用,主要不良反应是低血糖反应,少见有胃肠道反应、皮肤瘙痒、贫血、白细胞减少、皮疹、肝功能损害等。

(2)双胍类药物:餐前或餐中服用,其不良反应有腹部不适、口中金属味等,偶有过敏反应。

(3)α-葡萄糖苷酶印制剂:与第一口饭同服,常见不良反应为胃肠道反应,如腹胀、排气增多或腹泻。

2.胰岛素治疗的护理

应用胰岛素注意注射时机、部位及方法,定期监测尿糖、血糖,密切观察和处理不良反应。

(1)注意事项:

1)注射时间、方法:普通胰岛素于饭前半小时注射,低精蛋白锌胰岛素在早餐前 1 小时注射。预混胰岛素注射前先混匀。长、短效胰岛素混合使用时,应先抽短效胰岛素,再抽长效胰岛素,然后混匀。

2)注射时应严格无菌操作,防止发生感染。

3)胰岛素的保存:4~28℃存放可使用 28 天,避免过冷、过热太阳直晒。

4)注射部位:胰岛素皮下注射,宜选择上臂三角肌、臀大肌大腿内侧、腹部等部位,注意交替注射部位,以免形成局部硬结和脂肪萎缩。

5)定期监测尿糖、血糖变化。

(2)不良反应:常见的不良反应有低血糖、胰岛素过敏和注射部位皮下脂肪萎缩或增生。

1)低血糖:是最主要的不良反应,表现为头昏心悸、多汗、饥饿甚至昏迷等,可进食糖果或给予糖饮料或静脉注射 50% 葡萄糖液 20~30mL。

2)胰岛素过敏:表现为注射部位瘙痒、荨麻疹等,立即更换胰岛素制剂种类,使用抗组胺药、糖皮质激素及脱敏疗法等。

3)注射部位皮下脂肪萎缩或增生:交替、更换注射部位可缓慢恢复。

(三)潜在并发症的急救与护理

1.糖尿病酮症酸中毒与高血糖高渗状态

(1)迅速建立静脉通路,遵医嘱准确、及时补液和应用胰岛素,必要时可建立两条静脉通道。

(2)安置患者绝对卧床休息,注意保暖,预防压疮和继发感染,出现昏迷者按昏迷护理常规处置。

(3)病情监测:严密观察生命体征、24小时出入液量等变化,及时检测尿糖、尿酮、血糖、血酮、血钾、血钠、二氧化碳结合力等变化。

(4)积极消除诱发因素。

2.低血糖

(1)避免病因:正确使用降糖药物,按时服药,不可随意更改降糖药物、停药或改变剂量。运动量增加时及时加餐和遵医嘱酌减胰岛素用量;容易在后半夜或清晨发生低血糖的患者,晚餐适当增加主食或高蛋白食物。初用各种降糖药都要从小剂量开始逐步调整,速效或短效胰岛素注射后应及时进餐。

(2)病情观察:及时发现患者出现的饥饿感无力、出汗、恶心、心悸面色苍白等低血糖反应症状,注意血糖变化。

(3)急救处理:进食含糖的食物或静脉推注50%葡萄糖40～60mL,静脉推注高渗糖是紧急处理低血糖最常用和有效的方法。

3.糖尿病足的护理

(1)足部观察与检查:每天1次,观察足部皮肤有无颜色、温度改变及足背动脉搏动情况,注意检查趾甲、趾间、足底部皮肤有无鸡眼、甲沟炎、甲癣水疱、溃疡、坏死等,感觉有无减退、麻木、刺痛感。

(2)保持足部清洁、避免感染:勤换鞋袜,坚持每天清洁足部,注意保持趾间干燥。定期修剪趾甲,且不宜修剪过短以免伤及甲沟。

(3)预防外伤:选择轻巧柔软、前端宽大的鞋子,避免赤足走路以防刺伤,外出时不可穿拖鞋以免踢伤。

(4)促进肢体血液循环:冬天注意保暖,避免长期暴露于寒冷或潮湿环境,不要使用热水袋取暖器及电热毯等,以免烫伤皮肤同时注意防冻伤,可穿加厚棉袜保暖;坚持每晚用温水泡足,水温不超过40℃,泡足时间不宜超过20分钟,而后用吸水性强的浅色毛巾擦干,特别是足趾间要擦干并防擦破;按摩足部时要从足尖开始,逐步向上,这样有利于血液循环。

(5)适度运动,避免同一姿势站立过久或交叉盘坐:适当运动与按摩可促进足部血液循环,改善神经功能。糖尿病患者每日小腿和足部运动30～60分钟,如甩腿、提足跟、脚尖、下蹲等。睡前及晨起时,平卧交替抬高双下肢约20°,每天2～3次,每次10～20分钟,可循序渐进,以促进下肢血液循环。

(四)健康指导

1.疾病知识指导

采用床边介绍、录像、讲座等多种形式,帮助糖尿病患者及家属了解有关糖尿病的知识,引导患者家属给予精神支持和生活照顾。

(1)指导患者掌握饮食和运动治疗的具体方法、注意事项。

(2)学会检测尿糖、血糖的变化:尿糖定性测定使用便携式血糖仪的应用。

(3)学会正确注射胰岛素的方法,知道药物的作用、副作用及使用注意事项。

(4)教会识别低血糖反应和发现酮症酸中毒先兆,掌握自救方法,有效规避诱因。

(5)随身携带识别卡,以便发生紧急情况时及时处理。

2.定期复诊

以便了解病情控制情况,及时调整用药,早期发现和治疗慢性并发症。

第六节　痛风

痛风是嘌呤代谢障碍所致的一组异质性代谢性疾病。其临床特点是高尿酸血症、反复发作的痛风性关节炎、痛风石、间质性肾炎,严重者呈关节畸形及功能障碍,常伴有尿酸性尿路结石。根据病因可分为原发性与继发性两类,其中以原发性痛风占绝大多数。

一、病因及发病机制

原发性痛风属遗传性疾病,多由先天性嘌呤代谢异常所致,继发性痛风可由肾病、血液病、药物及高嘌呤食物等多种原因引起。

(一)高尿酸血症的形成

高尿酸血症是痛风的生化标志。尿酸是嘌呤代谢的终产物,主要由细胞代谢分解的核酸和其他嘌呤类化合物(内源性,约占人体尿酸来源的80%;)以及食物中的嘌呤经酶的作用分解而来(外源性,约占20%)。导致原发性痛风的主要因素有:①尿酸生成增多:嘌呤代谢过程中,因嘌呤核苷酸代谢酶缺陷或功能异常引起嘌呤合成增加而导致尿酸增多;②尿酸排泄障碍:包括肾小球尿酸滤过减少、肾小管重吸收增多、肾小管尿酸分泌减少及尿酸盐结晶在泌尿系统沉积。痛风患者中80%～90%的个体具有尿酸排泄障碍,但以肾小管尿酸的分泌减少最为重要。

(二)痛风的发生

临床上仅有部分高尿酸血症患者发展为痛风,占10%～20%。当血尿酸浓度过高或酸性环境时,尿酸析出结晶,沉积在骨关节、肾脏和皮下等组织,造成组织病理学改变,导致痛风性关节炎、痛风肾和痛风石等。

二、临床表现

多见于中老年男性、绝经期后妇女,常有家族史和高尿酸血症史。

(一)无症状期

仅有血尿酸水平持续性或波动性增高。从血尿酸水平增高至症状出现可达数年,有些可终身不出现症状。但随着年龄增长,出现痛风的比率增加,其症状出现与高尿酸血症的水平和持续时间有关。高尿酸血症常与肥胖、糖脂代谢紊乱、高血压、2型糖尿病、高胰岛素血症等伴发存在。

(二)急性关节炎期

是痛风的首发症状,是尿酸盐结晶、沉积引起的炎症反应。表现为:

(1)多发于春秋季节,常于午夜和清晨突然起病,因剧烈疼痛而惊醒,数小时内出现受累关节的红、肿、热、痛和功能障碍,趾关节最易累及,其次为踝、膝、腕指、肘,可伴有发热、白细胞增多等全身反应。

(2)初次发作常呈自限性,一般数日内可自行缓解,此时受累关节局部皮肤出现脱屑和瘙痒,为本病特有的表现。

(3)酗酒、过度疲劳、关节受伤、关节疲劳、手术、感染、寒冷、摄入高蛋白和高嘌呤食物等常可诱发。

(三)痛风石及慢性关节炎期

痛风石是痛风的特征性表现,由尿酸盐沉积所致。可存在于任何关节、肌腱和关节周围软组织,导致骨、软骨破坏及周围组织纤维化和变性。常多关节受累且多见于关节远端,表现为以骨质缺损为中心的关节肿胀、僵硬及畸形,无定形状且不对称。严重时痛风石处皮肤发亮、菲薄、容易经皮破溃排出白色尿酸盐结晶。形成瘘管时,瘘管不易愈合但少见感染。

(四)肾脏病变

主要有以下两方面表现

1.痛风性肾病

起病隐匿,早期仅有间歇性蛋白尿,随着病情发展而呈持续性,伴有肾浓缩功能受损时夜尿增多,晚期可发生肾功能不全。

2.尿酸性肾石病

10%～25%的痛风患者肾脏有尿酸结石,呈泥沙样,常无症状,结石较大者可发生肾绞痛、血尿。当结石引起梗阻时导致肾积水、肾盂肾炎等。

三、实验室及其他检查

(一)血尿酸测定

取血清标本,用尿酸氧化酶法,正常男性为 $150\sim380\mu mol/L$,女性为 $100\sim300\mu mol/L$,一般男性$>420\mu mol/L$,女性$>350\mu mol/L$ 可确定为高尿酸血症。

(二)滑囊液或痛风石内容物检查

取结节自行破溃物或行关节腔穿刺取滑囊液或穿刺结节内容物,在旋光显微镜下,见白细胞内有双折光现象的针形尿酸盐结晶。

(三)X 线检查

受累关节 X 线摄片,急性关节炎期可见非特征性软组织肿胀。慢性期或反复发作后,可见软骨缘破坏,关节面不规则;典型者由于尿酸盐侵蚀骨质,使之呈圆形或不整齐的穿凿样、凿孔样、虫蚀样或弧形、圆形骨质透亮缺损,为痛风的 X 线特征。

四、诊断要点

中老年男性,有家族史及代谢综合征表现,有诱发因素,夜间突然出现典型关节炎发作,或尿酸性结石肾绞痛发作,要考虑痛风。以下检查可作为确诊的依据:①血尿酸水平增高;②关节腔穿刺抽取滑囊液或痛风石,活检证实为尿酸盐结晶;③受累关节 X 线检查、关节腔镜检查发现有骨关节病变或尿酸性尿路结石影;④试用秋水仙碱诊断性治疗,如迅速显效则具有特征性诊断价值。该病需与风湿性关节炎、类风湿关节炎、化脓性关节炎、创伤性关节炎等相鉴别;有尿路结石者需与其他成分的结石相鉴别。

五、治疗原则

目前尚无有效办法根治原发性痛风。防治目的:①控制高尿酸血症,预防尿酸盐沉积;②迅速终止急性关节炎发作,防止复发;③防止尿酸结石形成和肾功能损害。

(一)无症状性高尿酸血症

积极寻找引起高血尿酸的原因和相关因素,避免危险因素及诱发因素。

(二)急性痛风性关节炎期

1.秋水仙碱

是治疗痛风急性发作的特效药。约 90% 的患者服用 24~48 小时内症状缓解,用药越早效果越好。其作用机制可能是抑制局部组织中性粒细胞、单核细胞释放白三烯 B4、糖蛋白化学趋化因子、白细胞介素-1 等炎症因子,抑制炎症细胞变形和趋化,缓解炎症反应。

2.非甾体消炎药(NSAID)

作用机制是抑制花生四烯酸代谢中的环氧化酶活性,进而抑制前列腺素合成而达到抗炎镇痛作用。常用药物有吲哚美辛、双氯芬酸、布洛芬、美洛昔康、罗非昔布等发作超过 48 小时也可应用,症状消退后减量。

3.糖皮质激素

上述两类药无效或禁忌时可选择尽量不用。

(三)发作间歇期和慢性期

治疗目的是使血尿酸维持正常水平。

1.促进尿酸排泄药物

通过抑制近端肾小管对尿酸盐的重吸收,以增加尿酸排泄,降低血尿酸。适用于肾功能良好者,已有尿酸盐结石形成或每日排出尿酸盐>3.57mmol(600mg)时不宜使用。常用药物有丙磺舒、磺吡酮等。用药期间应多饮水,同时口服碳酸氢钠(3~6g/d)以碱化尿液,抑制尿酸在尿中结晶。

2.抑制尿酸生成药物

主要为别嘌醇,通过抑制黄嘌呤氧化酶,使尿酸生成减少,适用于尿酸生成过多或不适合使用排尿酸药物者。

3.其他

保护肾功能,剔除痛风石等。

六、常用护理诊断/问题

(一)疼痛:关节痛

与尿酸盐结晶、沉积在关节引起炎症反应有关。

(二)躯体活动障碍

与关节受累、关节畸形有关。

(三)知识缺乏

缺乏与痛风有关的生活知识。

七、护理措施

(一)一般护理

1.休息与运动

注意休息,避免受凉。急性关节炎期,应绝对卧床休息,抬高患肢,避免受累关节负重,必要时可在病床上安放支架支托被褥,减少患部受压。关节痛缓解72小时后,方可恢复活动。适宜、渐进的运动有助于减缓关节疼痛、防止关节挛缩及肌肉失用性萎缩。

2.饮食护理

(1)控制总热量:因痛风患者大多肥胖,故热量不宜过高,应限制在5020～6276kJ/d(1200～1500kcal/d)。蛋白质控制在1g/(kg·d)以内,糖类占总热量的50%～60%。

(2)限制高嘌呤类食物:避免进食高嘌呤食物,如动物内脏、鱼虾类、肉类、菠菜、蘑菇、黄豆、扁豆、豌豆、浓茶等。

(3)饮食宜清淡、易消化,忌辛辣和刺激性食物。

(4)增加碱性食品:鼓励患者进食碱性食物,如牛奶、鸡蛋、马铃薯、各类蔬菜、柑橘类水果,使尿液的pH在7.0或以上,以减少尿酸盐结晶的沉积。

(5)多饮水与禁酒:饮酒可引起痛风急性发作,每日饮水量不得少于2000mL,尤其是在应用排尿酸药时更应多饮水。饮水有助于尿酸髓尿液排出和预防尿路结石的发生。

(二)病情观察

(1)观察受累关节有无红、肿、热和功能障碍,关节疼痛的部位、性质、间隔时间有无变化。

(2)观察有无过度疲劳、寒冷、潮湿、紧张、饮酒、饱餐、足扭伤等诱发因素存在。

(3)观察有无痛风石的体征,有无发热等。

(4)监测血尿酸水平的变化。

(三)症状体征的护理

手、腕、肘等关节受累时可用夹板固定制动或给予冰敷或25%～35%硫酸镁湿敷,消除关节的肿胀和疼痛。局部有痛风石者,保持患部清洁,避免摩擦、损伤,防止溃疡或感染发生。

(四)用药护理

正确使用药物,观察药物疗效,及时处理不良反应。

1.秋水仙碱

口服常有胃肠道反应,初次服用如出现恶心、呕吐、水样便等严重胃肠道反应,可选择静脉给药并严密观察。静脉给药可产生严重的不良反应,如肝损害、骨髓抑制、DIC、脱发、肾衰竭、癫痫样发作甚至死亡等。一旦出现不良反应,及时停药。此外,静脉使用秋水仙碱时,切勿外漏,以免造成组织坏死。

2.非甾体消炎药

主要不良反应是胃肠道反应,注意观察有无活动性消化性溃疡或消化道出血。

3.丙磺舒、磺吡酮、苯溴马隆等排尿酸药物

使用期间多饮水、口服碳酸氢钠等碱性药。注意观察及处理皮疹、发热、胃肠道反应等不

良反应。

4.糖皮质激素

主要是观察疗效,密切注意和防止症状的"反跳"现象。

5.别嘌醇

可出现皮疹、发热胃肠道反应、肝损害、骨髓抑制等不良反应,应注意观察并处理,肾功能不全者减半量应用。

(五)心理护理

患者因疼痛影响进食和睡眠,反复发作导致关节畸形和肾功能损害,思想负担重,常表现情绪低落、抑郁。应积极向宣教痛风的有关知识,讲解饮食与疾病的关系,并请患者家属配合,给予患者精神上的安慰和鼓励。

(六)健康教育

1.知识宣教

给患者和家属讲解疾病的有关知识,让他们认识到这是一种终身性疾病,经积极治疗后可维持正常生活和工作。注意防止受凉、劳累、感染外伤等。肥胖者应减轻体重。

2.运动指导

运动时尽量使用大肌群,若运动后疼痛超过 1～2 小时,应暂时停止此项运动。不得长时间持续进行重体力工作;轻、重不同的工作可交替进行。经常改变姿势,保持受累关节舒适,有局部发热和肿胀时,尽量避免活动。

3.饮食指导

坚持饮食控制措施,限制总热量的摄入,避免进食高蛋白及高嘌呤食物,增加碱性食品摄入,保证充足的饮水,严格戒酒等。

4.定期复查与自我检测

平时用手触摸耳轮及手足关节处,检查是否存在痛风石。定期查血尿酸,门诊随访。

第七节　骨质疏松症

骨质疏松症(OP)是一种以骨量低下、骨组织微结构破坏,导致骨脆性增加,易发生以骨折为特征的全身性代谢性骨病。该病可发于不同性别和任何年龄,多见于老年人,尤其是绝经后妇女,男女比例约为 1∶6。按病因可分为原发性和继发性两类,原发性骨质疏松症又分为绝经后骨质疏松症(Ⅰ型)、老年性骨质疏松症(Ⅱ型)和特发性骨质疏松症 3 种。绝经后骨质疏松症一般发生在妇女绝经后 5～10 年内,雌激素缺乏引起骨小梁骨量丢失加速、骨转换率增高所致;老年性骨质疏松症一般指老人 70 岁后发生的骨质疏松;特发性骨质疏松症主要发生在青少年。继发性骨质疏松症指由任何影响骨代谢的疾病或药物所致的骨质疏松症。骨质疏松症是一种骨骼退化性疾病,由此引发的骨质疏松性骨折及其并发症,可导致病残率、死亡率的增加,造成生命质量下降,已成为严重的健康问题。

一、病因及发病机制

正常成熟骨的代谢主要以骨重建形式进行。在激素、局部细胞因子及其他调节因子的协调作用下,骨组织不断吸收旧骨质、形成新骨质,如此循环形成体内骨转换的相对稳定状态。当骨吸收过多、过快或形成不足时,将会打破骨吸收与骨形成之间的偶联平衡,引起骨量减少和骨微细结构的变化,进而造成骨质疏松。原发性骨质疏松症的病因和发病机制仍未阐明。凡可使骨的净吸收增加,促进骨微结构紊乱的因素都会促进骨质疏松症的发生。

(一)骨吸收及其影响因素

骨吸收主要由破骨细胞介导。

1.妊娠和哺乳

妊娠期间母体血容量增加,钙的分布容量可增加1倍。如摄入不足或存在矿物质吸收障碍,必须动用骨盐维持血钙水平,如妊娠期饮食钙含量不足,可促进骨质疏松或骨软化症的发生。

2.雌激素

雌激素缺乏使破骨细胞功能增强,骨丢失加速,这是绝经后骨质疏松症的主要病因。

3.活性维生素D

可促进钙结合蛋白生成,增加肠钙吸收。活性维生素D缺乏,可伴有血清钙水平下降,导致骨盐动员加速,骨吸收增强。

4.甲状旁腺素(PTH)

PTH作用于成骨细胞,通过其分泌的骨吸收因子(如IL-6、IL-11),促进破骨细胞的作用。

5.细胞因子

IL-1、IL-6和肿瘤坏死因子等作用于破骨细胞,可促进其分化和活性,刺激骨吸收。

(二)骨形成及其影响因素

骨形成主要由成骨细胞介导。

1.遗传因素

多种基因的表达水平和基因多态性可影响峰值骨量、骨转换和骨质量。遗传因素决定了70%~80%的峰值骨量。

2.钙的摄入量

钙是骨质中最基本的成分。钙不足必然影响骨矿化,在骨的生长发育期和钙需要量增加时,摄入钙不足将造成峰值骨量下降。

3.生活方式和生活环境

适当的体力活动有助于提高峰值骨量,活动过少或过度活动均易发生骨质疏松症。此外,吸烟、酗酒、高蛋白、高盐饮食、大量饮用咖啡、维生素D摄入不足和日照减少等均为骨质疏松症的易发因素。

二、临床表现

(一)骨痛和肌无力

早期无症状及不适,X线摄片或骨密度测量时可被发现,多数患者以严重骨痛或骨折为首发表现。症状较重者常诉腰背疼痛、乏力或全身骨痛可在劳累或活动后加重。骨痛特点为弥漫性、无固定部位、无明确压痛区(点)。

(二)椎体压缩

椎体压缩性骨折多见于绝经后骨质疏松,可引起身高变矮和驼背,也可引发胸廓畸形,影响到呼吸循环功能。

(三)骨折

骨质疏松症的严重后果是发生骨折,当骨丢失量超过20%时即可出现。骨折常因弯腰、负重、挤压、跌倒等轻微活动和创伤而诱发,多发于脊柱、髋部和前臂远端,其中以髋部骨折最为常见。

三、实验室及其他检查

(一)骨量的测定

骨矿含量和骨密度测定是判断低骨量、确定骨质疏松的重要手段,是评价骨丢失和疗效的重要客观指标。临床上应用的有单光子吸收测定法(SPA)、双能X线吸收测定法(DXA)、外周双能X线吸收测定法(pDXA)等,其中DXA测量值是目前国际学术界公认的骨质疏松症诊断的金标准。

(二)骨转换生化测定

1.与骨吸收有关的生化指标

空腹血钙或24小时尿钙排量是最简易的方法,但易受钙摄入量、肾功能因素影响。尿羟脯氨酸(HOP)、血清抗酒石酸酸性磷酸酶(TPACP)等在一定程度上也可反映骨转换的吸收状态。

2.与骨形成有关的生化指标

如血清碱性磷酸酶(ALP)、血清Ⅰ型前胶原羧基前肽和血骨钙素等。

四、诊断要点

详细的病史和体检是临床诊断骨质疏松的基本依据,但其确诊有赖于X线检查和BMD或BMC测定。根据BMD或BMC测定结果,可确定是低骨量(低于同性别峰值骨量的1个骨标准差以上但小于2.5个标准差)、骨质疏松(低于同性别峰值量的2.5个标准差以上)或是严重骨质疏松(骨质疏松伴一处或多处自发性骨折),之后确定原发性还是继发性OP。原发性OP中Ⅰ型(绝经后骨质疏松症)和Ⅰ型(老年性骨质疏松症)的鉴别主要通过年龄、性别、主要原因、骨丢失速率和雌激素治疗的反应等来鉴别。

五、治疗原则

骨质疏松症的治疗应遵循预防为主、防治结合的原则。

(一)补充钙剂和维生素D

增加饮食钙含量,补充碳酸钙、葡萄糖酸钙、枸橼酸钙等制剂,使每日钙总摄入量达800～1200mg。维生素D成年人推荐剂量为200IU/d,者年人因缺乏日照及摄入和吸收障碍,故推荐剂量为400～800IU/d。维生素D用于治疗骨质疏松时,剂量应该为800～1200IU/d,还可与其他药物联合使用。

（二）对症治疗

有疼痛者可给予适量非甾体消炎药，如阿司匹林、吲哚美辛等。发生骨折或遇顽固性疼痛时，可用降钙素。骨畸形者应局部固定或采用其他矫形措施防止畸形加剧。骨折时给予牵引、固定、复位或手术治疗，辅以物理康复治疗，尽早恢复运动功能。必要时给予被动运动，避免因制动或失用而加重病情。

（三）特殊治疗

1.补充性激素

根据患者具体情况选择性激素的种类和剂量。雌激素主要用于绝经后骨质疏松症的预防和治疗，雌激素补充治疗的疗程一般不超过 5 年，治疗期间要定期进行妇科和乳腺检查。雄激素则用于男性，一般选用苯丙酸诺龙或司坦唑醇等。雄激素对肝有损害，并常导致水钠潴留和前列腺增生，因此长期治疗宜选用经皮制剂。

2.选择性雌激素受体调节剂（SERM）和选择性雄激素受体调节剂（SARM）

（1）SERM 主要适用于 PMOP 的治疗，可增加 BMD，降低骨折发生率，但偶可导致血栓栓塞性病变。

（2）SARM 具有较强的促合成代谢作用，有望成为治疗老年男性骨质疏松症的较理想药物。

3.二磷酸盐

可抑制破骨细胞生成和骨吸收。主要用于骨吸收明显增强的代谢性骨病，亦可用于高转换型原发性和继发性骨质疏松、高钙血症危象和骨肿瘤的治疗，但老年性骨质疏松不宜长期使用该类药物，必要时应与 PTH 等促进骨形成类药物合用。常用制剂有依替磷酸二钠、帕米磷酸钠和阿仑磷酸钠。用药期间需补充钙剂。

4.降钙素

降钙素为骨吸收的抑制剂，主要适用于：①高转换型骨质疏松症；②骨质疏松症伴或不伴骨折；③变形性骨炎；④急性高钙血症或高钙血症危象。主要制剂有鲑鱼降钙素、鳗鱼降钙素及降钙素鼻喷剂。孕妇和过敏反应者禁用。应用降钙素制剂前需补充数日钙剂和维生素 D。

（四）介入治疗

是脊柱的微创手术，是向压缩的椎体内注入混有造影剂的骨水泥，使其沿骨小梁分布至整个椎体，达到重建脊柱稳定性、增强椎体强度、缓解疼痛的目的，又称椎体成形术。

六、常用护理诊断/问题

（一）疼痛

与骨质疏松有关。

（二）有受伤的危险

与骨质疏松引起的骨骼脆性增加有关。

（三）躯体活动障碍

与骨骼变化引起的活动范围受限有关。

七、护理措施

（一）一般护理

1.休息与活动

疼痛明显者，卧床休息，平卧于硬板床上，腰部垫枕，翻身时注意保持脊柱平直。病情允许者适当运动，因运动可增加和保持骨量、提高患者的耐受力和平衡能力，减少骨折等意外的发生。运动的类型、方式和量应根据患者的具体情况而定。

2.合理膳食

补充足够的蛋白质对骨质疏松及骨折愈合有利,多进食富含异黄酮类食物对保存骨量也有一定作用。鼓励低钠、高钾、高钙和高非饱和脂肪酸饮食,增加富含维生素 D、维生素 A 维生素 C 的食物及含铁食物,以利于钙的吸收。同时要戒烟忌酒,少咖啡和浓茶。

(二)症状体征的护理

疼痛者使用背架、紧身衣等,达到减轻疼痛的目的。热敷、局部按摩等物理疗法可促进血液循环,减轻肌肉痉挛,缓解疼痛。也可使用超短波、电疗、磁疗、激光等疗法达到抗炎镇痛效果。

(三)用药护理

遵医嘱用药,严格适应证和禁忌证,注意观察和处理不良反应,定期监测药物效果和肝、肾等器官功能情况。如服用钙剂要多饮水,以减少泌尿系结石的形成;维生素 D 及其活性产物可引起高血钙症;雌激素用药期间应定期做妇科和阴道涂片细胞学检查,反复阴道出血应及时减量或停药。

(四)椎体成形术的护理

1.术前准备

指导患者练习俯卧位姿势,学习适应床上排尿便便;讲解手术相关知识及注意事项,消除恐惧心理;禁食糖类、豆类等易产气食物。

2.术后护理

严密观察患者生命体征,尤其是血压变化,必要时进行心电监护;仰卧休息 4 小时,有利于骨水泥进一步硬化和减少并发症;观察患者下肢远端感觉和运动功能,逐步进行肢体功能锻炼。

(五)安全护理

加强巡视,保持地面整洁干燥,注意防滑。桌椅位置相对固定,生活用具放置床边,以便随手取用。病区灯光明暗适宜,楼梯、走廊、台阶、厕所、浴室等设立防滑设施及警示标志。

(六)心理护理

根据患者的文化层次、爱好、生活习惯等开展针对性的心理疏导,帮助他们从生理、病理角度了解骨质疏松症的预防、发病机制及康复问题,帮助患者及家属树立信心,积极配合治疗。

(七)健康教育

1.知识宣教

告知患者骨质疏松症是一种退行性疾病,应早防早治。适当运动、合理饮食保证充足的钙摄入,可有效延缓骨丢失的速度和程度。已绝经妇女在医生指导下可服用少量的雌激素,遵医嘱服维生素 D 和钙剂,老年人一定要慎用利尿剂、异烟肼、泼尼松等药物。加强防跌倒的安全宣传,预防跌倒。

2.运动指导

指导患者适当进行户外活动,多晒太阳,常做载重式的运动,如慢跑、骑自行车等,防止骨量丢失,提高应变能力。时间以每周 5～7 次、每次 30 分钟为直,可逐渐增加运动量。

第六章　泌尿外科疾病的护理

第一节　泌尿系统损伤

一、肾损伤

肾位于肾窝,位置较深,并受到肋骨、腰肌、脊椎、前面的腹壁、腹腔内脏器和上面膈肌的保护,因此不易受损。但肾质地较脆,肾包膜较薄,易因暴力而导致肾损伤,常是严重多发性外伤的一部分。

(一)病因及分类

1.开放性损伤

多因枪弹、刀刃等锐器所致,常伴胸、腹脏器损伤,伤情复杂而严重。

2.闭合性损伤

(1)直接暴力:撞击、挤压、跌倒、肋骨或横突骨折等所致,由于腹部或腰背部受到外力撞击或挤压而导致肾损伤是最常见的原因。

(2)间接暴力:对冲伤、突然暴力扭转等所致。

(二)病理类型

临床上以闭合性肾损伤最为多见。根据损伤程度不同可将闭合性肾损伤分为 4 种病理类型。

1.肾挫伤

肾实质有轻微损伤,形成肾淤斑、包膜下血肿,但肾包膜及肾盂黏膜均完整,若肾集合系统受到外伤波及可有少量血尿。一般症状轻微,可自愈。大多数患者的肾损伤为此类型。

2.肾部分裂伤

除肾实质部分裂伤外,还伴肾盂黏膜或肾包膜破裂,前者可导致血尿,后者易形成肾周围血肿和尿外渗。

3.肾全层裂伤

肾被膜、肾实质和肾盂肾盏黏膜均断裂或裂伤,引起严重血尿,可伴有大量血、尿外渗。

4.肾蒂损伤

临床比较少见。为肾蒂血管裂伤或撕脱,无明显血尿,常因大出血、休克来不及诊治而死亡。

(三)临床表现

1.血尿

全程血尿是肾损伤的常见症状。肾挫伤时血尿轻微,大量肉眼血尿常为严重肾裂伤。有时血尿与损伤程度可不一致,如血块堵塞肾盂输尿管、肾蒂血管断裂或输尿管断裂等,血尿常不明显甚至无血尿。

2.疼痛

肾包膜下血肿或血、尿渗入肾周围组织则出现患侧腰、腹部疼痛;凝血块堵塞输尿管可引起同侧肾绞痛;尿液、血液进入腹膜腔,可表现为全腹疼痛和腹膜刺激征。

3.腰腹部肿块

肾周围血肿和尿外渗时,可形成不规则肿块,并有压痛和腰部肌肉强直。

4.发热

由于血肿、尿外渗易继发感染,甚至导致肾周围脓肿或化脓性腹膜炎的发生,出现全身中毒症状。表现为寒战、高热和腹膜刺激征等全身中毒症状。

5.休克

轻度肾挫伤一般不会导致休克,肾损伤严重、出血较多或合并其他脏器损伤,因外伤和失血可发生休克,甚至危及生命。

(四)辅助检查

1.实验室检查

(1)尿常规检查:可出现尿中红细胞增多,甚至肉眼血尿。

(2)血常规检查:血红蛋白和血细胞比容进行性降低,则提示有活动性出血。

2.影像学检查

(1)B超:可显示肾损伤的程度和部位、肾包膜下或肾周围有无血肿、有无尿外渗及对侧肾情况。

(2)CT、MRI:可显示肾损伤程度、尿外渗情况,了解血肿范围等。

(3)其他:排泄性尿路造影、肾动脉造影等检查可发现肾损伤的范围和程度。

(五)治疗原则

1.紧急处理

出现大出血、休克的患者,应迅速给予输液、输血等抗休克处理,明确有无其他脏器合并伤,做好手术探查准备。

2.非手术治疗

密切观察病情,补液、补血、抗感染、全身支持疗法等。适用于轻度肾损伤及无其他脏器合并伤的患者。需绝对卧床休息2～4周,以免过早下地活动导致再出血。

3.手术治疗

开放性肾损伤、大出血难以控制、严重肾裂伤、肾盂破裂、肾蒂损伤等情况应进行手术治疗。在非手术治疗期间,出现出血加剧、腰腹部包块明显增大、疑有腹腔脏器损伤者也应行手术探查。

(六)常见护理诊断问题

1.组织灌注量改变

与肾损伤大出血、腹膜炎等有关。

2.疼痛

与肾损伤后局部肿胀、尿外渗有关。

3.焦虑/恐惧

与外伤打击、担心预后等有关。

4.潜在并发症

感染、休克。

（七）护理措施

1.非手术治疗的护理/术前护理

（1）病情观察：密切观察生命体征变化、尿量及颜色，局部有无肿块及范围变化情况，疼痛的部位及程度，局部腹膜刺激征等。若出现休克症状及上述症状加重，应积极抗休克并报告医生。

（2）卧床休息：患者绝对卧床休息2～4周，待病情稳定，血尿消失后可考虑离床活动。

（3）预防感染：有伤口者应及时换药，保持伤口敷料清洁、干燥，遵医嘱应用抗生素，鼓励患者多饮水，全身支持治疗。

（4）心理护理：稳定患者及其家属情绪，关心、安慰患者，减轻患者恐惧及焦虑，鼓励患者及其家属积极配合、安心接受治疗和护理。

（5）术前准备：若有手术指征出现，在积极抗休克的同时，应尽快做好各项术前准备工作。

2.术后护理

（1）病情观察：监测生命体征，尤其注意有无发热，直至各项指标稳定正常；观察尿量及颜色，并做好记录；观察切口有无红、肿、热、痛等感染征象。发现异常，应及时采取相应措施。

（2）卧床休息：肾切除的患者待麻醉状态消失、血压和脉搏平稳后可安置半卧位，以利呼吸和引流。肾全切除术后应卧床休息2～3d；肾修补或部分切除术后应绝对卧床1～2周。

（3）引流管护理：肾术后常留置肾周引流管，应给予妥善固定，观察引流液的量和性状，保持引流通畅和引流管口处敷料清洁、干燥，若有渗湿要及时更换。一般于术后2～3d，引流量减少后拔除。

（八）健康教育

1.预防并发症

卧床休息期间注意定时变换体位，防止压疮。嘱患者多饮水，进行深呼吸、有效咳嗽和咳痰练习，进行关节功能锻炼和肌肉活动等，以减少泌尿系统感染、肺部感染、肌萎缩和深静脉血栓形成等并发症的发生。

2.用药指导

行一侧肾切除者，应注意保护健侧肾，防止外伤，慎用对肾有损害的、药品等。

3.活动指导

出院后3个月内避免重体力劳动或剧烈活动，防止继发性损伤引起出血。

4.定期复查

指导出院患者出现不适及时返院复查。

二、膀胱损伤

（一）病因及分类

膀胱空虚状态时位于骨盆深处，有骨盆和周围肌肉、筋膜及其他软组织的保护，很少发生损伤。而充盈的膀胱壁薄而紧张,高出耻骨联合并伸展至下腹部,因此易遭受损伤。

1.开放性损伤

多由锐器、子弹或弹片贯通所致,常合并其他脏器损伤,如直肠、阴道损伤,形成膀胱直肠瘘、膀胱阴道瘘或腹壁尿瘘。

2.闭合性损伤

当膀胱充盈时,下腹部遭撞击、挤压等直接暴力易引起膀胱损伤,骨盆骨折后骨折片可直接刺破膀胱壁。

3.医源性损伤

膀胱镜检查或治疗、下腹部手术等有时可能伤及膀胱。

(二)病理类型

1.膀胱挫伤

损伤未穿破膀胱壁,仅伤及膀胱黏膜或肌层,有局部出血或形成血肿,可有血尿发生,无尿液外渗。

2.膀胱破裂

分腹膜外型与腹膜内型两类。

(1)腹膜外型:腹膜外膀胱壁破裂,腹膜完整,尿液可外渗到膀胱周围及耻骨后间隙,若发生感染可导致严重盆腔炎症和脓肿。由膀胱前壁损伤引起者多见,常伴有骨盆骨折。

(2)腹膜内型:膀胱壁破裂同时伴有腹膜破裂,尿液流入腹腔,可导致腹膜炎发生。多见于膀胱顶部或后壁向腹腔内破裂。

(三)临床表现

1.休克

因骨盆骨折引起大出血、剧烈疼痛及膀胱破裂导致尿外渗感染或腹膜炎等,可引起休克。

2.血尿和排尿困难

膀胱壁轻度挫伤,可仅表现为少量血尿;膀胱破裂尿液外渗至膀胱周围或腹腔,患者虽有尿意但无法排出,或仅有少量血尿排出。

3.腹痛

腹膜外型破裂,表现为下腹部的疼痛、压痛及腹肌紧张;腹膜内型破裂,尿液流入腹腔,表现为急性腹膜炎症状,流入尿液多时可有移动性浊音。

4.尿瘘

贯穿性损伤导致膀胱与体表、阴道或直肠相通时,可出现体表伤口漏尿、膀胱阴道瘘、膀胱直肠瘘。闭合性损伤,若尿外渗感染时导致破溃,也可形成尿瘘。

(四)辅助检查

1.导尿试验

导尿管可顺利插入膀胱并能引流出300mL以上清亮尿液,可基本排除膀胱破裂;若导尿管顺利插入膀胱但不能引流出尿液或仅引流出少量血尿,则应考虑有膀胱破裂的可能。此时从导尿管注入无菌生理盐水200～300mL,片刻后吸出,吸出量可由于液体外渗而减少,也可由于腹腔液体回流而增多,若液体出入量差异明显,提示膀胱破裂。

2.膀胱造影

是确诊膀胱破裂的主要方法。经导尿管注入 15％泛影葡胺 300mL,通过观察膀胱内造影剂有无外漏至膀胱外即可明确诊断。

3.X 线检查

腹部平片可显示有无骨盆骨折。

(五)治疗原则

1.急救处理

膀胱破裂合并休克者,应首先尽快给予输液、输血、止痛、镇静等抗休克处理。

2.非手术治疗

如为膀胱挫伤或造影时仅见有少量尿外渗,且症状轻微,可插导尿管持续引流尿液 7～10d,保持引流通畅,并遵医嘱尽早应用抗生素预防感染,多可自愈。

3.手术治疗

严重的膀胱破裂,应尽早行手术治疗。包括清除外渗液体、修补膀胱破裂口、耻骨上膀胱造瘘等。

(六)常见护理诊断问题

1.组织灌流量改变

与骨盆骨折损伤血管致出血、膀胱破裂、尿外渗或腹膜炎有关。

2.排尿异常

与膀胱损伤有关。

3.焦虑/恐惧

与外伤打击、担心预后等有关。

4.潜在并发症

感染、休克。

(七)护理措施

1.非手术治疗的护理/术前护理

(1)病情观察:监测患者生命体征,观察尿量及尿液颜色、性状的变化,腹痛情况,有无腹膜刺激征等。若有休克症状出现,立即遵医嘱给予输液、输血、止痛、镇静等抗休克处理。

(2)导尿管护理:留置导尿的患者应做好导尿管、尿道外口和会阴部护理,妥善固定导尿管,防止滑脱,保持引流通畅,观察、准确记录尿液的量、颜色和性状,鼓励患者多饮水。导尿管一般留置 7～10d 即可拔除。

(3)心理护理:关心安慰患者,讲解疾病的治疗、护理措施,减轻患者及其家属的焦总,使患者及其家属能够积极配合各项治疗和护理工作。

(4)预防感染:注意患者的体温变化,遵医嘱应用有效抗生素、全身支持疗法。

2.术后护理

(1)病情观察:监测患者生命体征,注意有无感染、休克等并发症发生。

(2)预防感染:遵医嘱使用有效抗生素。

(3)膀胱造瘘管护理:妥善固定耻骨上膀胱造瘘管,保持引流通畅,避免引流管脱出或被血凝块堵塞;观察、记录引流液的量、颜色和性状;注意保护造瘘口周边皮肤,保持清洁、干燥,及时更换敷料;鼓励患者多饮水。膀胱造瘘管一般留置 2 周,拔管前应先夹管,待患者排尿情况良好后再拔出造瘘管,拔管后造瘘口用纱布覆盖。

(八)健康教育

嘱患者遵医嘱用药,告知患者用药的不良反应;讲解留置膀胱造瘘管和导尿管的目的,指导患者多饮水。

三、尿道损伤

(一)病因及分类

男性尿道损伤多见。在解剖上男性尿道以尿生殖膈为界,分为前、后尿道。前尿道包括尿道海绵体部,以尿道球部损伤多见,多因骑跨伤所致;后尿道包括膜部、前列腺部,以尿道膜部损伤多见,多因骨盆骨折引起。

(二)病理生理

尿道损伤依据损伤程度,可分为尿道挫伤、尿道裂伤和尿道断裂 3 种类型。尿道挫伤仅有尿道黏膜水肿和出血,可以自愈,愈合后一般不发生尿道狭窄;尿道裂伤和尿道断裂后,出现尿道周围血肿和尿外渗,尿道断裂还可发生尿潴留。由于尿生殖膈的隔离作用,发生前尿道损伤时,尿液可渗入会阴部、阴囊、阴茎和前腹壁;发生后尿道损伤时,尿液可外渗至膀胱周围,较易继发感染。

(三)临床表现

1.休克

后尿道损伤合并骨盆骨折时,创伤和出血较重,易发生创伤性或失血性休克。

2.尿道出血

前尿道损伤会表现为自尿道外口滴出或溢出鲜血。后尿道损伤时,尿道外口可仅有少量血液流出或无流血。

3.疼痛

前尿道损伤时,伤处疼痛并向尿道外口放射,排尿时加重。后尿道损伤时,因尿外渗至膀胱周围,表现为下腹部疼痛,局部压痛、肌紧张。若伴有骨盆骨折,移动时疼痛加剧。

4.排尿困难

尿道裂伤或断裂时,可因局部水肿、疼痛引起尿道括约肌痉挛导致排尿困难。尿道完全断裂时,可发生尿潴留。

5.尿外渗

尿道裂伤或断裂,尿液可从裂口渗出,发生尿外渗。尿外渗如未及时处理或处理不当,可导致组织坏死、感染,严重者可出现脓毒症。局部感染或坏死可形成尿瘘。

(四)辅助检查

1.诊断性导尿

通过导尿可判断尿道是否连续和完整。导尿管如能顺利插入膀胱并有尿液流出,说明尿道连续而完整。一旦插入导尿管,应留置 2 周左右,以引流尿液并支撑尿道。试插如果不成功,不要勉强反复试插,以免加重尿道损伤。

2.X线检查

骨盆摄片可明确有无骨盆骨折,必要时行尿道造影,可显示尿道损伤部位及程度。

(五)治疗原则

1.急救处理

损伤严重出现休克者,应立即给予输液、输血等抗休克治疗。骨盆骨折患者应安置平卧位,勿随意搬动,以免加重损伤。

2.非手术治疗

尿道轻度损伤,无排尿困难者,不需特殊治疗,采取对症处理、嘱患者多饮水、使用有效抗生素预防感染等措施。有排尿困难或不能自行排尿,但导尿管能成功插入者,应留置尿管引流,以支撑尿道,有利于尿道愈合。有尿潴留但不宜导尿或不能立即施行手术者,可先行耻骨上膀胱穿刺引流尿液。遵医嘱应用有效抗生素,预防感染。

3.手术治疗

试插导尿管不成功者,应考虑手术治疗。若为前尿道损伤,可施行尿道修补或吻合术,留置尿管2~3周;若为后尿道损伤,可施行尿道会师术,留置尿管3~4周。两者均行膀胱造瘘。后期出现尿道狭窄者,应定期进行尿道扩张。术后常规留置导尿管,进行止血、抗感染处理。有尿外渗者,在尿外渗区做多个皮肤切口引流外渗尿液。

(六)主要护理诊断/问题

1.组织灌流量改变

与创伤、骨盆骨折引起的大出血和尿外渗有关。

2.排尿异常

与尿道损伤、尿道狭窄等有关。

3.恐惧/焦虑

与外伤打击、担心预后等有关。

4.潜在并发症

感染、尿道狭窄等。

(七)护理措施

1.非手术治疗的护理/术前护理

(1)病情观察:密切观察患者的生命体征、意识状态、腹部体征、有无排尿异常等,做好记录,发现异常及时向医生报告,并配合进行处理。

(2)维持体液平衡:遵医嘱进行输血、输液、止血等治疗,保证组织有效灌注,若合并骨折应及时配合医生进行复位固定。

(3)预防感染:注意患者的体温变化;保持伤口清洁干燥,及时更换敷料;做好导尿管、膀胱造瘘管的护理,嘱患者多饮水,勿用力排尿,避免尿外渗;遵医嘱合理应用抗生素,发现感染征象,及时通知医生并协助处理。

(4)做好术前准备:出现手术指征者,在抗休克同时紧急做好术前准备。

2.术后护理

(1)引流管护理:

1)导尿管护理:术后需常规留置导尿管2~3周,应妥善固定,因一旦脱落很难直接插入。尿道会师术后需行三腔气囊导尿管牵引2周,以促进分离的尿道断面愈合。应注意保持有效牵引,解除牵引后再留置1~2周。同时按常规做好导尿管护理。

2)膀胱造瘘管护理:参见本节膀胱损伤中的相关内容。

(2)尿外渗引流护理:观察切口敷料渗液情况,保持清洁、干燥并随时更换,保持流通畅,防止感染。

(3)尿道扩张术的护理:尿道损伤修复后常并发尿道狭窄,为预防尿道狭窄,需定期行尿道扩张。

1)操作前:向患者说明尿道扩张的重要性,评估狭窄的部位、程度。

2)操作中:根据尿道评估情况选择合适的尿道探子,操作时手法轻柔,避免动作粗暴,导致尿道再次损伤;严格无菌技术操作,防止感染。

3)操作后:观察患者有无腹痛、腹膜刺激征等,有无排尿异常、尿道出血和体温升高等。嘱患者多饮水,遵医嘱应用止血药物、有效抗生素。

(4)心理护理:向患者及其家属解释治疗和护理的过程,关心、体贴患者,与患者有效沟通,减轻患者的焦虑、恐惧,使其能够积极配合治疗。

(八)健康教育

1.预防宣教

指导患者增强自我保护意识,避免意外伤害。

2.定期行尿道扩张术

尿道损伤患者,手术修复后,为预防尿道狭窄,需定期进行尿道扩张术。施行尿道扩张术患者较为痛苦,应向患者说明其重要性,鼓励患者按时进行。

3.指导复查

告知患者复诊时间,发现异常及时就诊。

第二节　泌尿系统结石

泌尿系统结石又称尿石症,是泌尿外科的常见病,包括肾结石、输尿管结石、膀胱结石、尿道结石。可分为上尿路结石和下尿路结石,上尿路结石指肾结石和输尿管结石,下尿路结石指膀胱结石和尿道结石。临床以上尿路结石多见。

一、病因

泌尿系统结石成因复杂,受多种因素影响。尿中形成结石的盐类呈过饱和状态、尿中晶体聚集的抑制物质不足、晶核基质的存在都是形成结石的主要原因。

(一)区域及职业因素

山区、沙漠和热带地域发病率较高。高温作业者、交通警察、手术医生等发病率相对较高。

(二)年龄和性别

泌尿系统结石患者中男性多于女性,大约 3∶1。上尿路结石男女比例相近,而下尿路结石男性明显多于女性。好发于 25～40 岁。原发性膀胱结石多见于男童。

(三)饮食习惯

饮水过少致尿液浓缩,易导致尿石形成;喜食菠菜等含草酸较多食物,易致草酸盐结石;喜食动物内脏、海产品、花生、豆类等高嘌呤食物,易致尿酸盐结石;原发性膀胱结石多见于男童,与营养状况差、食物中长期低动物蛋白有关。

(四)尿液因素

碱性尿中易形成磷酸钙、磷酸镁铵结石;酸性尿中易形成胱氨酸结石和尿酸结石。尿液中抑制晶体形成的物质不足,也是尿路结石形成的因素。

(五)疾病史

长期卧床、甲状旁腺功能亢进者尿钙增加;痛风、应用抗结核或抗肿瘤药物者尿酸的排出量增加;摄钠过多易导致高钙尿;若代谢因素或饮食因素致尿中草酸排出增加,也易形成结石。

(六)局部因素

尿液淤滞,晶体或基质容易沉积。尿路感染和尿路异物,细菌、坏死组织、长期留置尿管等均可成为结石形成的核心,逐渐形成结石。

二、病理生理

泌尿系统结石在肾和膀胱内形成,大多在下降时滞留在输尿管及尿道。输尿管结石易停留在 3 个狭窄部位,并以输尿管下 1/3 处最多见。泌尿系统结石可引起尿路的直接损伤、梗阻、感染甚至恶性变,这些病理生理改变与结石所在部位、大小、数目、梗阻程度等有关。结石导致尿路黏膜损伤可引起出血。若结石位于尿路较细处则可造成急性完全性尿路梗阻或慢性不完全性尿路梗阻,如肾盏颈、肾盂输尿管连接处、输尿管或尿道结石。急性完全性尿路梗阻若能及时解除梗阻,可无肾损害;慢性不完全性尿路梗阻可导致渐进性肾积水,使肾实质受损而影响肾功能。结石可继发感染,也可无症状,少数也可由于结石慢性刺激诱发癌变。尿路结石、感染和梗阻三者互为因果,使泌尿系统损害加重。

三、临床表现

(一)肾、输尿管结石

1.疼痛

肾内活动度大的小结石,易造成肾盏颈部或肾盂输尿管连接处梗阻,出现肾绞痛。典型表现为突发性剧痛,阵发性发作,位于腰部或上腹部,可沿输尿管放射至同侧腹股沟,甚至累及同侧睾丸或阴唇,疼痛持续时间不等,伴出汗、恶心、呕吐,可有肾区叩击痛。体积大、活动度小的肾结石,可无明显临床症状,或活动后出现患侧腰部和上腹部的钝痛或隐痛。输尿管结石可引起输尿管绞痛,性质同肾绞痛。

2.血尿

疼痛或活动后伴发血尿,镜下血尿多见,少数患者可见肉眼血尿。

3.膀胱刺激征

输尿管膀胱壁段的结石,可有膀胱刺激症状出现,并有尿道和阴茎头部放射痛。

4.梗阻和感染

结石引起严重肾积水时,可扪及增大的肾;若继发肾盂肾炎或肾积脓,可有畏寒、发热、脓尿等;双侧上尿路结石完全梗阻或孤立肾尿路结石完全性梗阻时,可表现为无尿,甚至有尿毒症症状出现。

(二)膀胱结石

典型表现为排尿突然中断,伴明显疼痛并向会阴部和阴茎头部放射,伴排尿困难和膀胱刺激症状,男童常用手搓拉阴茎,改变体位后又可继续排尿,疼痛随之缓解。结石嵌顿于膀胱颈部,可导致梗阻发生急性尿潴留。并发感染时则出现脓尿,膀胱刺激症状加重。

(三)尿道结石

典型表现为排尿困难、点滴状排尿伴尿痛,严重者可发生急性尿潴留、会阴部剧烈疼痛。前尿道结石可沿尿道扪及;后尿道结石直肠指检可触及。

四、辅助检查

(一)实验室检查

尿液检查发现肉眼血尿或镜下血尿;伴感染时尿中有脓细胞。检测尿 pH 判断尿酸结石或磷酸镁铵结石等。血和尿中钙、磷、尿酸等的检测。

(二)影像学检查

有 X 线尿路平片、逆行肾盂造影、排泄性尿路造影、B 超、CT、MRI 等,能帮助确定结石的部位、大小、数量,了解尿路的形态和肾功能改变,为明确诊断和治疗方法的选择提供依据。其中 X 线尿路平片能显示 90% 以上的结石,但结石小、钙化程度低时或纯尿酸结石常不显示。

(三)内镜检查

用于其他方法不能确诊时,可在明确诊断的同时进行治疗。

五、治疗原则

(一)肾、输尿管结石

1.非手术治疗

结石直径小于 0.6cm,表面光滑,无尿路梗阻、感染,肾功能正常者,可采取大量饮水、饮食调节、解痉止痛、控制感染及药物溶石等非手术治疗。

(1)大量饮水:鼓励患者大量饮水,以增加尿量,有助于稀释尿液,减少尿中晶体沉积,也有利于结石排出、控制尿路感染。每天饮水 3000mL 以上,保持每日尿量在 2000mL 以上。

(2)饮食和运动:根据结石成分、代谢状态等适当调整饮食。如含钙结石者,宜食用富含纤维的食物,要限制牛奶、奶制品、豆制品、各种坚果等含钙高的食物和含草酸高的食物,如茶叶、菠菜、番茄、土豆、甜菜、芦笋等;尿酸结石患者,忌食用动物内脏等含嘌呤高的食物,限制鱼虾、各种肉类等高蛋白食物。避免动物蛋白、精制糖和动物脂肪的大量摄入。病情许可时可以适当进行跳跃运动,促进结石排出。

(3)解痉止痛:主要治疗肾绞痛,需紧急处理。可应用阿托品、哌替啶,配合使用钙离子阻滞剂、吲哚美辛等。

(4)调节尿 pH:口服枸橼酸氢钾钠、碳酸氢钠等可以碱化尿液,对尿酸盐和胱氨酸结石有防治作用;口服氯化铵可以使尿液酸化,可防治磷酸钙和磷酸镁铵结石。

（5）调节代谢药物：别嘌醇有降低血、尿中尿酸含量的作用，α－巯丙酰甘氨酸、乙酰半胱氨酸可降低尿胱氨酸，并有溶石的作用。

（6）抗感染：抗生素的选用应依据尿细菌培养结果及药物敏感试验结果。

（7）中医中药：常用金钱草、车前子、鸡内金等中药，有解痉、止痛、利水的作用，可促使小结石的排出。

2.体外冲击波碎石术（ESWL）

适用于结石直径≤2cm的肾结石、输尿管上段结石，患者无ESWL禁忌者。通过X线或B超对结石进行定位，将冲击波聚焦后作用于结石使其裂解，然后随尿流排出体外。ESWL是一种安全、无创伤的非侵入性治疗，治愈率高、可反复使用。

3.手术治疗

（1）内镜取石或碎石术：

1）经皮肾镜取石或碎石术（PCNL）：主要适用于结石直径≥2cm的肾结石和有症状的肾盏结石、体外冲击波难以粉碎或治疗失败的结石等。

2）输尿管镜取石或碎石术（URL）：适用于因过于肥胖、结石较硬、停留时间长而不易采用ESWL治疗的中、下段输尿管结石。

3）腹腔镜输尿管取石（LUL）：适用于直径＞2cm的输尿管结石，或经ESWL、输尿管镜手术治疗失败者。

（2）开放性手术：目前仅少数患者用此法。手术方式主要有输尿管切开取石术、肾盂切开取石术、肾实质切开取石术、肾部分切除术、肾切除术等。

（二）膀胱结石

主要采取手术治疗，同时去除病因。小结石可采用经膀胱尿道镜机械、激光、超声、气压弹道碎石；当结石过大、过硬或有膀胱憩室病变时，应经耻骨上膀胱切开取石。

（三）尿道结石

前尿道结石，先进行麻醉，然后经尿道外口注入无菌石蜡，将结石向尿道外口推挤，钩取、钳出结石。后尿道结石，先在麻醉下用尿道探条将结石轻轻推入膀胱，然后再按膀胱结石处理。操作时应动作轻柔，尽量不做尿道切开取石，防止引起尿道狭窄。

五、常见护理诊断问题

（一）疼痛

与结石引起的尿路感染、黏膜损伤、梗阻等因素有关。

（二）排尿异常

与结石引起的尿路梗阻、刺激、感染等有关。

（三）焦虑/恐惧

与剧烈疼痛、症状反复发作、缺乏疾病相关知识有关。

（四）潜在并发症

出血、尿路感染、尿路狭窄。

六、护理措施

（一）非手术治疗的护理/术前护理

1.病情观察

观察患者的生命体征变化、腹痛情况、排尿情况，尿液的量及性状，结石的排出情况等，注意有无尿路感染征象。肾绞痛急性发作时,应尽快遵医嘱应用解痉镇痛药物,用药后观察腹痛缓解情况。

2.生活护理

鼓励患者多饮水,尤其是睡前及夜间饮水,效果更好。多运动,促进结石排出。嘱患者每次排尿均要收集尿液并进行过滤,保留滤出的结石以便进行成分分析。

3.心理护理

向患者及其家属讲解疾病的预防、治疗和护理措施,及时缓解患者疼痛,使患者能够减轻焦虑、恐惧心理,积极配合治疗,树立战胜疾病的信心。

4.术前准备

若需手术治疗,应协助医生完善各项术前检查和常规准备;手术日晨应再次进行泌尿系统X线复查,了解结石的位置是否发生移动。若合并泌尿系统感染,应先控制感染再进行手术。

(二)体外冲击波碎石术的护理

1.碎石术前护理

(1)嘱患者在治疗前3d内忌食产气性食物,术前1d服用缓泻剂,术日晨禁食、禁饮。

(2)进行心、肝、肾等重要脏器功能的检查,凝血功能的检查,有功能障碍者及时予以纠正。

(3)嘱患者体外冲击波碎石治疗过程中应按照要求配合定位措施,保持固定体位,不可移动。

(4)碎石机的响声较大,告知患者不必紧张。

2.碎石术中护理

(1)体位安置:按治疗要求调整、固定好患者体位,通过X线或B超定位系统确定结石部位并定位后即可开始治疗。

(2)保护邻近器官:小儿肾结石,在治疗时应加放泡沫塑料板在其背部肋缘以上,以保护肺组织。输尿管末端结石患者,应将泡沫塑料板放置于耻骨缘以下,以保护外生殖器。

3.碎石术后护理

(1)鼓励患者多饮水,并适当活动和变换体位,以利于结石排出。

(2)肾结石碎石术后嘱患者患侧卧位48~72h,间断起立,以防短时间内大量碎石排出充填输尿管,形成"石街"和继发感染。

(3)碎石经过输尿管排出可引起肾绞痛,应遵医嘱用阿托品或哌替啶等解痉止痛。若出现暂时性肉眼血尿,不需特殊处理,告知患者一般1~2d内可自行消失,不必紧张;但若血尿严重,应及时向医生报告处理。感染性结石,遵医嘱应用抗生素。

(4)每次排尿均用纱布过滤尿液,观察碎石排出情况。

(5)遵医嘱定期摄泌尿系统平片,观察结石排出情况。

(6)若需再次治疗,间隔期不少于7d。

(三)术后护理

1.开放手术

术后护理同肾、膀胱损伤的术后护理。如果术后安置有肾盂造瘘管(目的是引流尿液及残余碎石渣),护理时应注意观察造瘘口周围皮肤情况,保持局部敷料清洁干燥,严格无菌技术操作。妥善固定肾盂造瘘管,保持引流通畅,观察引流液的量和性状,并记录;若肾盂造瘘管引流不畅,挤捏仍无效时,应以生理盐水反复低压冲洗直至通畅,每次冲洗量不得超过 5mL,若患者感觉腰部发胀应立即停止。肾盂造瘘管一般留置 10d 以上,拔管前应先夹闭造瘘管 1～2d,注意观察有无漏尿、腰痛、发热等异常情况,也可经造瘘管做造影检查,证实尿液排泄通畅后方可拔管。嘱患者拔管后健侧卧位,造瘘口向上,防止漏尿,并加盖敷料约 1 周即可自行愈合。

2.内镜手术

经内镜取石或碎石术后早期,患者会出现不同程度的血尿,应注意卧床休息,直至尿液颜色转清;鼓励患者多饮水,增加尿量;做好导尿管及其他引流管常规观察和护理。遵医嘱使用抗生素以预防感染。做好病情观察,注意有无出血、感染、穿孔、输尿管损伤等并发症的发生。

七、健康教育

(一)疾病预防

向患者讲解尿石症的病因及预防知识。告知患者多饮水、多运动、多排尿,不憋尿,根据尿石成分调整饮食,以减少结石的产生和复发。

(二)药物预防

尿路结石复发率高,可遵医嘱预防性用药,如草酸盐结石者可口服维生素 B_6,以减少草酸盐排出;口服氧化镁可增加尿中草酸盐的溶解度。尿酸盐结石者可口服别嘌醇和碳酸氢钠,抑制结石形成。定期进行尿液化验、X 线或 B 超等检查,观察有无复发或残余结石存在。

(三)复诊

指导告知患者定期复查,若出现腰痛、血尿等症状要及时就诊。

第三节　泌尿系统肿瘤

泌尿及男性生殖系统各部位均可发生肿瘤。在我国,膀胱癌是成人最常见的泌尿系统肿瘤,其次为肾癌。

一、膀胱癌

膀胱癌是泌尿系统中最常见的肿瘤,好发于 50～70 岁人群。

(一)病因

确切病因目前尚不明确,其发病可能与以下因素有关。

1.吸烟

近年研究显示,吸烟是重要的危险因素,大约 1/3 膀胱癌与吸烟有关。

2.长期接触

有害物质如皮革、橡胶、染料、油漆、塑料等。

3.膀胱慢性感染与异物长期刺激

如膀胱结石、膀胱憩室、膀胱白斑等。

4.其他

长期服用含非那西丁的镇痛药、内源性色氨酸代谢异常等,均可能是癌肿的病因或诱因。

(二)病理

约 1/3 的膀胱癌为多发性肿瘤,上皮性肿瘤占 95% 以上,其中大多数为移行细胞乳头状癌。生长方式为原位癌、乳头状癌及浸润性癌,扩散主要是直接向膀胱壁内浸润。最主要的转移途径是淋巴转移,主要转移到盆腔淋巴结。

(三)临床表现

1.血尿

是最常见和最早出现的症状,多为无痛性间歇性肉眼血尿。

2.排尿异常

可伴有尿频、尿急、尿痛,多为晚期表现,是肿瘤坏死、溃疡、合并感染引起;较大肿瘤或肿瘤堵塞膀胱出口,可造成排尿困难,甚至出现尿潴留。

3.肿块及疼痛

膀胱癌晚期可出现下腹部肿块和腰骶部疼痛等,肿瘤侵及输尿管时可引起肾积水,导致肾功能不全。

(四)辅助检查

1.实验室检查

膀胱癌患者进行尿脱落细胞学检查,易查到脱落的肿瘤细胞。近年临床采用膀胱肿瘤抗原(BTA)、核基质蛋白(NMP22)等检查,为膀胱癌的早期诊断提供依据。

2.影像学检查

如 B 超、CT、MRI、排泄性尿路造影等。

3.膀胱镜检查

为膀胱癌最重要、最直接的检查方法,能直接观察肿瘤的部位、大小、数量、形态、浸润程度等,并可取活组织进行病理检查。

(五)治疗原则

采取以手术治疗为主的综合治疗。手术方式应根据肿瘤的临床分期、病理类型及患者全身状况进行选择。若肿瘤位置比较浅表,原则上可采用保留膀胱的手术;若肿瘤体积较大、多发、多次复发或为浸润性,则应进行膀胱全切术。常用的手术方式有经尿道膀胱肿瘤切除手术、膀胱部分切除术及根治性膀胱全切术等。凡接受保留膀胱手术者,术后应膀胱灌注化疗药物或卡介苗,可以预防或推迟肿瘤复发。

(六)常见护理诊断问题

1.焦虑/恐惧

与对癌症的恐惧、对疾病预后的担心等有关。

2.营养失调:低于机体需要量

与出血、癌症慢性消耗、手术创伤等有关。

3.身体意象紊乱

与膀胱癌术后尿流改道、化学治疗后引起脱发等有关。

4.潜在并发症

出血、感染、尿瘘、尿失禁等。

(七)护理措施

1.非手术治疗的护理/术前护理

(1)病情观察:严密观察患者的生命体征变化,有无腹痛及腹痛的部位、程度等;观察尿液的量、颜色、性状等,有无血尿、膀胱刺激征。但应注意血尿程度与病情严重程度并不一致。

(2)营养支持:指导患者摄取高蛋白、高热量、高维生素、富含营养、易消化饮食,鼓励多饮水,增加尿量,以减轻膀胱刺激症状,冲洗尿道。

(3)心理护理:关心体贴患者,根据患者的心理特点有针对性地解决心理问题,向患者解释各项治疗、护理操作及手术的目的和必要性,减轻患者的恐惧心理。

(4)术前准备:完善各项术前检查,做好备皮、配血等各项准备。拟行肠道代膀胱术者,按大肠癌手术做好术前肠道准备;拟行输尿管皮肤造口术的患者,应彻底清洁皮肤,预防感染。

2.术后护理

(1)病情观察:严密监测患者的生命体征、尿量,观察尿液颜色及引流液的颜色、量和性状等,注意有无出血征象。发现异常,及时进行治疗和护理。

(2)生活护理:

1)体位与休息:生命体征平稳后取半卧位,以利于伤口引流及尿液引流。膀胱全切除术后患者应卧床8~10d,避免出现引流管脱落引起尿瘘。

2)饮食护理:经尿道膀胱肿瘤电切术后6h可恢复饮食;行膀胱部分切除和膀胱全切双侧输尿管皮肤造口术者,待肛管排气后即可开始摄入营养丰富的饮食;回肠代膀胱、可控膀胱术者按肠吻合术后饮食。禁饮食期间,给予患者营养支持。开始进食后,嘱患者多饮水,使尿量增加,冲刷尿道。

(3)预防感染:遵医嘱使用有效抗生素,预防和控制感染。

(4)引流管护理:带多种引流管时,应准确做好标记,分别记录引流情况,妥善固定。

1)输尿管支架管:主要起引流尿液、支撑输尿管的作用。一般在手术10~14d后拔除。

2)代膀胱造瘘管:主要进行代膀胱冲洗、引流尿液。为预防代膀胱肠黏膜分泌的黏液过多导致引流管堵塞,一般在手术后第3天开始进行冲洗,1~2次/天。冲洗时患者取平卧位,冲洗液一般为生理盐水或5%碳酸氢钠,温度维持在36℃左右,在无菌操作下每次用无菌注射器抽取30~50mL冲洗液,进行低压缓慢冲洗,然后经导尿管引出冲洗液,如此反复多次冲洗至引出液澄清。术后2~3周进行造影检查,明确新膀胱无尿瘘、无吻合口狭窄后即可拔除。

3)盆腔引流管:引流盆腔积血积液,保持引流通畅,注意观察引流液的量和性状、颜色,及早发现活动性出血、尿瘘。一般在手术后3~5d拔除。

(5)造口护理:观察造口的颜色、状态。注意保护造口周围皮肤,保持皮肤清洁干燥,每天消毒一次,局部可涂氧化锌软膏保护。

(6)膀胱灌注化疗的护理:①灌注前避免大量饮水,让患者先排空膀胱,在无菌操作下插入一次性导尿管,并将化疗药物注入膀胱,指导患者每15~30min更换1次体位,分别采取俯卧、仰卧、左侧卧位、右侧卧位,使药物与膀胱壁均匀接触。②化疗药物在膀胱内保留0.5~2h,嘱患者自行排出。③灌注后嘱患者大量饮水,以稀释尿液,减少药物对尿道黏膜的刺激。④若患者有尿频、尿急、尿痛、血尿等症状,应遵医嘱暂停灌注化疗或延长灌注间隔时间、减少药物剂量、使用有效抗生素等。

(八)健康教育

1.疾病预防

密切接触致癌物者要做好劳动保护;向患者说明吸烟与本病的关系,尽早戒烟。

2.自我护理

腹部带有接尿器者,注意保持局部皮肤清洁,定时更换集尿袋,防止集尿器的边缘压迫造瘘口;可控膀胱术后每 3~4h 导尿 1 次,导尿时要保持清洁。

3.原位新膀胱训练

(1)早期每 30min 定时放尿 1 次,逐渐延长至 1~2h,使新膀胱充盈感形成。

(2)每日进行 10~20 次收缩会阴及肛门括约肌锻炼,每次维持 10%。

(3)养成定时排尿习惯,白天一般每 2~3h 排尿 1 次,夜间 2 次,以减少尿失禁的发生。

(4)男性患者开始自行排尿初期可采用蹲位或坐位,如排尿通畅,可尝试站立排尿。

4.复诊指导

保留膀胱手术后,嘱患者定期进行膀胱镜检查,每 3 个月做一次;若 2 年无复发,改为每半年检查 1 次。遵医嘱按时复查。

二、肾癌

50~70 岁为肾癌的高发年龄段,男女比例为 3:2。

(一)病因

确切病因尚不明确。目前认为其发病与吸烟、肥胖、遗传、环境接触、职业接触、饮食、高血压及抗高血压治疗等因素有关。

(二)病理

肾癌起源于肾小管上皮细胞,常累及一侧肾。其主要的细胞类型有透明细胞、颗粒细胞和梭形细胞 3 种,临床上以透明细胞癌最为多见。组织学分类主要有肾透明细胞癌、乳头状肾细胞癌和嫌色性肾细胞癌 3 种。瘤体多为类圆形的实性肿瘤,有假包膜,可经血行和淋巴途径转移至肺、脑、骨、肝等,其中最常见的转移部位是肺,淋巴转移最先到肾蒂淋巴结。

(三)临床表现

1.血尿

无痛间歇性肉眼血尿是肾癌早期出现的主要症状。

2.肿块及疼痛

肾癌肿瘤较大时可有腰部肿块,伴局部隐痛或钝痛。肾癌破坏肾内血管,血块通过输尿管时可出现绞痛。

3.肾外表现

肾癌患者可出现发热、贫血、高血压、血沉快、红细胞增多等肾外表现;晚期患者可出现营养不良、全身恶病质及肿瘤转移症状。

（三）辅助检查

1.实验室检查

相关检查可提示有无贫血、血尿、血沉加快。

2.影像学检查

B超为常用方法，最简便、无创伤，发现肾癌的敏感性高。X线静脉尿路造影检查时，肾癌可见肾盏、肾盂不规则变形、狭窄、充盈缺损。CT及MRI能明确肿瘤的大小、部位，周围组织与肿瘤的关系等，是目前肾癌诊断最可靠的影像学方法。

（四）治疗原则

手术是肾癌最主要的治疗方法。根治性肾切除术配合化疗和放疗是肾癌最主要的治疗方法；肾癌直径小于3cm时，可行保留肾单位的肾部分切除术。

（五）常见护理诊断问题

1.焦虑/恐惧

与对癌症的恐惧、对疾病预后的担心等有关。

2.营养失调：低于机体需要量

与出血、癌症慢性消耗、手术创伤等有关。

3.潜在并发症

出血、感染等。

（六）护理措施

1.非手术治疗的护理/术前护理

（1）营养支持：指导患者摄取营养丰富、易消化饮食，胃肠功能障碍者可给予肠外营养；贫血者可进行少量多次红细胞或全血的输注。

（2）心理护理：主动关心患者，告知患者各项治疗、护理操作及手术的目的和必要性，减轻患者的恐惧心理。

（3）术前准备：完善各项术前检查，做好备皮、配血等各项准备。

2.术后护理

（1）病情观察：严密监测患者的生命体征、意识状态、尿量、尿液颜色，引流液的颜色、量和性状等，注意有无出血征象。发现异常，尽快配合处理。

（2）体位与休息：麻醉状态消失、血压平稳后，根治性肾切除术后患者可取半卧位，建议早期下床活动；肾部分切除术后患者应卧床3～7d，以防过早下床活动引起出血。

（3）预防感染：遵医嘱使用有效抗生素，预防和控制感染。

（4）引流管护理：带多种引流管时，按常规做好引流管护理。

（七）健康教育

（1）指导患者保证休息，适度活动，加强营养。向患者说明吸烟与本病的关系，尽早戒烟。

（2）保护健侧肾功能，慎用对肾功能有损害的药物。

（3）遵医嘱按时复查。

第四节　肾结核

　　肾结核常见于 20～40 岁的青壮年,男女之比为 2:1。原发病灶大多在肺,其次为骨关节和肠道。

一、病因病理

　　肾结核多经血行感染。结核杆菌自原发病灶经血行播散进入肾皮质,形成微小结核病灶,常为多发性。若患者免疫力较强,感染细菌的毒性较弱、数量较少时,多能自行愈合,常无临床症状出现,但在患者尿液中可检测出结核杆菌,称病理肾结核;若患者免疫力低下,感染细菌的毒性较强、数量较多,结核杆菌从皮质到达肾髓质,在局部形成结核病灶,随病变进一步发展,病灶扩大并融合,突破肾乳头,侵入肾盏、肾盂,最终形成结核性肾盂肾炎,出现症状,称临床肾结核。大多数为单侧病变。

　　肾结核早期的病理改变主要是肾皮质内多发性结核结节,随着病变进一步发展,病灶浸润范围逐渐扩大,结核结节相互融合,形成干酪样脓肿,并逐渐扩大蔓延,最终累及全肾。因纤维化导致肾盏颈或肾盂出口发生狭窄,可形成结核性脓肾或局限的闭合脓肿。也可发生结核钙化,既可以是散在的钙化斑块,也可以是弥漫的全肾钙化。少数患者发生全肾广泛钙化时,因其内混有干酪样物质,导致肾功能完全丧失,输尿管发生完全闭塞,使含有结核杆菌的尿液不能进入膀胱,膀胱的继发性结核病变出现好转和愈合,膀胱刺激症状也日渐缓解甚至消失,此时进行尿液检查也趋于正常,这种情况临床称之为"肾自截"。但此时仍有大量活的结核杆菌存在于病灶内,可作为复发的病源,因此不能因症状不明显而予以忽视。

　　因排出的尿液中混有含结核杆菌的脓液,可进一步引起输尿管、膀胱和尿道结核。病变蔓延至膀胱后,初期黏膜充血、水肿,形成散在结核结节;后期结节融合形成溃疡,可累及整个膀胱,病变愈合后致膀胱壁广泛纤维化或瘢痕挛缩,可致健侧输尿管口狭窄或者闭合不全,最终引起该侧肾积水。

二、临床表现

(一)膀胱刺激症状

　　是肾结核的典型症状之一。尿频常是最早出现的症状,为结核杆菌及脓尿刺激膀胱黏膜引起。随着膀胱病变的加重,膀胱刺激症状也会愈加明显,晚期发生膀胱李缩,每日排尿次数可多达数十次,甚至出现尿失禁。

(二)血尿

　　是肾结核的重要症状。多为终末血尿,常在膀胱刺激症状发生以后出现。

(三)脓尿

　　是肾结核的常见症状。患者尿液中含有大量脓细胞,严重时尿液呈洗米水样,含有干酪样碎屑或絮状物。

(四)肾区疼痛和肿块

　　少数肾结核病变破坏严重和发生梗阻,可引起腰部钝痛或绞痛。肾积脓或肾积水时,腰部可触及肿块。

(五)硬块和"串珠"样改变

男性肾结核患者中大约有 50%～70%合并生殖系统结核,表现最明显的为附睾结核病变,附睾可触及不规则硬块;输精管结核病变时,输精管变得粗硬,呈"串珠"样改变。

(六)全身症状

肾结核患者全身症状常不明显,肾结核晚期或患者合并有其他脏器活动性结核时,可出现典型结核症状,如消瘦、乏力、发热、贫血、盗汗、食欲减退等。肾功能损害严重的患者可出现尿毒症表现。

三、辅助检查

(一)实验室检查

尿液常呈酸性,尿蛋白阳性,镜下可见大量红、白细胞。尿沉渣涂片抗酸染色可检出抗酸杆菌,阳性率约为 50%～70%,以每日第 1 次新鲜晨尿检查阳性率最高,至少要连续检查 3～5 次。尿结核杆菌培养阳性率可达 90%,取晨尿标本进行培养,一般培养 3～5 次,培养时间需要 4～8 周,虽耗时长但可靠,对肾结核的诊断有决定性意义。

(二)影像学检查

X 线平片可见病肾钙化阴影。造影检查可见肾盏边缘不光滑,呈虫蚀样破坏甚至形成空洞;输尿管僵硬,节段性或全程性狭窄等。B 超检查可了解肾形态、有无积脓或积水,也可初步确定中晚期病例的病变部位。CT 和 MRI 检查有助于进一步确诊。

(三)膀胱镜检查

可直接观察到膀胱内典型的结核变化,以明确诊断,必要时可钳取活组织做病理检查。

四、治疗原则

(一)非手术治疗

1.全身支持疗法

注意加强营养,给予高蛋白、富含维生素、营养丰富饮食。

2.药物治疗

原则为早期、适量、联合、规律、全程用药。适用于早期肾结核,常用药物有异烟肼、吡嗪酰胺、利福平、链霉素等。

(二)手术治疗

肾结核破坏严重,药物治疗 6～9 个月无效者,应在药物治疗的配合下实施手术治疗,可行肾切除术、肾部分切除术等。术前抗结核药物治疗时间应不少于 2 周,术后继续服药。

五、常见护理诊断问题

(一)焦虑/恐惧

与病程长、担心手术和预后等有关。

(二)排尿异常

与结核性膀胱炎、脓尿刺激膀胱黏膜有关。

(三)营养失调:低于机体需要量

与疾病消耗、营养摄入不足等有关。

(四)潜在并发症

肾衰竭、出血、感染等。

六、护理措施

（一）非手术治疗的护理/术前护理

1.心理护理

关心、体贴患者，向患者讲解疾病治疗、护理措施的目的和必要性及预后情况等，减轻患者的焦虑、恐惧，鼓励患者积极配合治疗，以利于疾病的康复。

2.生活护理

给予高蛋白、富含维生素、营养丰富的易消化饮食。多饮水，以减轻膀胱刺激症状。注意休息，适当活动，避免劳累。

3.用药护理

由于肾结核病程较长，指导患者坚持足疗程规范用药。定期进行各项检查，观察药物治疗效果，及早发现药物副作用。发现有肝功能损害、肾功能损害、听力损害等不良反应时，应及时通知医生并协助进行处理。

4.术前准备

完善各项术前检查。常规备皮、配血，术前日晚清洁灌肠。

（二）术后护理

1.病情观察

严密观察患者的生命体征、尿液颜色等，注意有无出血表现。术后要准确记录24h尿量，若出现术后6h仍无尿液排出或24h尿量较少，可能发生健侧肾功能障碍，应及时通知医生处理。

2.生活护理

术后肛管排气即可逐步恢复正常饮食。行肾切除术后如无异常，鼓励患者早下床活动。行肾部分切除者，为防止发生继发性出血或肾下垂，应卧床3～7d。

3.引流管的护理

引流管和导尿管应妥善固定，并保持引流通畅，严密观察和记录引流液的量、颜色和性状。

4.预防感染

保持切口敷料清洁干燥，遵医嘱应用有效抗生素。

七、健康教育

（一）康复指导

指导患者保持心情舒畅，加强营养，注意休息，适当户外活动，避免劳累。

（二）用药指导

嘱患者严格遵医嘱坚持抗结核治疗，足疗程规范用药，用药期间注意观察药物副作用，发现异常及时就诊。告知患者勿用或慎用对肾有损害的药物。

（三）复诊指导

遵医嘱定期复查尿常规、尿结核杆菌等，连续半年尿中未检出结核杆菌为稳定阴转，5年不复发方可认为治愈。

（四）疾病预防

宣传结核预防的相关知识。

第七章 肛肠外科疾病的护理

第一节 肠梗阻

任何原因引起的肠内容物不能正常运行或通过发生障碍,统称为肠梗阻,是外科常见的急腹症之一。肠梗阻可引起肠管形态、功能和一系列的全身病理生理改变,严重者可危及患者生命。

一、病因与分类

(一)按梗阻原因分类

1.机械性肠梗阻

是指由各种因素引起的肠腔狭小或不通,致使肠内容物通过障碍,是临床上最常见的肠梗阻。常见的因素包括:①肠腔内因素,如结石、蛔虫、异物堵塞等。②肠管外因素,如粘连带和肠外肿瘤压迫、疝嵌顿等。③肠壁因素,如炎症性狭窄、肠肿瘤、肠套叠、先天性肠道闭锁等。

2.动力性肠梗阻

为神经反射异常或毒素刺激造成的肠道运动功能紊乱,使肠管痉挛或蠕动消失,肠内容物通过障碍,而肠道本身无器质性狭窄。可分为如下两种:

(1)麻痹性肠梗阻:较常见,多发生于急性弥漫性腹膜炎、低钾血症、某些腹部手术后等。

(2)痉挛性肠梗阻:少见,可见于尿毒症、慢性铅中毒和肠功能紊乱等。

3.血运性肠梗阻

是由于肠系膜血管栓塞或血栓形成,使肠管发生血供障碍而造成肠内容物无法运行。可归入动力性肠梗阻中,但可迅速继发肠坏死,故处理上会与动力性肠梗阻截然不同。

(二)按肠壁有无血液循环障碍分类

1.单纯性肠梗阻

指仅有肠内容物通过受阻,而无肠管血液循环障碍。

2.绞窄性肠梗阻

指在肠梗阻的基础上伴有肠管血液循环障碍,可引发肠坏死、穿孔。除包括血运性肠梗阻外,还常见于绞窄性痛、肠扭转、肠套叠等。

(三)按梗阻部位分类

可分为高位性肠梗阻(如空肠上段)和低位性肠梗阻(如回肠末段和结肠)。

(四)根据梗阻程度分类

可分为完全性肠梗阻和不完全性肠梗阻。

(五)按病程分类

可分为急性肠梗阻和慢性肠梗阻。慢性不完全性肠梗阻是单纯性肠梗阻,急性完全性肠梗阻多为绞窄性肠梗阻。

二、病理生理

(一)局部变化

机械性肠梗阻发生时,梗阻以上部位肠蠕动增强;肠腔内因气体、液体的积聚出现膨胀,肠壁变薄,致使静脉回流障碍,肠壁充血肿胀,继续发展,肠腔内压力升高到一定程度时,出现肠壁动脉血供障碍,最终肠管缺血、坏死、穿孔引起腹膜炎。梗阻部位以下肠管则塌瘪或仅存少量粪便。

(二)全身变化

1.水、电解质紊乱和酸碱失衡

肠梗阻时,患者不能进食、胃肠液不能被回吸收导致肠腔积液、频繁呕吐、肠管高度膨胀后血管通透性增强使血浆外渗等,导致水分和电解质大量丢失,形成严重的脱水、电解质紊乱及代谢性酸中毒。若是胃液丢失,可引起代谢性碱中毒。

2.休克

严重的缺水、血容量减少、电解质紊乱和酸碱平衡失调;肠腔内细菌大量繁殖并产生毒素引起中毒症状,发生腹膜炎时更为严重,可引起低血容量休克和感染性休克。

3.呼吸和循环功能障碍

肠管膨胀可使腹内压增高、膈肌上抬,影响肺的通气及换气功能,同时还可导致下腔静脉回流受阻,引起呼吸和循环功能障碍。

三、临床表现

不同原因引起的肠梗阻共同的临床表现包括:腹痛、呕吐、腹胀及肛门停止排气排便。

(一)症状

1.腹痛

单纯性机械性肠梗阻表现为阵发性剧烈腹痛;绞窄性肠梗阻表现为腹痛发作间歇期不断缩短,呈持续性剧烈腹痛伴阵发性加重;麻痹性肠梗阻呈全腹部持续性胀痛。

2.呕吐

与肠梗阻的部位、类型有关。高位肠梗阻呕吐出现早且频繁,呕吐物主要为胃、十二指肠内容物;低位肠梗阻呕吐较晚,呕吐物为肠内容物,后期可为粪样;麻痹性肠梗阻呕吐呈溢出性;绞窄性肠梗阻呕吐物为血性或棕褐色液体;若吐出蛔虫,则多为蛔虫引起的肠梗阻。

3.腹胀

腹胀出现时间较腹痛、呕吐晚,其程度与梗阻部位有关。高位肠梗阻由、于频繁呕吐,腹胀较轻;低位肠梗阻腹胀明显;麻痹性肠梗阻为均匀性全腹胀;肠扭转等闭袢性肠梗阻时腹胀多不对称。

4.肛门停止排气排便

完全性肠梗阻发生后出现停止排便排气,但在肠梗阻早期梗阻部位以下仍可排出肠腔内残存的粪便和气体,不能因此而误判为不是肠梗阻或诊断为不完全性肠梗阻;某些绞窄性肠梗阻可排出血性黏液样粪便。

(二)体征

1.全身

单纯性肠梗阻早期全身表现无明显变化,晚期可因严重呕吐、水电解质紊乱等出现口唇干燥、眼窝内陷、皮肤弹性减退、少尿或无尿等脱水征;绞窄性肠梗阻可出现脉搏细速、血压下降、面色苍白、四肢发冷等中毒和休克征象。

2.腹部

(1)视诊:机械性肠梗阻可见肠型和蠕动波;肠扭转可见不对称性腹胀;麻痹性肠梗阻全腹膨隆,腹胀均匀。

(2)触诊:单纯性肠梗阻有轻度压痛,无腹膜刺激征;绞窄性肠梗阻腹部有固定性压痛和腹膜刺激征。

(3)叩诊:麻痹性肠梗阻全腹呈鼓音;绞窄性肠梗阻腹腔有渗液时,可有移动性浊音。

(4)听诊:机械性肠梗阻可有肠鸣音亢进,出现气过水音或金属音;麻痹性肠梗阻肠鸣音减弱或消失。

(三)临床上几种常见肠梗阻的临床表现

1.粘连性肠梗阻

是肠管发生粘连或肠管被粘连带压迫所引起的肠梗阻,是机械性肠梗阻中最常见的类型。粘连性肠梗阻多发生于小肠,主要由腹部手术、炎症、创伤、出血等引起,以腹部术后引起的粘连性肠梗阻最为多见。粘连性肠梗阻多为单纯性肠梗阻(通常先行非手术治疗),少数为绞窄性肠梗阻。

2.肠套叠

一段肠管套入其相连肠管腔内称为肠套叠。好发于回盲部,多见于 2 岁以下的儿童,以 4~10 个月的婴儿发病率最高。肠套叠的三大典型症状是腹痛、血便和腹部肿块。常突然发作剧烈的阵发性腹痛,患儿表现为阵发性哭闹,伴有呕吐和果酱样血便,腹部检查可触及表面光滑、腊肠形肿块,并有压痛。X 线透视下空气或钡剂灌肠检查,显示空气或钡剂在结肠上方呈"杯口状"阴影。急性肠套叠病情紧急,可危及生命,紧急治疗的措施是复位,多首选空气灌肠法。对灌肠不能复位、肠套叠超过 48h 或疑有肠坏死、复位后出现腹膜炎症状及全身情况恶化者,需手术治疗,术前应纠正脱水或休克。慢性复发性肠套叠多见于成人。

3.肠扭转

是一段肠袢及其系膜沿系膜长轴旋转而致的肠梗阻,多伴有肠系膜血液循环障碍,属绞窄性肠梗阻,病情严重,发展迅速,应及时手术治疗。常发生于小肠,其次是乙状结肠。

(1)小肠扭转:多见于青壮年男性,多由饱食后剧烈活动引起。常表现为突发脐周持续性剧烈绞痛,阵发性加剧,腰背部有牵涉痛,呕吐频繁,腹胀不对称,患者早期即可发生休克;腹部可触及有压痛的肠袢,肠鸣音减弱,可闻及气过水声。

(2)乙状结肠扭转:多见于有习惯性便秘史的老年男性。有腹部绞痛及明显腹胀,呕吐一般不明显,左腹部明显膨胀并可触及包块。腹部 X 线平片显示马蹄状巨大的双腔充气肠袢,圆顶向上;立位可见两个液气平面。钡剂灌肠 X 线检查见钡剂受阻于扭转部位,尖端呈"鸟嘴"状。

四、辅助检查

(一)实验室检查

单纯性肠梗阻患者早期可无明显变化,晚期可由于脱水、血液浓缩而出现血红蛋白、血细胞比容及尿比重升高。当有绞窄性肠梗阻或腹膜炎时,早期即有白细胞计数及中性粒细胞比例升高和血生化测定指标异常等明显改变。呕吐物和粪便检查,有大量红细胞或隐血试验阳性,则提示肠管有血运障碍。

(二)X 线检查

一般在肠梗阻发生后 4～6h,X 线检查即显示出肠腔内有气体,立位或侧卧位 X 线检查可见多个阶梯状气液平面和胀气肠袢。由于肠梗阻的部位不同,X 线表现也各有其特点:空肠黏膜的环状皱襞在肠腔充气时呈鱼骨刺状;回肠扩张的肠袢多,可见阶梯状的液平面;绞窄性肠梗阻,可见孤立、突出胀大的肠袢,且不受体位和时间的影响。

五、治疗原则

肠梗阻的治疗原则为纠正因梗阻引起的全身生理紊乱和解除梗阻。具体方法要根据肠梗阻的类型、部位、程度,有无并发症及患者的全身情况而定。

(一)非手术治疗

包括禁食禁饮、胃肠减压;纠正水、电解质紊乱和酸碱失衡;防治感染、中毒和休克等。

(二)手术治疗

包括粘连松解术、肠切开取出异物、肠套叠和肠扭转复位术、肠切除肠吻合术、肠造口或肠外置术等。

六、常见护理诊断问题

(一)疼痛

与肠内容物运行障碍、肠蠕动增强、肠壁缺血及手术创伤有关。

(二)体液不足

与呕吐、肠腔积液、胃肠减压致体液丢失过多有关。

(三)体温升高

与肠腔内细菌繁殖引起感染有关。

(四)潜在并发症

腹腔感染、术后肠粘连、休克等。

七、护理措施

(一)非手术治疗的护理/术前护理

1.体位

患者生命体征平稳可采取半卧位,使膈肌下降,有利于呼吸和循环系统功能的改善;有休克者取休克卧位。

2.饮食护理

肠梗阻患者应常规禁饮食,禁食期间行肠外营养。梗阻缓解,患者排气排便,腹痛、腹胀消失 12h 后可进流质饮食,但忌食产气的甜食和牛奶等。如无不适,24h 后可进半流质饮食,3d 后进软食。

3.胃肠减压

胃肠减压是治疗肠梗阻的重要措施。胃肠减压是吸出胃肠道内的积气积液,降低肠腔内压力,改善肠壁血液循环,减少肠内的细菌和毒素,有利于改善局部和全身情况。胃肠减压时,应做好胃管护理,保持胃管的通畅,注意观察和记录引流液的量、色和质等,如发现血性液体应考虑有绞窄性肠梗阻的可能。

4.维持体液平衡

严密监测呕吐物的量、色、质,准确记录 24h 出入水量。结合患者的脱水程度、血清电解质和血气分析结果合理安排输液,以维持水、电解质及酸碱平衡。

5.用药护理

遵医嘱合理使用抗生素防治感染,注意观察用药效果及药物的副作用。在确定无肠绞窄的情况下,可使用阿托品、山莨菪碱等抗胆碱类药物,以解除胃肠道平滑肌痉挛,缓解疼痛,但禁用吗啡类镇痛剂,以免掩盖病情。

6.病情观察

应严密观察患者的生命体征、腹部症状和体征及辅助检查结果的变化。出现下列情况者应高度怀疑绞窄性肠梗阻的可能:①腹痛发作急骤,开始即为持续性剧烈疼痛或持续性疼痛伴阵发性加剧。②呕吐出现早而频繁,呕吐物、胃肠减压液、肛门排出物为血性或腹腔穿刺抽出血性液体。③病情发展迅速,早期出现休克,抗休克治疗无效。④有腹膜炎表现,体温升高,心率增快,白细胞计数增高。⑤腹胀不对称,腹部有局限性隆起或触及有压痛的包块。⑥腹部 X线检查显示孤立、突出的胀大肠祥。⑦经积极的非手术治疗而症状、体征无明显改善。

(二)术后护理

由于广泛性肠粘连未完全解除或术后重新引起粘连可引起肠梗阻再次发生;若出现局部或弥漫性腹膜炎表现,腹腔引流管引流出粪臭味液体时,应警惕腹腔内感染及肠瘘的可能。如出现以上并发症及时通知医生进行处理。

(三)其他术后护理

参见本章第一节急性化脓性腹膜炎的术后护理。

八、健康教育

(一)预防宣教

注意饮食及个人卫生,防止肠道感染;养成良好的饮食习惯,避免暴饮暴食及刺激性食物,饱餐后忌剧烈运动;进食营养丰富、高维生素、易消化食物,保持大便通畅,避免用力排便。

(二)康复指导

指导患者学会自我检测,出院后若出现腹痛、腹胀、呕吐、停止排便排气等不适,及时就诊。

第二节 急性阑尾炎

急性阑尾炎是发生于阑尾的急性炎症反应,为外科常见病,是最多见的急腹症。可发生在任何年龄,以 20～30 岁多见,男性发病率高于女性。

一、病因

(一)闭尾管腔阻塞

是急性阑尾炎最常见的病因。引起阻塞的原因如下所示。

1.淋巴滤泡明显增生

使阑尾管腔狭窄引起阻塞,约占60%,多见于青壮年。

2.粪石阻塞

约占35%。

3.其他

食物残渣、异物、寄生虫等引起阻塞,较少见。

(二)细菌入侵

阑尾管腔阻塞后,细菌大量生长、繁殖,分泌毒素,使黏膜上皮受损形成溃疡,细菌侵入并扩散,引起感染。阑尾炎的致病菌多为革兰染色阴性的杆菌和厌氧菌。

二、病理生理

急性阑尾炎根据其病理生理改变和临床过程,可分为以下四种类型。

(一)急性单纯性阑尾炎

属于病变早期。炎症局限在黏膜和黏膜下层,阑尾轻度肿胀、充血;阑尾黏膜表面可有小的溃疡和出血点,管腔内有炎性渗出。临床症状和体征较轻。

(二)急性化脓性阑尾炎

又称急性蜂窝织炎性阑尾炎,多由单纯性阑尾炎发展而来。阑尾显著肿胀,浆膜高度充血,表面覆盖有脓性渗出物;阑尾管腔内的溃疡增大,可深达肌层,阑尾壁内各层均有小脓肿形成,管腔内脓性液体积聚。临床症状和体征均较重。化脓性阑尾炎后期可引起阑尾穿孔。

(三)急性坏疽性及穿孔性阑尾炎

随着阑尾管腔内阻塞加重,管腔内压力升高,管壁发生血运障碍甚至坏死,浆膜呈暗红色或紫黑色,严重者阑尾局部可穿孔。阑尾穿孔后如未被包裹,感染进一步扩散,常导致急性弥漫性腹膜炎。

(四)阑尾周围脓肿

急性化脓性、坏疽性阑尾炎发生穿孔后,如果病情进展较慢,大网膜可将阑尾包裹,形成炎性包块,炎症局限化,形成阑尾周围脓肿。

急性阑尾炎的转归:

1.炎症消退

部分急性单纯性阑尾炎经药物及时治疗后,炎症消退,少数可完全治愈,但大多数会转为慢性阑尾炎且易复发。

2.炎症局限

化脓性坏疽性阑尾炎被大网膜包裹,使炎症局限,形成阑尾周围脓肿。

3.炎症扩散

急性阑尾炎病情重、发展快又未能得到及时合理的治疗时,炎症扩散,形成弥漫性腹膜炎、化脓性肝门静脉炎甚至感染性休克等。

三、临床表现

(一)症状

1.腹痛

转移性右下腹疼痛是急性阑尾炎的典型症状。腹痛常开始于上腹部或脐周,约 6～8h 后逐渐转移并局限于右下腹。约 70%～80%的患者具有这种典型的转移性右下腹痛的特点,部分患者发病开始即可表现为右下腹痛。根据阑尾位置和病理类型的不同,急性阑尾炎具有不同的腹痛特点:单纯性阑尾炎表现为轻度隐痛;化脓性阑尾炎表现为阵发性胀痛和剧痛;坏疽性阑尾炎表现为持续性剧烈腹痛;急性阑尾炎穿孔后,因脓液流出、阑尾腔内压力降低,腹痛可暂时减轻,但腹膜炎出现后,腹痛会再次持续加剧且范围扩大。

2.胃肠道症状

早期可有程度较轻的厌食,恶心、呕吐也可发生,但程度较轻。肠功能紊乱可使部分患者出现便秘或腹泻。盆腔位阑尾炎或出现盆腔脓肿时,可出现排便次数增多、里急后重、黏液便等直肠刺激症状。弥漫性腹膜炎时可出现腹胀、排气排便减少等麻痹性肠梗阻表现。

3.全身表现

早期常有乏力、低热等表现,炎症加重时可出现全身中毒症状,如心率加快、寒战、发热达 38℃左右。若发生阑尾穿孔,体温可高达 39～40℃。发生肝门静脉炎时可有寒战、高热和轻度黄疸。

(二)体征

1.右下腹固定性压痛

是急性阑尾炎最常见的重要体征。压痛点常位于麦氏点,也可位于兰氏点(左右髂前上棘连线的中、右 1/3 交会处),可随阑尾位置变异而发生变化,但压痛点始终在一个固定的位置上。病变早期腹痛尚未转移到右下腹时,右下腹部即可出现固定的压痛。

2.腹膜刺激征

即腹肌紧张、压痛、反跳痛。这是壁腹膜在炎症刺激下出现的防御性反应,常提示病变加重,炎症已波及壁腹膜,出现化脓、坏疽或穿孔等病理改变。

3.右下腹包块

部分阑尾周围脓肿患者,体格检查时可发现右下腹部饱满,并可扪及边界不清、位置固定的压痛性包块。

4.辅助体征:

(1)结肠充气试验(Rovsing 征):患者取仰卧位,检查者用一手按压患者左下腹降结肠末端,再用另一手挤压其上方,可使结肠内气体传至盲肠和阑尾,若患者出现右下腹疼痛,即为阳性。

(2)腰大肌试验:患者取左侧卧位,检查者将患者右下肢向后过伸,引起右下腹疼痛者为阳性。提示阑尾位于盲肠后位。

(3)闭孔内肌试验:患者仰卧,将患者右髋和右膝各屈曲 90°,然后向内旋转,引起右下腹疼痛者为阳性。提示阑尾位置较低,靠近闭孔内肌。

(4)直肠指检:盆腔位阑尾炎,直肠右前方会有明显触痛。阑尾穿孔伴盆腔脓肿时,直肠前壁膨隆并有触痛,甚至可触及炎性包块。

附:几种特殊类型阑尾炎

1.新生儿急性阑尾炎

新生儿急性阑尾炎很少见。由于新生儿不能提供病史,其早期临床表现又无特殊性,仅有厌食、恶心、呕吐、腹泻等,早期确诊较困难,穿孔率可高达 50%~80%,死亡率也很高。体格检查时应仔细检查右下腹部压痛和腹胀等体征,并应早期手术治疗。

2.小儿急性阑尾炎

是小儿常见的急腹症之一。小儿的大网膜发育不全,不能起充分的保护作用;因不能准确诉说转移性腹痛的病史,加上体格检查时不合作,常延误诊断。病程进展快且重,早期即出现高热、呕吐、腹泻等症状;右下腹体征不明显、不典型,穿孔率高,并发症发生率及死亡率也较高。治疗原则是早期手术,并配合输液、纠正脱水、应用广谱抗生素等。

3.老年人急性阑尾炎

由于老人对疼痛感觉迟钝,腹肌薄弱,防御功能减退,往往主诉不强烈,体征不典型,腹痛和全身反应虽然轻,但炎症可能已经很严重,即使坏疽或穿孔,因腹壁肌萎缩,腹膜刺激征也可不明显;并发症多,常合并心脑血管疾病、呼吸系统疾病、糖尿病等,使病情更加复杂和严重。处理原则是一旦确诊,及时手术治疗。

4.妊娠期急性阑尾炎

妊娠期妇女患阑尾炎时,充盈的子宫可将阑尾推向上方,压痛部位随妊娠月份增加而升高;腹壁被抬高,阑尾炎症刺激不到壁腹膜而使压痛和肌紧张等体征不够明显;大网膜难以包裹有炎症的阑尾,腹膜炎不易局限而在上腹部扩散。炎症发展易导致流产、早产。治疗时以早期手术为主。

5.AIDS/HIV 感染患者的急性阑尾炎

AIDS/HIV 感染(获得性免疫缺陷综合征人类免疫缺陷病毒感染)患者发生急性阑尾炎临床表现及体征与免疫功能正常者相似,但不典型,患者的白细胞计数不高,常被延误诊断和治疗。B 超和 CT 检查有助于诊断。阑尾切除术是主要的治疗方法,强调早期诊断并手术治疗,可获得较好的短期生存,否则穿孔率较高(占 40%)。不应将 AIDS/HIV 感染视为阑尾切除的手术禁忌证。

四、辅助检查

(一)实验室检查

血常规可见白细胞总数和中性粒细胞比例增高。白细胞计数可高达$(10\sim20)\times10^9/L$。新生儿和老年患者白细胞可无明显升高。

(二)影像学检查

腹部 B 超检查有时可见阑尾肿大或脓肿;腹部 X 线平片在穿孔合并腹膜炎时,可见盲肠扩张和液气平面。

五、治疗要点

(一)非手术治疗

仅用于不愿意手术的急性单纯性阑尾炎、急性阑尾炎的早期阶段或有手术禁忌证者;阑尾周围脓肿则先使用抗生素控制症状,一般待肿块缩小局限、体温正常3个月后再行手术切除阑尾。若无好转,应及时采取手术治疗。

(二)手术治疗

绝大多数急性阑尾炎应及时手术治疗。

六、常见护理诊断问题

(一)疼痛

与阑尾炎症刺激或手术创伤有关。

(二)体温过高

与化脓性感染毒素吸收有关。

(三)潜在并发症

阑尾穿孔、腹腔脓肿、肝门静脉炎、切口感染、腹腔内出血、粘连性肠梗阻等。

七、护理措施

(一)非手术治疗的护理/术前护理

1.病情观察

严密观察患者的神志、生命体征、腹部症状和体征及白细胞计数的变化。若患者出现呼吸和脉搏加快、体温增高、腹痛加剧且范围扩大、腹膜刺激征、白细胞计数持续升高等,说明病情加重;观察有无腹腔脓肿、肝门静脉炎并发症出现,一经发现,及时通知医生处理。

2.生活护理

(1)取半卧位或斜坡卧位,减轻腹壁张力,缓解疼痛。

(2)禁饮食、禁用吗啡或哌替啶止痛、禁服泻药及禁止灌肠,即急腹症患者的"四禁"。避免肠内压力增高。

(3)指导患者做深呼吸,以达到放松及减轻疼痛的作用。

3.对症护理

遵医嘱应用抗生素。发热者给予物理降温;便秘者可用开塞露。

4.术前准备

拟急诊手术者应做好配血、备皮和输液等准备。

(二)术后护理

1.安置体位

术后患者回病房后,根据麻醉方式不同安置体位,麻醉清醒、血压平稳后改为半卧位。

2.一般护理

(1)饮食:术后暂禁饮食,待胃肠蠕动恢复、肛门排气后可进流质饮食,逐步过渡至普通饮食,但1周内忌食牛奶、豆制品等产气食物,以免腹胀。

(2)早期活动:鼓励患者术后24h内床上活动,24h后下床活动,以促进肠蠕动恢复,防止肠粘连,同时能促进血液循环,有利于切口愈合。

3.预防感染

遵医嘱预防性使用抗生素。

4.术后并发症的护理

(1)出血:多因阑尾系膜的结扎线松脱,引起系膜上血管出血。表现为腹痛、腹胀和失血性休克等;一旦发生,应立即遵医嘱给予输血和补液,并做好紧急手术止血的准备。

(2)切口感染:是阑尾切除术后最常见的并发症。多见于化脓性或穿孔性阑尾炎术后,表现为术后3~5d体温升高,切口胀痛且局部有红肿、压痛或波动感。应遵医嘱给予抗生素、理疗等治疗,如已化脓应拆线引流,定期换药。

(3)腹腔脓肿:多发生于化脓性或坏疽性阑尾炎术后5~7d,表现为体温持续升高,或体温下降后又上升,并有腹痛、腹胀、腹部包块或排便排尿改变等,一旦发现应及时报告医生处理。

(4)粘连性肠梗阻:多与局部炎性渗出、切口异物、手术损伤和术后长期卧床等因素有关。术后应鼓励患者早期下床活动。不完全梗阻者行胃肠减压,完全梗阻者应协助医生进行术前准备。

(5)阑尾残株炎:切除阑尾时若残端保留过长(超过1cm),术后易复发残株炎,症状同阑尾炎,X线钡剂检查可明确诊断。症状较重者行手术切除阑尾残株。

(6)肠瘘/粪瘘:多因残端结扎线脱落、盲肠原有结核或癌肿等病变、术中因盲肠组织水肿脆弱而损伤等所致,较少见,临床表现与阑尾周围脓肿相似,术后数日内可见肠内容物经切口或者瘘口溢出。阑尾炎所致的粪瘘一般位置比较低,对机体影响小,通过保持引流通畅、创面清洁和加强营养支持等非手术治疗,多可自行愈合,仅少数需手术治疗。

八、健康教育

(一)预防宣教

加强营养,注意饮食卫生,避免腹部受凉,避免暴饮暴食、过度劳累,防止发生胃肠功能紊乱,保持良好的饮食及卫生习惯,餐后不做剧烈运动,尤其跳跃、奔跑等。及时治疗胃肠道炎症等疾病,避免慢性阑尾炎急性发作。

(二)康复指导

鼓励患者术后早期下床活动,防止粘连性肠梗阻;阑尾周围脓肿未切除阑尾者,告知其3个月后再行阑尾切除手术;做好自我监测,发生腹痛或不适及时就诊。

第三节 大肠癌

大肠癌是结肠癌及直肠癌的总称,是消化道常见的恶性肿瘤,60岁后发病率明显增加,男性多于女性。我国大肠癌的发病中,以直肠癌最多见,其次为乙状结肠癌。直肠癌中以中低位直肠癌所占比例较高。

一、病因

目前病因尚不完全清楚,一般认为与下列因素有关。

(一)饮食习惯

高脂肪、高蛋白、低纤维素饮食,过多摄入腌制和油炸食品等。

（二）遗传因素

如家族性肠息肉病、遗传性非息肉病、结直肠癌的突变基因携带者等。

（三）癌前病变

家族性肠息肉病、大肠腺瘤、溃疡性结肠炎及血吸虫性肉芽肿等。

二、病理

（一）分类

绝大多数结肠癌是腺癌，可分为三类：①隆起型，多见于右侧结肠，肿瘤向腔内生长，表面易溃破而形成溃疡。其浸润较表浅，生长较慢，预后较好。②浸润型，多见于左侧结肠，肿瘤常沿肠壁环状浸润，致肠腔狭窄或梗阻，但表面常无明显溃疡或隆起，转移较早，预后差。③溃疡型，最常见，多见于左侧结肠，肿瘤向肠壁深层生长，并向四周浸润，早期可有溃疡，易出血、感染或穿透肠壁。转移早，恶性程度高，预后较差。

（二）临床分期

目前常用国际抗癌联盟（UICC）2017 年第八版的结、直肠癌 TNM 分期法。

（三）转移途径

1.直接浸润

癌细胞浸润一般有 3 个方向——肠壁深层、环状或沿纵轴浸润，可直接侵入邻近脏器，如膀胱、子宫、肾等。下段直肠癌由于缺乏浆膜层的屏障作用，易向四周浸润，侵入附近脏器，如前列腺、阴道、输尿管等。

2.淋巴转移

是大肠癌转移的主要途径。结肠癌首先沿结肠壁、结肠旁淋巴结扩散，再到肠系膜血管周围及肠系膜血管根部的淋巴结，晚期患者可出现左锁骨上淋巴结转移。直肠癌的淋巴转移途径是决定直肠癌手术方式的依据。直肠癌向上沿直肠上动脉、肠系膜下动脉及腹主动脉周围淋巴结进行转移；向侧方经直肠下动脉旁的淋巴结引流到盆腔侧壁髂内淋巴结；向下沿肛管动脉、阴部内动脉旁淋巴结转移到髂内淋巴结或腹股沟浅淋巴结。

3.血行转移

癌肿向深层浸润后，常侵入肠系膜血管。常见的为癌肿沿肝门静脉系统转移至肝，也可进入体循环向远处转移至肺，甚至可转移至脑或骨骼。

4.种植转移

结肠癌脱落的癌细胞可种植在腹膜和腹腔内脏器表面。直肠癌种植转移的机会较小，上段直肠癌偶有种植性转移发生。

三、临床表现

（一）结肠癌

早期多无明显特异性表现，易被忽视。其常见症状如下。

1.排便习惯与粪便性状改变

常为最早出现的症状。表现为排便次数增加，腹泻、便秘交替出现，粪中带血或黏液。便血的颜色随癌肿位置而异，位置越低，血液在体内存留的时间越短，颜色越鲜红。

2.腹痛

表现为定位不确切的隐痛或仅有腹部不适或腹胀,肠梗阻时则腹痛加重或为阵发性绞痛。

3.腹部肿块

以右半结肠癌多见,位于横结肠或乙状结肠的癌肿可有一定活动度。如癌肿穿透肠壁并发感染,可表现为有固定压痛的肿块。

4.肠梗阻表现

一般属结肠癌的中晚期症状。多为不完全性肠梗阻表现,如便秘、腹胀,进食后症状加重;严重者可表现为完全性肠梗阻症状。

5.全身表现

不明原因的贫血、乏力、低热、体重减轻或消瘦等表现。晚期可出现肝大、黄疸、水肿、腹腔积液、锁骨上淋巴结肿大及恶病质等。结肠癌的部位及病理类型不同,临床表现也有区别:右半结肠的肠腔较大,癌肿多突出于肠腔,粪便稀薄,易出现腹泻与便秘交替,便血与类便混合,一般不易发生肠梗阻;因此右半结肠癌以贫血、消瘦、乏力等全身表现和腹部肿块为主要临床特点。而左半结肠肠腔较小,加之癌肿浸润,且肠腔中水分已基本吸收,粪便成形,较易引起肠腔狭窄,肿瘤破溃时,可有便血或黏液;因此左半结肠癌以肠梗阻和大便性状改变为主要临床特点。

(二)直肠癌

早期无明显症状,癌肿破溃后形成溃疡或感染时会出现显著症状。

1.直肠刺激症状

如频繁便意、下坠感、排便不尽感,甚者有里急后重,并可伴腹胀、下腹不适等。

2.黏液血便

最常见,80％～90％患者可出现便血,严重感染时会出现脓血便。

3.肠腔狭窄症状

直肠梗阻时,有大便变形变细,排便困难,伴腹痛、腹胀等。

4.侵犯邻近组织

出现膀胱刺激征,骶尾部疼痛。女性直肠癌可侵及阴道后壁。发生远处脏器转移时,可出现相应器官的症状,如肝转移时出现黄疸、腹腔积液、恶病质等。

四、辅助检查

(一)直肠指检

简便易行,60％～70％患者能在直肠指检中触及肿块,是诊断直肠癌最重要和直接的方法之一。直肠指检可查出癌肿的部位、大小、范围、固定程度及与周围组织的关系。

(二)实验室检查

1.大便隐血试验

可作为高危人群的初筛方法及普查手段,持续阳性者应行进一步检查。

2.肿瘤标记物测定

目前公认血清癌胚抗原(CEA)和 CA19－9 对大肠癌的诊断和术后监测有意义,主要用于大肠癌的预后评价和监测复发。

(三)内镜检查

可通过结肠镜、肛门镜发现病变的部位、大小和形态,同时可在直视下取活组织做病理检查,是诊断结肠内病变最有效、最可靠的检查方法。绝大多数早期病变可通过内镜检查发现。

(四)影像学检查

1.钡剂灌肠检查

是结肠癌的重要检查方法,可观察到结肠壁僵硬、皱襞消失、存在充盈缺损及小龛影。

2.B超和CT检查

有助于了解癌肿的浸润深度及淋巴转移情况,有无腹腔内种植性转移、肿瘤与邻近脏器的关系或有无肝、肺转移灶等。经直肠内超声检查用以检测癌肿浸润肠壁的深度以及有无侵及邻近器官,便于术前评估直肠癌对局部浸润程度。

3.MRI

可诊断肿瘤在肠壁内的浸润深度,对中低位直肠癌的分期有重要价值。

五、治疗原则

以手术切除为主,配合放疗、化疗等综合治疗。目前临床上已开展术前放化疗(新辅助治疗)以提高手术切除率和保肛率。

(一)非手术治疗

包括放疗、化疗、中医治疗、局部治疗(如电灼、液氮冷冻及激光烧灼等)、基因治疗、靶向治疗和免疫治疗尚处于研究阶段。

(二)手术治疗

1.结肠癌手术

(1)根治性手术:结肠癌根治术要求整块切除肿瘤及其远、近两端10cm以上的肠管,并包括系膜及区域淋巴结。常用术式:右半结肠切除术、左半结肠切除术、横结肠切除术、乙状结肠切除术。

(2)姑息性手术:包括结肠癌并发急性梗阻的手术和远处转移的手术。

2.直肠癌手术

(1)局部切除术:适用于早期瘤体小、局限于黏膜或黏膜下层、分化程度高的直肠癌,手术方式有经肛局部切除术和骶后径路局部切除术。

(2)根治性切除术:范围包括整块癌肿及其两端足够切缘、区域淋巴结和伴行的血管及完整的直肠系膜。

1)腹会阴联合直肠癌根治术:即Miles手术,是不保留肛门治疗方法,于左下腹行永久性乙状结肠造口。原则上适用于腹膜返折以下的直肠癌。

2)经腹直肠癌切除术:即Dixon手术,或称直肠低位前切除术,是保留肛门的根治方法,目前应用较多,适用于腹膜返折以上的直肠癌。

3)经腹直肠癌切除、近端造口、远端封闭手术:适用于全身情况差,不能耐受Miles手术或急性肠梗阻不宜行Dixon手术的直肠癌患者。

(3)姑息性手术:以解除痛苦和处理并发症为目的。如排便困难或梗阻可行乙状结肠双腔造口,肿瘤出血无法控制可行肿瘤姑息性切除等。

六、常见护理诊断问题

(一)焦虑/恐惧

与癌症、手术及担心造口影响生活、工作等有关。

(二)营养失调

低于机体需要量与癌肿慢性消耗、手术创伤、放疗和化疗反应等有关。

(三)身体意象紊乱

与行结肠造口后排便方式改变有关。

(四)知识缺乏

缺乏术前准备及术后注意事项的相关知识。

(五)潜在并发症

切口感染、吻合口瘘、造口缺血坏死或狭窄及造口周围皮炎等。

七、护理措施

(一)术前护理

1.心理护理

关心体贴患者,指导患者及其家属了解与疾病诊治相关的新知识,树立其与疾病做斗争的勇气和信心。

2.营养支持

术前注意补充高蛋白、高热量、高维生素、低脂少渣饮食。若患者出现明显脱水或急性肠梗阻,应及时纠正水、电解质和酸碱失衡,以提高手术耐受性。

3.肠道准备

(1)饮食准备:

1)传统饮食准备:术前 3d 进少渣半流质食物,如蒸蛋或稀饭等;术前 1～2d 进无渣流质食物,可根据患者情况每天上午给予蓖麻油 30mL,以减少和软化粪便。

2)新兴饮食准备:术前 3d 起口服全营养制剂,每天 4～6 次,至术前 12h。既能满足营养需求,又能减少粪渣形成,还有利于保护肠黏膜屏障,避免术后肠道并发症。

(2)肠道清洁:一般于术前 1d 开始。

1)导泻法。①高渗性导泻:为传统导泻法,常用甘露醇、硫酸镁等。②等渗性导泻:目前应用多,常用复方聚乙二醇电解质散溶液,主要通过分子中的氢键与肠腔内的水分子结合,增加粪便含水量和灌洗液的渗透浓度,从而刺激肠蠕动以清洁肠道。口服开始宜速度快,有排便后可适当减慢,饮水量要在 200mL 以上,直至排便呈无渣、清水样,全过程约需 3～4h,年老体弱、心肾功能不全及肠梗阻者不宜选用。③中药导泻:常用番泻叶泡茶或蓖麻油口服。

2)灌肠法:目前临床上多采用全肠道灌洗法,常用 0.1％～0.2％肥皂水、磷酸钠灌肠剂及甘油灌肠剂。年老体弱和心、肾等重要脏器功能障碍或灌洗不充分者,可考虑配合灌肠法洗至粪便呈清水样。直肠癌肠腔狭窄者,灌肠时选用适宜管径的肛管,轻柔通过狭窄部位,切忌动作粗暴。高位直肠癌患者应避免采用高压灌肠,防止癌细胞扩散。

(3)口服肠道抗生素:口服肠道不吸收的抗菌药物(如新霉素、庆大霉素及甲硝唑等),同时补充维生素 K(由于控制饮食及服用肠道杀菌药,维生素 K 合成与吸收减少)。

4.引流管护理

有肠梗阻者应尽早留置胃管;术日晨放置尿管,注意妥善固定。

5.阴道冲洗

女性患者术前3d每晚行阴道冲洗,以减少或避免术中污染、术后感染。

(二)术后护理

1.病情观察

术后严密观察生命体征,按全身麻醉要求做好卧位护理,病情平稳后改为半卧位。

2.饮食护理

术后早期禁食和胃肠减压,给予静脉营养支持。术后2~3d肛门排气或肠造口开放后,若无腹胀、恶心等,即可拔除胃管,饮水无不适后可进流质饮食,但不宜进食胀气性食物;术后1周进少渣半流质饮食,2周左右可进普通饮食。

3.引流管护理

导尿管约放置2周,必须保持其通畅,防止扭曲、受压,观察尿液情况,详细记录。每天进行2次尿道口护理。拔管前先试行夹管,每4~6h或患者有尿意时开放1次,以训练膀胱舒缩功能。术后保持低前引流管通畅,一般引流5~7d。

4.肠造口护理

(1)开放前护理:肠造口周围用凡士林纱布条保护,一般术后3d拆除,及时擦洗肠管分泌物和渗液等,更换敷料;注意肠段有无回缩、出血和坏死等。密切观察造口的颜色,正常为红色或粉红色,若呈暗红色或紫黑色,提示造口有缺血的可能,应及时处理。造口一般于术后2~3d肠蠕动恢复后开放。

(2)正确使用人工造口袋:①正确测量造瘘口大小,将造口袋底板开口剪至合适大小,造口袋底板孔径大于造口直径0.1~0.2cm;撕去底板的粘贴保护纸,底板旁加用防漏膏,然后将底板紧贴在造口周围皮肤上。②选择合适的造口袋,安善安装后检查是否连接牢固,夹紧造口袋出口。③当造口袋内容物达1/3时,须及时更换或倾倒。目前多使用一次性造口袋,造口袋有2种,一件式和二件式,二件式造口袋使用方便,但价格稍高。④造口袋发生渗漏应及时更换。更换造口袋时,去除旧造口袋,用脱脂棉或软手纸轻轻擦掉粪便,然后用清水或生理盐水清洗造口及周围皮肤,待皮肤晾干后,再涂上氧化锌软膏,防止皮炎、皮肤糜烂的发生。

(3)饮食护理:宜进高热量、高蛋白、高维生素的少渣食物;避免胀气性、刺激性食物如洋葱、大蒜、山芋和豆类等,多饮水。

(4)心理护理:对术后行人工肛门者,应耐心指导人工肛门的处理方法,并介绍类似患者与其交流经验;及时了解患者的想法,给予心理安慰和解释。

(5)并发症防治:

1)切口感染:有肠造口者,术后2~3d内取造口侧卧位,腹壁切口与造口间用塑料薄膜隔开,及时更换渗湿的敷料,避免造口肠管的排泄物污染腹壁切口,并观察切口有无充血、水肿、疼痛及生命体征的变化;会阴部切口可于术后4~7d用1:5000高锰酸钾溶液温水坐浴,每天2次;遵医嘱预防性应用抗生素。

2)吻合口瘘:患者术前肠道准备不充分、营养状况差、术中被误伤、吻合口缝合过紧影响血供等均可导致其发生。为避免刺激手术伤口,影响愈合,术后 7～10d 内不能灌肠。术后要严密观察有无吻合口瘘的表现,如突发腹痛或腹痛加重,部分患者可有明显腹膜炎体征,或者能触及腹部包块;若留置有引流管者可观察到引流出混浊液体。一旦发生,应行盆腔持续灌洗、负压吸引,同时患者禁饮食和胃肠减压,给予肠外营养支持,必要时急诊手术。

3)造口狭窄:为预防造口狭窄,术后 1 周造口处拆线愈合后开始定期扩张,每周 2 次,每次 5～10min,持续 3 个月。

八、健康教育

(一)社区宣教

定期检查,警惕家族性疾病和癌前病变,预防血吸虫病,多采取高纤维、高维生素饮食,减少动物性脂肪摄入量。

(二)饮食与运动

保肛手术者应多吃新鲜蔬菜、水果,多饮水,避免高脂肪及辛辣等刺激性食物;造口者则需注意控制过多粗纤维食物及胀气性的食物。参加适量锻炼,生活规律,保持心情舒畅。

(三)造口灌洗

指导患者正确进行结肠造口灌洗,训练有规律的肠道蠕动。方法为集水袋内装入 500～1000mL 的 37～40℃温开水,连接灌洗装置,将灌洗头插入造口,缓慢灌入,时间 10～15min。灌洗液完全灌入后,保留 10～20min。开放灌洗袋,排空肠道内容物。灌洗期间若患者出现腹胀或腹痛,减慢灌洗速度或暂停。可每日 1 次或者每 2d 1 次,相对固定时间,以养成定时排便的习惯。

(四)定期复查

每 3～6 个月定期门诊复查。有造口狭窄征象者及时到医院就诊;化疗、放疗者定期检查血常规。

第四节　直肠肛管良性疾病

一、痔

痔是最常见的肛肠疾病,随年龄增长,发病率增高。

(一)病因与发病机制

病因尚未完全明确,可能与多种因素有关,目前主要有以下学说。

1.肛垫下移学说

肛垫位于肛管的黏膜下,由静脉、弹性组织和结缔组织及平滑肌组成,起着肛门垫圈之作用,协助括约肌完全封闭肛门,是内痔的好发部位。正常情况下,肛垫在排便时被推挤下移,排便后可自行回缩至原位;如存在反复便秘、妊娠等引起腹内压增高的因素,则肛垫内正常纤维的弹力结构被破坏,伴有肛垫内静脉曲张和慢性炎症纤维化,肛垫即出现病理性肥大,向远侧移位后形成痔。

2.静脉曲张学说

肝静脉系统及其分支(包括直肠静脉)均无静脉瓣;直肠上下静脉丛管壁薄、位置浅;末端直肠黏膜下组织松弛;以上因素都容易导致血液淤积和静脉扩张。任何引起腹内压增高的因素如久站久坐、便秘、妊娠、腹腔积液、盆腔巨大肿瘤等,均可导致血液回流障碍,引起静脉扩张形成痔。此外,肛周感染可引起静脉周围炎,使肛垫肥厚;营养不良可使局部组织萎缩无力;长期饮酒和进食大量刺激性食物可使局部充血。以上因素都可诱发痔。

(二)病理与分类

痔根据所在部位不同分为内痔、外痔和混合痔三种。

1.内痔

是肥大、移位的肛垫而不是曲张的直肠上静脉终末支。内痔表面覆盖直肠膜,位置多位于截石位的3、7、11点。

2.外痔

由齿状线下方的直肠下静脉丛形成,表面覆盖肛管皮肤。分为血栓性外痔结缔组织性外痔、静脉曲张性外痔,其中血栓性外痔最常见。

3.混合痔

由内痔通过静脉从和相应部位外痔静脉丛吻合并扩张而成。位于齿状线上下,表面同时被直肠黏膜和肛管皮肤所覆盖。内痔发展到Ⅲ度以上时多形成混合痔。

(三)临床表现

1.内痔

主要表现为无痛性间歇性便后出鲜血和痔块脱出;未发生血栓、嵌顿、感染时内痔无疼痛;嵌顿痔局部明显水肿,剧痛。内痔分为4度:Ⅰ度:排便时出血,便后出血可自行停止,痔块不脱出肛门外;Ⅱ度:可伴出血,排便时痔块脱出肛门,排便后可自行回纳;Ⅲ度:偶有便血,痔块在腹内压增高时脱出于肛门外,无法自行回纳,需用手将其托回;Ⅳ度:偶见便血,痔块长期脱出于肛门外,不能回纳或回纳后又立即脱出。

2.外痔

一般无症状,或仅有肛门不适、潮湿,有时伴局部瘙痒。血栓性外痔肛门部剧烈疼痛,咳嗽、排便或行走时加重,肛周可见暗紫色椭圆形肿物,表面皮肤水肿,触痛明显。

3.混合痔

兼有内、外痔的症状。混合痔逐渐加重时,可呈环状脱出肛门外,脱出的痔块在肛周呈梅花状,称为环状痔。脱出痔块若被痉挛的括约肌嵌顿,可引起充血、水肿甚至坏死。

(四)辅助检查

可通过肛门视诊、直肠指检和肛门镜检查协助诊断。

(五)治疗原则

无症状的痔不需特殊治疗;有症状的痔重在减轻或消除症状而非根治时,以保守治疗为主;手术治疗只限于保守治疗失败或不适宜保守治疗的患者。

1.非手术治疗

(1)一般治疗:饮食调整,预防便秘,便后温水坐浴,肛管内注入消炎止痛的油膏或栓剂,手法回纳痔块。

(2)注射疗法:适用于Ⅰ度、Ⅱ度内痔。注射硬化剂的作用是使痔及其周围产生无菌性炎症反应,黏膜下组织发生纤维化,致痔块萎缩。常用的硬化剂有 5% 苯酚植物油、5% 鱼肝油酸钠等。

(3)胶圈套扎疗法:可用于治疗Ⅰ～Ⅲ度内痔,是将特制的胶圈套入内痔的根部,利用胶圈的弹性阻断痔的血运,使痔缺血、坏死、脱落而愈合。

(4)多普勒超声引导下痔动脉结扎术:适用于Ⅱ～Ⅳ度内痔。采用带有多普勒超声探头的直肠镜,在齿状线上方 2～3cm 处探测痔上方的动脉并进行结扎,通过阻断痔的血供以缓解症状。

2.手术疗法

当保守治疗不满意、痔脱出严重或套扎治疗失败时,采用手术治疗。适用于Ⅱ～Ⅳ度内痔或发生血栓、嵌顿等并发症的痔及以外痔为主的混合痔等。手术方法包括痔切除术(适用于Ⅱ度、Ⅲ度内痔和混合痔)、吻合器痔上黏膜环切术(PPH,主要适用于部分Ⅱ度大出血内痔和Ⅲ度、Ⅳ度内痔及环状痔)、激光切除痔核和血栓性外痔剥离术。

(六)护理措施

1.非手术治疗的护理/术前护理

(1)一般护理

1)饮食与活动:清淡饮食,多饮水,多进食新鲜果蔬;忌辛辣刺激性食物和饮酒。适当活动,促进肠蠕动;养成每日定时排便的习惯,注意避免排便时间过长;便秘症状轻者可每日服用适量蜂蜜,重者可使用缓泻剂,如液体石蜡等,必要时可行灌肠通便。

2)肛门坐浴:是直肠肛管疾病常用的辅助治疗手段,可采用 1∶5000 高锰酸钾溶液或中药。能改善局部血液循环,促进炎症吸收;缓解括约肌痉挛,减轻疼痛;清除分泌物,起到清洁作用。水温 43～46℃,每日 2～3 次,每次 20～30min。

(2)对症护理:疼痛明显者,在肛管内注入消炎止痛栓或抗生素油膏,以促进炎症吸收,缓解疼痛。痔核脱出者,应用温水洗净后涂润滑剂,用手轻轻将其还纳入肛管。

(3)直肠肛管疾病的检查配合与护理

1)检查及配合:常采用直肠指检和内镜检查。检查前向患者说明检查的目的、方法及注意事项;根据患者年龄、体质及检查要求,选择并协助摆好合适体位;检查时嘱患者放松肌肉,缓慢深呼吸;协助检查者完成检查工作。

2)检查体位:①膝胸位:最常用,患者屈膝俯卧跪于床上,双肘屈曲着床,在头部垫枕。适于一般患者的短时间检查。②左侧卧位:左下肢髋和膝微屈,右下肢屈曲使膝部靠近腹部。适于年老体弱及重病患者的检查。③截石位:患者仰卧在专门的检查床上,双下肢抬高并且外展,屈髋屈膝,分别放在两侧的托腿架上。常用于手术治疗。④蹲位:患者下蹲,并用力增加腹内压。适用于检查内痔脱出等。⑤弯腰前俯位:患者双下肢稍分开站立,身体向前倾,双手扶在支撑物上。常用于肛门视诊。

3)记录:先记录检查体位,再按时钟定位法记录病变的部位。如检查时患者取膝胸位,以肛门的后正中点处为 12 点,前方为 6 点;截石位时定位点则与此相反。

(4)术前准备:术前进食少渣饮食,排空粪便,必要时采用全肠道灌洗。做好手术野皮肤准备,保持肛门皮肤清洁;纠正贫血。

2.术后护理

(1)饮食与活动:术后1~2d进无渣或少渣饮食,术后24h后可适当下床活动。

(2)控制排便:保持局部清洁,术后2d内服阿片酊减少肠蠕动,术后3d内尽量不排大便,以利于伤口愈合。之后保持大便通畅,防止用力排便致伤口裂开,便秘时可口服缓泻剂,但切忌灌肠。每次排便后应先清洗后坐浴,再换药。

(3)并发症的护理:术后24h内,患者因麻醉、切口疼痛等原因易发生急性尿潴留可用诱导、热敷等方法促进排尿,必要时行导尿处理。由于肛管和直肠的静脉丛丰富,术后容易出血,若患者出现恶心、呕吐、心悸、出冷汗和面色苍白等并伴有肛坠胀感和急迫排便感进行性加重,且敷料有较多渗血,应及时报告医生处理。如发生肛门狭窄,可在切口愈合后及早行扩肛治疗。

二、直肠肛管周围脓肿

直肠肛管周围脓肿是指直肠肛管周围软组织内或其周围间隙内的急性感染,并发展成为脓肿。

(一)病因与病理

直肠肛管周围脓肿绝大多数由肛腺感染引起。肛窦开口向上,易积存粪便,如有损伤,即可引起肛窦感染而累及肛腺。肛腺开口于肛窦底部,位于内、外括约肌之间,肛腺形成脓肿后导致括约肌间感染,可蔓延至直肠肛管周围间隙,其间所含的疏松脂肪结缔组织使感染极易扩散,从而形成肛周脓肿、坐骨肛管间隙脓肿和骨盆直肠间隙脓肿等。多数脓肿在穿破或手术切开引流后形成肛瘘。在直肠肛管周围炎症病理发展过程中,急性期表现为脓肿,慢性期则表现为肛瘘。

(二)临床表现

根据脓肿部位不同而表现各异。

1.肛周脓肿

多见,以肛门周围皮下脓肿最常见。较表浅,局部疼痛、肿胀和压痛明显。患者常感肛周持续性跳痛,排便时加重。脓肿形成后有明显的波动感。由于脓肿不大,全身感染症状不明显。

2.坐骨肛管间隙脓肿(坐骨肛门窝脓肿)

较常见。由于位置较深,起病即有发热、食欲不振,甚至寒战、恶心等全身症状。早期患侧出现持续性胀痛,炎症发展后,局部出现红肿并有搏动性疼痛。有的患者可出现里急后重和排尿困难。直肠指检有明显触痛,甚至有波动感。

3.骨盆直肠间隙脓肿(骨盆直肠窝脓肿)

较少见。此处位置较深,空间较大,因此局部表现不明显而全身感染症状显著。局部症状为直肠坠胀感、便意不尽等,常伴排尿困难。直肠指检可在直肠壁上触及肿块隆起,有深部压痛和波动感。

(三)辅助检查

1.局部穿刺抽脓

有确诊价值,并可将抽出的脓液行细菌培养检查。

2.实验室检查

有全身感染症状的患者血常规可见白细胞计数和中性粒细胞比例增高,严重者出现核左移及中毒颗粒。

3.肛管超声、CT检查

必要时行肛管超声或CT检查证实。

(四)治疗原则

1.非手术治疗

控制感染,缓解疼痛,促进排便。方法有应用抗生素、温水坐浴、局部理疗和口服缓泻剂等。

2.手术治疗

脓肿形成后应及早切开引流,保持引流通畅。现多采取脓肿切开引流并挂线术,使脓肿完全敞开引流,以避免形成肛瘘。

(五)护理措施

1.一般护理

(1)体位:急性炎症期应指导患者采取舒适卧位休息,臀部垫气圈,防止局部受压。

(2)饮食护理:嘱患者多饮水,多食新鲜水果和蔬菜、蜂蜜等有助于排便的食物,忌辛辣刺激性饮食。

(3)保持大便通畅:养成定时排便习惯,鼓励排便,必要时口服液体石蜡或缓泻剂,以减轻排便时疼痛。

2.病情观察

密切观察患者的生命体征和尿量,注意有无脓毒症征象。脓肿切开引流后,注意观察引流液的颜色、量及性状,给予甲硝唑或中成药等定时冲洗,保持引流通畅;当脓液变稀,引流量每8少于50mL时,可考虑拔管。

3.对症护理

用1:5000高锰酸钾溶液坐浴或者局部热敷。高热者,给予降温处理。疼痛严重者,遵医嘱给予止痛药。

4.用药护理

遵医嘱给予抗生素控制感染,并观察治疗效果,以便及时调整用药。

三、肛瘘

肛瘘是指肛管或直肠与肛周皮肤形成相通的肉芽肿性管道,是常见的直肠肛管疾病,多见于青壮年男性。

(一)病因

大部分肛瘘由直肠肛管周围脓肿引起,也可由肛管创伤感染所致。

(二)病理与分类

肛瘘由内口、瘘管和外口三部分组成。肛瘘内口多在齿状线上肛窦处,脓肿自行破溃或在切开引流处形成外口,位于肛周皮肤上,内口和外口之间由脓腔周围增生的纤维组织包绕,形成管道即瘘管。由于外口生长较快,常发生假性愈合并形成脓肿。脓肿可从原外口溃破,也可从其他处穿出形成新的外口,反复发作,发展成为有多个瘘管和外口的复杂性肛瘘。肛瘘的分类方法有下面几种。

1.根据瘘管所在位置高低

瘘管位于外括约肌深部以下者,称为低位肛瘘;瘘管位于外括约肌深部以上者,称为高位肛瘘。

2.根据瘘口与瘘管的数目

只存在单一瘘管,称为单纯性肛瘘;存在多个瘘口及瘘管,甚至有分支者,称为复杂性肛瘘。

3.根据瘘管与括约肌的关系

分为肛管括约肌间瘘、经肛管括约肌瘘、肛管括约肌上瘘、肛管括约肌外瘘。

(三)临床表现

1.症状

肛部潮湿和瘙痒,甚至出现湿疹。较大的高位肛瘘可从外口排出粪便和气体。当外口因假性愈合而暂时封闭时,脓液积聚,再次形成脓肿,可出现直肠肛管周围脓肿症状,脓肿破溃或切开引流后,脓液排出,症状可缓解。上述症状反复发作是肛瘘的特点。

2.体征

在肛周皮肤可见单个或多个外口,呈红色乳头状隆起,挤压可排出少量脓液或脓血性分泌物。

(四)辅助检查

1.直肠指检

内处有轻压痛,有时可扪到硬结样内口及条索样瘘管。

2.肛镜检查

有时可发现内口。

3.亚甲蓝试验

自外口注入亚甲蓝溶液 $1\sim2mL$,观察填入肛管及直肠下段的白湿纱布条的染色部位,以判断内口位置。

4.影像学检查

碘油瘘管造影可明确瘘管分布;MRI检查可清晰显示瘘管位置及与括约肌间的关系。

(五)治疗原则

1.非手术治疗

(1)堵塞法:用0.5%甲硝唑、生理盐水冲洗瘘管后,用生物蛋白胶自外口注入。该方法无创伤无痛苦,但治愈率较低,对单纯性肛瘘可采用。

(2)挂线疗法:是利用橡皮筋或有腐蚀作用的药线的机械性压迫作用,缓慢切开肛瘘,炎症反应引起的纤维化可使切断的肌肉与周围组织发生粘连而逐渐愈合。适用于距肛门3～5cm内,有内、外口的低位或高位单纯性肛瘘,或作为复杂性肛瘘切开、切除的辅助治疗。它的最大优点是不会造成肛门失禁。

2.手术治疗

(1)瘘管切开术:适用于低位肛瘘,是将瘘管全部切开,靠肉芽组织生长使伤口愈合的方法。

(2)肛瘘切除术:适用于低位单纯性肛瘘。切除全部瘘管壁直至健康组织,创面敞开,逐渐愈合。

(六)护理措施

1.一般护理

(1)饮食护理:挂线治疗前1d晚餐进半流质饮食,术日晨进流质饮食,术后给予清淡、易消化饮食,保持大便通畅。

(2)皮肤护理:保持肛周皮肤清洁,避免搔抓。

(3)肛门坐浴:术后第2日开始每日早晚及便后坐浴。

2.病情观察

术后注意观察切口出血、敷料渗湿情况。

3.用药护理

遵医嘱应用抗生素。

(七)健康教育

1.收紧药线

嘱患者每5～7d至门诊收紧药线,直到药线脱落。脱线后局部可涂生肌散或抗生素软膏,以促进伤口愈合。

2.扩肛运动

指导患者术后5～10d内可用示指每日进行一次扩肛,预防肛门狭窄。

3.提肛运动

肛括约肌松弛者,术后3d起可指导患者做肛收缩舒张运动。

四、肛裂

肛裂是齿状线以下肛管皮肤全层裂伤后形成的经久不愈的缺血性溃疡,方向与肛管的纵轴平行,呈椭圆形或梭形,多见于青、中年人。

(一)病因

长期便秘、粪便干结引起的排便时机械性创伤是大多数肛裂形成的主要原因。另外,肛门外括约肌浅部在肛管后方形成的肛尾韧带较坚硬且伸缩性差,此区血供又不太好,且排便时肛管后壁承受压力最大,故肛裂好发于肛管后正中线。

（二）病理与分类

1.急性肛裂

创面边缘整齐，裂口较浅，呈红色且有弹性，无瘢痕形成。

2.慢性肛裂

因反复发作，底深且不整齐，质硬，边缘纤维化增厚、肉芽灰白。裂口上端的肛瓣和肛乳头水肿，形成肥大肛乳头；下端皮肤因炎症水肿及静脉、淋巴回流受阻，形成外观似外痔的袋状皮垂向下突出于肛门外，称为"前哨痔"。肛乳头肥大、肛裂、"前哨痔"常同时存在，合称为肛裂"三联征"。

（三）临床表现

1.症状

肛裂患者多有长期便秘史，典型的表现为疼痛、便秘和出血。

（1）疼痛。多剧烈，有典型的周期性。排便时及排便后肛门部疼痛是最主要的症状。排便时粪便干硬刺激裂口内的神经末梢，出现肛管烧灼样或刀割样疼痛；便后数分钟可缓解，称为间歇期；随后因肛括约肌反射性痉挛，再次剧痛，此期可持续半小时至数小时，直到括约肌疲劳、松弛后疼痛缓解，但再次排便时又发生疼痛。

（2）便秘。患者因害怕疼痛不愿排便，使原有便秘更为严重，形成恶性循环。

（3）出血。排便时肛裂可加深，创面可有少量出血，鲜血可在粪便表面、便纸上或表现为便时滴血。

2.体征

典型体征是肛裂"三联征"，肛门检查时若发现此体征，即可确诊。

（四）辅助检查

已确诊者不宜做直肠指检或肛镜检查，避免增加患者痛苦。

（五）治疗原则

1.非手术治疗

主要为保持大便通畅；解除肛括约肌痉挛，缓解疼痛；促进创面愈合。措施：急性或初发的肛裂可用坐浴和润便的方法治疗；慢性肛裂可用坐浴、润便加扩肛的方法，扩肛治疗是在局部麻醉或低管麻醉下，用手指扩张肛管 5min，使肛门括约肌松弛，消除疼痛。

2.手术治疗

经久不愈、保守治疗无效且症状较重者可采用手术，方法有肛管内括约肌切断术和肛裂切除术，后者现使用较少。

（六）护理措施

1.保持大便通畅

多饮水，多食新鲜蔬菜、水果及富含纤维素食物，养成定时排便的习惯，防止便秘；便秘者可服用缓泻剂或液体石蜡；适当运动。

2.并发症的护理

（1）切口出血：多发生于术后 1～7d 内。注意保持大便通畅，防止便秘；注意保暖，避免咳嗽和用力排便等腹内压增高的因素；观察创面，一旦出现切口大量渗血，应紧急压迫止血，并报告医生处理。

（2）排便失禁：多因术中不慎切断了肛管直肠环引起。及时询问患者的排便情况，若仅为肛门括约肌松弛，可于术后 3d 进行提肛运动；若发现患者会阴部皮肤有黏液及类便沾染，或者无法随意控制排便，应立即报告医生处理。

3.其他措施

参见本节"痔"的护理。

第八章　肝胆外科疾病的护理

第一节　肝脓肿

一、细菌性肝脓肿

(一)病因

肝有门静脉及肝动脉双重血液供应,又通过胆道与肠道相通,因而受细菌感染的机会多。细菌入侵肝的常见病因和途径如下:

1.胆道系统

最主要的入侵途径和最常见的病因。胆管结石、胆道蛔虫症等并发急性化脓性胆管炎时,细菌沿胆管上行感染肝而形成肝脓肿。胆道疾病所致的肝脓肿常为多发性,以左外叶最多见。

2.肝动脉

体内任何部位的化脓性病变,如急性上呼吸道感染、肺炎、骨髓炎、亚急性细菌性心内膜炎、痈等,病原菌均可能随肝动脉入侵而在肝内形成多发性脓肿。

3.门静脉系统

化脓性阑尾炎、化脓性盆腔炎、痔核感染及细菌性痢疾等可引起门静脉属支的血栓性静脉炎及脓毒栓子脱落进入肝引起肝脓肿。但随着抗生素的广泛应用,此途径感染已不多见。

4.淋巴系统

肝毗邻部位的化脓性感染,如膈下脓肿、肾周脓肿、化脓性腹膜炎或胆囊炎等,细菌可经淋巴系统入侵肝。

5.肝开放性损伤

细菌直接从伤口入侵;肝脏闭合性损伤伴有肝内小胆管破裂或肝内血肿形成均可能使细菌入侵而引起肝脓肿。

6.隐匿性感染

由于抗生素的广泛应用和耐药,隐匿性肝脓肿的发病率呈上升趋势。该类患者常伴有免疫功能低下和全身性代谢疾病,目前大部分细菌性肝脓肿患者多伴有糖尿病。

(二)病理

细菌进入肝后,即引起肝的炎症反应。在机体抵抗力低下或治疗不及时的情况下,炎症将进一步扩散。随着肝组织的感染和破坏,可以形成单发或多发的脓肿。由于肝血供丰富,一旦脓肿形成后,大量毒素被吸收入血,临床出现严重的毒血症表现。当脓肿转为慢性后,脓肿壁肉芽组织生长及纤维化形成,临床症状可逐渐减少或消失。肝脓肿如果未能得到适当的控制,可向膈下、腹腔、胸腔穿破。因胆道感染而引起的肝脓肿还可伴发胆道出血。

(三)临床表现

1.症状

(1)寒战和高热:是最常见的早期症状,体温可高达 39～40℃,一般为稽留热或弛张热,伴大汗,脉率增快。

(2)肝区疼痛:由于肝大、肝包膜急性膨胀和炎性渗出物的局部刺激而引起。多数患者出现肝区持续性胀痛或钝痛,有时可伴有右肩牵涉痛或胸痛。

(3)消化道及全身症状:由于细菌毒素吸收引起的脓毒血症及全身消耗,患者出现乏力、食欲减退、恶心、呕吐;少数患者可有腹泻、腹胀及难以止住的呃逆等症状。炎症累及胸部可致刺激性咳嗽或呼吸困难。

2.体征

患者常在短期内呈现严重病容。最常见的体征为肝区压痛、肝大、右下胸部和肝区有叩击痛。若脓肿位于右肝前下缘比较表浅部位,可伴有右上腹肌紧张和局部明显触痛;巨大的肝脓肿可使右季肋呈饱满状态甚至局限性隆起;局部皮肤呈凹陷性水肿。严重者或并发胆道梗阻可出现黄疸。病程较长者,常有贫血、消瘦、恶病质等表现。

3.并发症

细菌性肝脓肿可引起严重并发症,病死率极高。脓肿可自发性破溃进入游离腹腔引起急性化脓性腹膜炎。右肝脓肿向上穿破可形成膈下脓肿,也可向右胸穿破形成脓胸。向胸内破溃时患者常有突然出现的剧烈胸痛、寒战、高热、气管向健侧移位,患侧胸壁凹陷性水肿,胸闷、气急伴呼吸音降低或消失,不明原因的缺氧或心力衰竭表现及难以纠正的休克等。左肝脓肿可穿破心包,发生心包积液,严重者导致心包填塞。少数肝脓肿可穿破血管壁引起上消化道大出血。

(四)临床表现

1.实验室检查

血白细胞计数增高,中性粒细胞可高达 90％以上,有核左移现象和中毒颗粒,有时血细胞比容下降;血清转氨酶增高。

2.影像学检查

(1)X 线检查:示肝阴影增大,右膈肌抬高、局限性隆起和活动受限;X 线钡餐造影偶见胃小弯受压和推移。

(2)B 超:为首选方法,能分辨肝内直径约 2cm 的液性病灶,并明确其部位及大小。

(3)放射性核素扫描、CT、MRI 和肝动脉造影对诊断肝脓肿有很大帮助。

(五)治疗原则

早期诊断,早期治疗,包括处理原发病、防治并发症。

1.非手术治疗

适用于多发性小脓肿、较大脓肿的基础治疗、急性期肝局限性炎症及脓肿尚未形成等。

(1)全身支持治疗:包括肠内、肠外营养支持;纠正水、电解质、酸碱失衡;必要时反复多次输血,纠正低蛋白血症;补充 B 族维生素、维生素 C 及维生素 K;改善肝功能和增强机体抵抗力。

（2）应用抗生素：大剂量、联合应用抗生素。在未确定病原菌前，一般选用青霉素、氨苄西林、头孢菌素等；或根据细菌培养及药敏实验结果选择有效的抗生素。

（3）经皮肝穿刺抽脓或脓肿置管引流术：单个较大的脓肿可在 B 超引导下穿刺抽脓，抽出脓液后可向脓腔注入抗生素，或安置细硅胶管作持续引流。

（4）中医中药治疗：多与抗生素和手术治疗配合应用，以清热解毒为主。

（5）积极处理原发病灶：尽可能早期处理胆道结石、胆道感染或阑尾炎等腹腔感染。

2.手术治疗

（1）脓肿切开引流术：适用于较大的脓肿，估计有穿破可能或已并发腹膜炎、脓胸以及胆源性肝脓肿或慢性肝脓肿者。常用的手术途径有经腹腔、经前侧腹膜外和经后侧腹膜外脓肿切开引流术。如果脓肿已向胸腔穿破，或由胆道感染引起的肝脓肿，应同时行胸腔引流和胆道引流。

（2）肝叶切除术：适用于慢性厚壁肝脓肿切开引流术后长期不愈或肝内胆管结石合并左外叶多发性肝脓肿且该肝叶功能丧失者。

二、阿米巴性肝脓肿

(一)病因与病理

阿米巴原虫从结肠溃疡处肠壁小静脉经门静脉血液、淋巴管或直接侵入肝门。原虫产生溶组织酶，可致肝细胞坏死，液化的肝组织和血液组成脓肿。阿米巴脓肿的脓腔较大，充满脓液，可多达 1000～2000mL。典型的脓液为果酱色，较黏稠，无臭、无菌。

(二)临床表现

1.症状

（1）发热：体温波动于 38～39℃，呈弛张热或间歇热；伴畏寒、多汗。

（2）全身表现：可有恶心、呕吐、食欲缺乏、腹胀，甚至腹泻、痢疾等症状，体重减轻、消瘦、贫血也较常见。

2.体征

肝大，局部有明显压痛和叩击痛。

(三)辅助检查

血白细胞计数升高，血清阿米巴抗体检测阳性；粪便中也可找到阿米巴滋养体；部分患者乙状结肠镜检、溃疡面刮片可找到阿米巴滋养体。

(四)治疗原则

1.非手术治疗

主要采用抗阿米巴药物（甲硝唑、氯喹、依米丁、环丙沙星等）治疗，必要时反复 B 超定位穿刺抽脓及支持疗法，一般较小的脓肿可经非手术治疗治愈。

2.手术治疗切开引流

（1）对病情重、脓腔较大者，或非手术治疗脓腔未见缩小者，可行套管针穿刺留置导管作闭式引流。

（2）如遇以下情况应在严格无菌原则下手术切开排脓并采用持续负压闭式引流：经抗阿米巴治疗及穿刺抽脓，脓腔未见缩小、高热不退者；脓肿位于左肝外叶，有穿入心包危险者；脓肿伴继发细菌感染,经综合治疗不能控制者;脓肿已穿破胸腹腔或邻近器官;直径大于 10cm 的巨大脓肿或较浅表脓肿。

三、护理评估

(一)术前评估

1.健康史

了解患者发育营养状况,有无抵抗力低下。是否患有胆道疾病、细菌性肠炎、肝的开放性损伤等。

2.身体状况

(1)症状:了解肝区疼痛的范围,全身症状,如寒战、发热、恶心、呕吐等。

(2)体征:了解肝区肿大的范围,有无压痛及局限性隆起等腹部体征。

(3)辅助检查:血培养结果,脓液的性状、有无臭味,患者营养状况等。

3.心理—社会状况

评估患者及家属对本病的认知程度,对治疗方案、疾病预后及康复知识的掌握程度。患者的心理承受能力,是否会出现恐惧、焦虑等,患者家庭对本病治疗的经济承受能力。

(二)术后评估

1.术中情况

评估患者的手术及麻醉方式、出血量等。

2.术后情况

评估患者术后生命体征、腹部伤口情况,术后引流情况。

四、主要护理诊断/问题

(一)疼痛

与肝大致包膜张力增加及炎性介质刺激有关。

(二)体温过高

与肝脓肿及其产生的毒素吸收有关。

(三)有感染的危险

与肝脓肿有关。

(四)营养失调

低于机体需要量与进食减少、感染引起分解代谢增加有关。

五、护理目标

1.患者疼痛减轻或消除。

2.患者体温降至正常。

3.患者未发生腹膜炎、膈下脓肿等其他部位的细菌感染。

4.患者营养状况得到改善。

六、护理措施

(一)术前准备和非手术患者的护理

1.病情观察

密切观察患者生命体征、腹部和胸部体征,注意有无脓肿破溃引起的急性腹膜炎、膈下脓肿、胸腔内感染等严重并发症。长期应用抗生素治疗的患者,应注意观察有无继发伪膜性肠炎及二重感染的表现。肝脓肿可并发脓毒血症、中毒性休克、急性化脓性胆管炎等危及患者生命的严重并发症,应立即通知医生并协助处理。

2.高热的护理

(1)物理降温:保持病室内空气流通,室温 18～22℃,湿度 50%～70%;根据病情给予酒精擦浴、头枕冰袋或冷生理盐水灌肠等。

(2)药物降温:细菌性肝脓肿患者,体温多在 39～40℃,在物理降温的同时可配合使用解热镇痛药,以增强降温效果。

(3)观察降温效果:密切监测体温变化,患者出汗时,应及时更换汗湿衣服和被单,防止着凉。

(4)补充水分:鼓励患者多饮水,必要时经静脉补充液体,以防脱水。

(5)控制感染:严格遵医嘱应用抗生素控制感染,恢复正常体温。

3.疼痛护理

动态评估患者疼痛的程度及其对疼痛的耐受情况,协助患者采取舒适体位,必要时遵医嘱应用镇痛剂。

4.营养支持

根据患者的营养状况和饮食习惯,指导并鼓励患者进食高蛋白、高热量、富含维生素和膳食纤维的食物,改善全身营养状况;必要时经静脉补充营养,适量输注全血、血浆及清蛋白等,以增强机体的免疫力,促进脓肿局限及脓腔闭合。

(二)术后护理

1.维持有效引流

(1)妥善固定引流管,防止引流管扭曲、折叠、滑脱。

(2)麻醉清醒后,给予半坐卧位,以借助体位的作用充分引流脓腔。

(3)保持引流通畅,每日用生理盐水多次或持续冲洗脓腔,观察并记录引流液的量、色、质。

(4)每日更换引流瓶或引流袋,并保持引流瓶或引流袋低于皮肤切口水平,防止引流液逆流。

(5)当每日脓腔引流液少于 10mL 时,可逐步将引流管向外拔出并拔除引流管,适时换药,直至脓腔闭合。

(6)阿米巴性肝脓肿应采用闭式引流,以防继发二重感染。

(7)经皮肝穿刺脓肿置管引流的护理:严密观察患者的生命体征、腹部体征;位置较高的脓肿穿刺后注意防止气胸、脓胸等并发症的发生;观察患者发热、肝区疼痛改善情况;适时复查 B 超,了解脓肿情况。

2.肝叶切除护理

密切观察切口敷料有无渗血及腹腔引流管引流液的量、色、质,及时发现出血征象;同时注意观察患者腹部情况及生命体征变化,严防腹腔内出血。肝细胞对缺氧耐受力差,术后应给予氧气吸入,保证血氧浓度,促进肝创面愈合。

(三)健康教育

(1)细菌性肝脓肿的预防,积极治疗胆道系统疾病,如胆囊炎、胆道蛔虫等,防止肝脓肿的发生。

(2)阿米巴性肝脓肿的预防关键在于防止阿米巴痢疾的感染,严格粪便管理,教育大众养成讲究卫生的良好习惯,一旦感染阿米巴痢疾应做积极、彻底的治疗。

(3)自我护理,养成良好的生活及卫生习惯。

(4)嘱患者出院后多进食高热量、高蛋白、高维生素及富含纤维素的食物,多饮水。

(5)遵医嘱服药,不得擅自改变剂量或停药。在使用抗阿米巴药物时,注意观察患者的药物不良反应,在"临床治愈"后如脓腔仍存在,嘱患者继续服用1个疗程的甲硝唑。

(6)若出现发热、肝区疼痛等症状,应及时回院就诊。

七、护理评价

通过治疗与护理,患者是否:①疼痛得到缓解;②体温恢复正常;③未并发其他部位感染,无继发细菌感染;④营养均衡。

第二节　肝癌

一、原发性肝癌

原发性肝癌是我国常见的恶性肿瘤之一,以原发性肝细胞癌(简称肝癌)最常见,高发于东南沿海地区,肝癌可发生于任何年龄,我国肝癌患者发病的中位年龄是40~50岁,男性多于女性。

(一)病因

原发性肝癌的病因尚未明确。目前认为与肝炎病毒感染、黄曲霉素污染、饮用水污染等因素有关。

1.病毒性肝炎

肝癌患者常有急性肝炎、慢性肝炎、肝硬化、肝癌的病史。研究表明,乙型肝炎表面抗原阳性者其肝癌发病的危险性是乙肝标志物阴性者的10倍。提示乙型肝炎与肝癌有一定关系。

2.肝硬化

肝癌合并肝硬化的比率很高,我国约占53.9%~90%。肝癌中以肝细胞癌合并肝硬化最多,胆管细胞癌很少合并肝硬化。

3.黄曲霉素

调查发现,肝癌相对高发区的粮食被黄曲霉及其毒素污染的程度高于其他地区。黄曲霉素 B_1 主要来源于霉变的玉米和花生。我国肝癌高发于温湿地带,与进食含黄曲霉素高的面食有关。黄曲霉素能诱发动物肝癌已被证实。

4.饮水污染

污水中已发现有数百种致癌或促癌物质,如水藻毒素、六氯苯、氯仿、氯乙烯和苯并芘等,这些都是强致癌物质。

5.其他

烟酒、肥胖、亚硝胺等可能与肝癌的发病有关。此外,肝癌还有明显的家族聚集性。

(二)病理类型

1.按原发性肝癌大体类型分类

可分为三类:

(1)结节型:多见,常为单个或多个大小不等的结节,多伴有肝硬化,恶性程度高,愈后较差;

(2)巨块型:常为单发,也可由多个结节融合而成,癌块直径较大,易出血坏死;但肝硬化程度较轻,手术切除率高,预后较好;

(3)弥散型:少见,结节大小均等,呈灰白色散在分布于全肝,常伴有肝硬化,病情发展迅速,愈后极差。

2.按组织学类型分类

分为肝细胞型、胆管细胞型和混合型三类。我国以肝细胞型为主,约占 91.5%,以男性多见。

3.按肿瘤直径大小

可分为:①微小肝癌(直径≤2cm);②小肝癌(2cm<直径≤5cm);③大肝癌(5cm<直径≤10cm);④巨大肝癌(直径>10cm)。

(三)转移途径

1.直接蔓延

癌肿直接侵犯邻近组织及器官,如膈肌、胸腔等。

2.血运转移

肝外血行转移常见于肺,其次为骨、脑等。

3.门静脉系统转移

是最常见的转移途径。多为肝内转移,癌细胞在生长过程中极易侵袭门静脉的分支,形成门静脉内癌栓,癌栓经门静脉系统在肝内直接播散,甚至阻塞门静脉主干,导致门静脉高压。

4.淋巴转移

主要累及肝门淋巴结,其次为胰周、腹膜后及主动脉旁淋巴结,晚期可侵及锁骨上淋巴结。

5.种植转移

癌细胞脱落入腹腔可发生腹腔、盆腔转移和血性腹腔积液。

(四)临床表现

1.症状

(1)肝区疼痛:是最常见和最主要的症状,半数以上患者以此为首发症状。疼痛多呈持续性钝痛、隐痛、刺痛或胀痛,夜间或劳累后加重。疼痛部位常与病变部位密切相关,如位于肝右叶顶部的肿瘤累及横膈,疼痛可牵涉至右肩背部。当癌肿发生破裂引起腹腔内出血时,表现为突发右上腹剧痛和压痛,腹膜刺激征和内出血。

(2)消化道症状:主要表现为食欲减退、腹胀、恶心、呕吐或腹泻等,早期症状不明显,易被忽视。

（3）全身症状：原因不明的持续性低热或不规则发热，抗生素治疗无效；早期患者消瘦乏力不明显；随着病情逐渐加重，晚期体重呈进行性下降，可伴有贫血、黄疸、腹腔积液、出血、水肿等恶病质表现。

（4）其他症状：个别患者有癌旁综合征的表现，如低血糖、红细胞增多症、高胆固醇血症及高钙血症；如发生肺、骨、脑等肝外转移，还可出现相应部位的临床症状和体征。

2.体征

肝大为中、晚期肝癌最常见的临床体征。肝脏呈进行性肿大，质地较硬，表面凹凸不平，有明显的结节或肿块。癌肿位于肝右叶顶部者，肝浊音界上移，甚至出现胸腔积液。晚期患者可出现黄疸和腹腔积液。

（五）辅助检查

1.实验室检查

（1）甲胎蛋白（AFP）测定：属于肝癌血清标志物检测，是诊断原发性肝细胞癌最常用的方法和最有价值的肿瘤标志物。具有专一性，可用于普查，有助于发现无症状的早期患者，但有假阳性出现的可能，故应作动态观察。目前 AFP 诊断标准为：正常值为 $<20\mu g/L$，当 AFP$\geqslant$ $400\mu g/L$ 且持续 4 周或 AFP$\geqslant 200\mu g/L$ 且持续 8 周，并排除妊娠、活动性肝炎、生殖腺胚胎性肿瘤后，应高度怀疑为肝细胞肝癌。

（2）血清酶学检查：对原发性肝癌的诊断缺乏专一性及特异性，只能作为辅助指标，常用的有血清碱性磷酸酶（ALK）、γ－谷氨酰转肽酶（g－GT）、乳酸脱氢酶同工酶、血清 5′－核苷酸磷酸二酯酶同工酶（AAT），各种酶的联合检测可提高诊断价值。

（3）肝功能及病毒性肝炎检查：肝功能异常、乙肝标志物或 HCV－RNA 阳性，提示有原发性肝癌的肝病基础。

2.影像学检查

（1）B 超检查：是诊断肝癌首选的定位检查方法，可做为高发人群的普查工具或用于术中病灶定位，能发现直径为 1～3cm 或更小病变，可显示肿瘤的部位、大小、形态及肝静脉或门静脉有无栓塞等情况，诊断准确率可达 90% 左右。

（2）CT 检查：CT 具有较高的分辨率，可检出直径 1.0cm 左右的微小肝癌，并能显示肿瘤的位置、大小、数目及与周围器官和重要血管的关系，对判断能否手术切除有帮助。诊断符合率达 90% 以上。

（3）MRI 检查：诊断价值与 CT 相仿，主要用于良、恶性占位性病变，特别是对肝血管瘤的鉴别优于 CT。

（4）选择性腹腔动脉或肝动脉造影：肝动脉造影可明确病变的部位、大小、数目和分布范围，此方法肝癌诊断准确率最高，可达 95% 左右，可发现直径<2.0cm 的微小肝癌。对血管丰富的肿瘤，可分辨直径约 1.0cm 的肿瘤；选择性肝动脉造影或数字减影肝血管造影（DSA），可发现直径 0.5cm 的肿瘤。有助于评估手术的可切除性和选择治疗方法。

（5）肝穿刺活组织检查：B 超或 CT 引导下行细针穿刺活检，可获得病理学确诊依据，是诊断肝癌的金标准。但有出血、肿瘤破裂和肿瘤沿针道转移的危险。

（6）放射性核素检查：放射性核素肝扫描可提高肝癌诊断的符合率。

(7)腹腔镜探查:经各种检查未能确诊而临床又高度怀疑肝癌者,必要时可行腹腔镜探查以明确诊断。

(六)治疗原则

早期手术切除是目前治疗肝癌最有效的方法。早期诊断、早期治疗是提高疗效的关键。肝癌以手术治疗为主,辅以其他综合治疗。

1.非手术治疗方法

(1)放射治疗。

(2)化学药物治疗。

(3)中医中药治疗。

(4)生物治疗。

(5)基因治疗等。

2.手术治疗

(1)肝切除术应遵循彻底性和安全性两个基本原则:

1)适应证:全身状况良好,心、肺、肾无严重障碍,肝功能代偿良好、转氨酶和凝血酶原时间基本正常;肿瘤局限于肝的一叶或半肝以内而无严重肝硬化;第一、二肝门及下腔静脉未受侵犯。

2)禁忌证:有明显黄疸、腹腔积液、下肢水肿、远处转移及全身衰竭及不能耐受手术者。

3)常用手术方式:①肝叶切除:癌肿局限于一个肝叶内;②半肝切除:已累及一叶或刚及邻近肝叶;③肝三叶切除:已累及半肝但无肝硬化;④肝局部切除:位于肝边缘。肝切除手术一般至少保留 30%的正常肝组织,对于肝硬化者,肝切除量不应超过 50%。

(2)不能切除的肝癌视病情进行单独或联合应用肝动脉结扎或肝动脉栓塞、液氮冷冻、激光气化、微波热凝等方法有一定疗效;肝动脉结扎或肝动脉栓塞可使肿瘤缩小,为部分患者赢得二期手术切除的机会。

(3)肝移植:原发性肝癌是肝移植的指征之一,疗效较肝切除术好,但术后较易复发。

(七)护理评估

1.术前评估

(1)健康史:了解患者的年龄、性别、职业;有无吸烟史、肝病史、长期进食霉变食物史等;家庭中有无肝癌或其他肿瘤。

(2)身体状况:

1)症状:了解腹痛部位、性质,疼痛时间等局部症状,有无贫血、黄疸、水肿、消瘦、乏力等全身症状。

2)体征:了解肿块的大小、部位、质地,表面是否光滑,有无腹腔积液、脾大等体征;生命体征的变化情况。

3)辅助检查:肝功能变化;肝癌血清标志物及血清酶学检测;B 超、CT 等检查情况。

(3)心理-社会状况:评估患者对拟采取的治疗方法、疾病预后及手术前有关知识的了解及掌握程度,患者对手术过程及手术可能导致的并发症及疾病预后所产生的恐惧、焦虑程度和心理承受能力;家属对本病及其治疗方法、预后的认知程度及心理承受能力,家庭对患者手术、化疗、放疗等的经济承受能力,家属能否为患者提供足够的心理和经济支持,社会和医疗保障系统支持程度。

2.术后评估

(1)术中情况:评估手术方式、麻醉方式及术中出血情况。

(2)术后情况:评估患者术后生命体征及腹部体征,伤口情况及各引流管情况,引流液的色、质、量。

(八)主要护理诊断/问题

1.焦虑

与担忧疾病愈后和生存期限有关。

2.疼痛

与肿瘤迅速生长导致肝包膜张力增加或手术、介入治疗、放疗、化疗后不适有关。

3.营养失调:低于机体需要量

与食欲减退、胃肠道功能紊乱及肿瘤导致的消耗有关。

4.潜在并发症

腹腔内出血、肝性脑病、膈下积液或脓肿、肺部感染等。

(九)护理目标

(1)患者焦虑缓解或减轻,能正确面对疾病、手术和预后,积极配合治疗和护理。

(2)患者疼痛缓解。

(3)患者能主动进食富含蛋白、能量、膳食纤维等营养均衡的食物或接受营养支持治疗。

(4)未发生并发症,或并发症能被及时发现及处理。

(十)护理措施

1.术前准备和非手术患者的护理

(1)改善机体营养:饮食以高蛋白、高热量、高维生素和富含膳食纤维为原则,少量多餐。合并有肝功能损害的患者,适当限制蛋白质摄入。鼓励家属按患者饮食习惯提供食物。创造舒适的进餐环境,必要时提供肠内、外营养支持或补充蛋白等。遵医嘱使用维生素K和凝血因子等,纠正凝血功能,改善贫血。

(2)疼痛护理:半数以上肝癌患者出现疼痛,应评估患者疼痛发生的时间、部位、性质、诱因和程度,遵医嘱按照三级阶梯止痛原则给予止痛剂或采用镇痛治疗,观察药物疗效及有无不良反应。指导患者分散注意力及控制疼痛的方法。

(3)保护肝功能:遵医嘱予以支链氨基酸治疗,避免使用对肝功能有损害的药物,如红霉素、巴比妥类、盐酸氯丙嗪等;保证充足的休息与睡眠,戒烟、酒。

(4)维持体液平衡:肝功能差伴腹腔积液者,严格控制水、钠盐的摄入;遵医嘱合理使用利尿剂;准确记录24小时出入量,每日测腹围一次。

(5)预防出血:术前3日给予维生素K_1,适当补充血浆及凝血因子,改善凝血功能;反复告知患者避免导致癌肿破裂出血的诱因,如用力排便、剧烈咳嗽、情绪激动等;密切观察患者生命体征及腹部体征,若患者突发腹痛,应及时通知医生,积极配合抢救。

(6)心理护理:大部分肝癌患者因长期肝炎、肝硬化病史造成心理负担过重,应通过沟通交流,了解患者及家属情绪和心理变化,采取诱导方法逐渐使患者接受并正视现实;医护人员应热情、耐心、服务周到,使其增强应对能力,树立战胜疾病的信心,积极接受和配合治疗;实施治疗前向患者及其家属介绍其必要性、方法和注意事项,或请手术成功患者现身说教,消除不良情绪。对晚期患者应给予情感上的支持,鼓励家属与患者共同面对疾病。

2.术后护理

(1)体位:手术后患者血压平稳,术后 1～2 日应卧床休息,一般不鼓励患者早期活动,避免剧烈咳嗽、打喷嚏等,防止术后肝断面出血。

(2)病情观察:严密观察患者的生命体征的变化,心、肺、肝、肾等重要器官的功能变化及血清学指标的变化等。

(3)体液平衡的护理:对肝功能不良伴腹腔积液者,积极保肝治疗,严格控制水、钠盐的摄入,准确记录 24 小时出入液量,每天测量体重及腹围的变化并记录。监测电解质,保持内环境的相对稳定。

(4)引流管的护理:肝叶和肝局部切除术后常放置双腔引流管。应妥善固定,避免受压、扭曲和折叠,保持引流通畅;定期更换引流袋或引流瓶,严格遵守无菌原则;准确记录引流液的量、色、质。一般情况下,手术当日可从肝周引流管引出鲜红色液体约 100～300mL,若引流液为血性且持续性增加,应警惕腹腔内出血的可能,及时通知医生,协助予以相应的处理,必要时完善术前准备行手术探查止血;若引流液含有胆汁,或患者发生腹痛、发热和腹膜刺激征等症状,应考虑发生胆瘘,立即调整引流管,保持引流通畅,若发生胆汁性腹膜炎,应尽早行手术治疗。

(5)用药护理术后遵医嘱应用保肝药和合理应用抗生素预防感染,避免使用对肝功能有损害的药物。

(6)肝性脑病的预防和护理:肝性脑病常发生于肝功能失代偿或濒临失代偿的原发性肝癌患者。术后应加强生命体征和意识状态的观察,若出现性格行为改变,如出现欣快感、表情淡漠或扑翼样震颤等前驱症状时,应及时通知医生。对此类患者护理上应注意:①避免肝性脑病的诱因,如高蛋白饮食、上消化道出血、感染、便秘、应用麻醉剂、镇静催眠药及手术等。②禁用肥皂水灌肠,可用生理盐水或弱酸性溶液(如食醋 1～2mL 加入生理盐水 100mL),使肠道 pH保持为酸性。③口服新霉素或卡那霉素,以抑制肠道细菌繁殖,有利于减少氨的产生。④使用降血氨药物,如谷氨酸钾或谷氨酸钠静脉滴注。⑤给予富含支链氨基酸的制剂或溶液,以纠正支链/芳香族氨基酸比例失调。⑥肝性脑病者限制蛋白质摄入,以减少血氨的来源。⑦便秘者可口服乳果糖,促使肠道内氨的排出。

(7)防止膈下积液和脓肿:多发生在术后 1 周左右,患者术后体温下降后再度升高或术后发热持续不退,并伴有右上腹胀痛、呃逆、脉速、白细胞计数增高、中性粒细胞达 90% 以上。术后应妥善固定引流管,保持引流管引流通畅,若引流量逐渐减少,可于术后 3～5 日拔除引流管;若已经形成膈下脓肿,应鼓励患者取半卧位,有利于呼吸和引流;高热者予以物理降温或药物降温;鼓励患者多饮水;加强营养支持;协助医生在 B 超引导下行穿刺抽脓或置管引流;遵医嘱使用抗生素。

3.肝动脉插管化疗患者的护理

(1)肝动脉插管化疗前准备:向患者解释肝动脉插管化疗的目的及注意事项。注意各种检查结果,判断有无禁忌证。术前禁食 4 小时,备好所需物品及药品,并做好穿刺处皮肤准备。

(2)肝动脉插管化疗后的护理预防出血:术后 24～48 小时卧床休息;穿刺处沙袋加压 1 小时,穿刺侧肢体制动 6 小时;严密观察术肢肢端皮肤颜色、温度、足背动脉搏动是否良好;穿刺处有无出血现象等。

(3)导管护理:①妥善固定和维护导管。②严格遵守无菌原则,每次注药前消毒导管,注药后用无菌纱布包扎,防止发生逆行性感染。③防止导管堵塞,注药后用肝素稀释液(25U/mL)2～3mL 冲洗导管。④治疗期间多数患者可出现剧烈腹痛、恶心、呕吐、食欲缺乏及不同程度的白细胞数减少,当 $WBC < 4 \times 10^9 / L$ 时,暂停化疗;若出现胃、胆、胰、脾动脉栓塞导致上消化道出血及胆囊坏死等并发症时,密切观察生命体征和腹部体征,及时通知医生进行处理。

(4)拔管后护理:拔管后压迫穿刺点 15 分钟并卧床休息 24 小时,防止穿刺处出血,局部形成血肿。

4.健康教育

(1)避免进食霉变食物,积极治疗肝炎、肝硬化。原有肝硬化病史的患者应定期行 AFP 监测,发现异常早期诊断、早期治疗。

(2)肝切除术后的患者注意保护肝功能,定期复查甲胎蛋白(AFP)、B 超,若患者出现水肿、体重减轻、出血倾向、黄疸等症状时应及时就诊。

(3)预防肝性脑病:肝功能不良者注意保持排便通畅,以避免肠腔内氨吸收导致血氨升高而导致肝性脑病的发生。

(4)帮助患者树立战胜疾病的信心,遵医嘱坚持综合治疗;给予晚期患者精神上的支持。

(十一)护理评价

通过治疗与护理,患者是否:①能正确面对疾病、手术和预后;②疼痛减轻或缓解;③营养状况改善,体重稳定或有所增加;④未发生并发症,或发生并发症能及时发现和处理。

二、继发性肝癌

继发性肝癌系人体其他部位的恶性肿瘤转移至肝而发生的肿瘤,称为转移性肝癌。许多器官的癌肿都可转移到肝,尤其多见于腹腔内器官的癌肿,如胃癌、结肠癌、胆囊癌、胰腺癌、子宫癌、卵巢癌等,其次为乳腺、肺、肾、鼻咽部等部位的癌肿。

(一)病因

恶性肿瘤死亡的患者,约 40% 有肝转移,其发生率仅次于淋巴系统转移。继发性肝癌可以是单个结节,但多发结节更常见。癌结节外观呈灰白色,质地较硬,与周围正常组织分界明显,结节的病理结构和类型与肝外原发肿瘤相似。

(二)临床表现

大多数患者有肝外癌症病史,常以原发癌所引起的症状和体征为主要表现,并有肝区疼痛的临床表现,往往在体检或剖腹探查时发现癌肿已转移至肝。若原发癌切除后出现肝区间歇性不适或疼痛,应考虑有肝转移。随病情发展,患者可有乏力、食欲减退、体重减轻。部分患者出现肝大以及质地坚硬有触痛的癌结节;晚期患者可出现黄疸和腹腔积液等。

（三）治疗原则

处理原发病灶的同时处理肝转移癌灶。

1.非手术治疗

（1）化学治疗：全身或局部化疗可以控制肿瘤生长，缓解患者的症状，如疼痛、黄疸和发热等。根据原发癌细胞的生物学特性以及对化疗药物的敏感性选用相应的药物治疗。

（2）间歇性放射治疗：放射治疗很少用于继发性肝癌，因放射治疗的有效治疗量很高，常可造成肝组织的损害（包括肝坏死、胆管纤维化）。

2.手术治疗肝叶切除术

继发性肝癌通常呈多发或弥散性并累及全肝，能接受手术切除者比例不高。适应证如下：

（1）患者全身情况好，心、肝、肺、肾功能均在正常范围。

（2）原发病灶能被切除或已被切除者。

（3）病变局限于肝小叶而全身其他部位或腹腔内无转移者。

第三节　胆石症和胆道感染

胆石症包括发生在胆囊和胆管的结石；是胆道系统的常见病、多发病，在急腹症中仅次于急性阑尾炎、肠梗阻居第三位。在我国，胆石症发病率为 10% 左右，女性发病率高于男性，男女发病率之比为 1:(1.9~3)，经产妇或肥胖者也多见。胆囊结石的发病率高于胆管结石；胆固醇结石的发病率高于胆色素结石。从地域来看，在中国及日本，原发性结石特别是肝内胆管结石发病率高，我国南方农村更为常见，而欧美等西方国家较少见。

一、病因

胆石的成因十分复杂，多数学者认为主要与胆道感染和代谢异常等因素密切相关。

（一）病因

1.胆道感染

胆汁淤积、细菌感染等使可溶性的结合性胆红素水解为非结合性胆红素，后者与钙盐结合成为胆色素结石的起源。

2.胆道梗阻

梗阻引起胆汁瘀滞，胆汁中胆色素在细菌作用下分解为非结合性胆红素，形成胆色素结石。

3.胆道异物

蛔虫、华支睾吸虫等虫卵或成虫的尸体可以成为结石核心，促发结石的形成；胆道术后的手术线结或 Oddi 括约肌功能紊乱时，食物残渣可随肠内容物反流入胆道成为结石形成的核心。

4.代谢因素

胆汁中浓度过高的胆固醇析出、沉淀、结晶，形成结石。

5.胆囊功能异常

胆囊收缩功能减弱,使胆汁瘀滞而增加发生结石的可能。

6.致石基因及其他因素

遗传因素与胆结石的成因有关;雌激素可促进胆汁中胆固醇过饱和,亦与胆固醇结石成因有关。

(二)胆石的类型

1.胆固醇结石

以胆固醇为主要成分,呈多面体、圆形或椭圆形,表面平滑或稍呈结节状,外观呈灰黄、黄色或白黄色,质硬,剖面呈放射状排列的条纹,X线平片上多不显影。此种结石多在胆囊内,约占50%。

2.胆色素结石

以胆色素为主要成分,质软易碎,呈粒状、长条状或铸管形,为棕黑色或棕红色。大小不等,因含钙少,X线平片上多不显影。多在肝内、外胆管中,约占37%。

3.混合型结石

由胆固醇、胆红素和钙盐等多种成分混合而成。外形不一,为多面形颗粒,表面光滑,边缘钝圆,呈深绿色或棕色,切面呈环层状。因含钙质较多,在X线平片上有时显影(即称阳性结石),多在胆囊内,亦可见于胆管中,约占6%。

(三)结石的部位可分为以下三种

1.胆囊结石

多数是以胆固醇为主的混合型结石。我国的各类结石中,胆固醇结石约占50%,且80%是胆囊结石。

2.胆管结石

多数是胆色素结石或以胆色素为主的混合型结石。胆色素结石占各类结石的37%左右,其中75%分布在胆总管中下段。

3.肝内胆管结石

是原发性结石,在我国较常见。结石性质与肝外胆管的结石相同,左肝管结石多于右肝管,其形成与胆道感染有关,治疗相对困难。

二、胆囊结石及急性胆囊炎

胆囊结石是指发生在胆囊内的结石,常与急性胆囊炎并存。

(一)病因和病理

胆囊炎症和结石互为因果关系,结石引起梗阻,导致胆汁淤积,细菌侵入繁殖,而致胆囊感染;炎症刺激胆囊分泌异常,导致胆汁成分和理化性质改变,促使结石形成。

1.主要致病原因

(1)胆囊管梗阻,如结石等。

(2)细菌感染:常见的致病菌主要为大肠埃希菌,其他有链球菌、葡萄球菌、伤寒杆菌、产气杆菌、铜绿假单孢菌等。各种原因所致胆汁滞留,细菌侵入胆道而致感染时,胆汁内的大肠埃希菌产生的葡萄糖醛酸酶和磷脂酶,能使可溶性的结合胆红素水解为游离胆红素,游离胆红素与钙结合形成胆红素钙,促发胆红素结石的形成。

（3）其他:创伤、化学性刺激、手术、长时间应用 TPN 等引起炎性反应。虫卵和成虫的尸体,感染脱落的细胞,也可做为核心形成结石。

2.病理

结石刺激胆道黏膜,使其分泌大量的黏液糖蛋白;结石形成后引起胆囊收缩能力减低;胆道阻塞使胆汁瘀滞;胆汁引流不畅又易致结石形成。主要病理变化有:

（1）单纯性胆囊炎:可见胆囊壁充血,黏膜水肿,上皮脱落,白细胞浸润,胆囊与周围并无粘连,解剖关系清楚,易于手术操作,属炎症早期,可吸收痊愈。

（2）化脓性胆囊炎:胆囊明显肿大、充血水肿、肥厚,表面可附有纤维素性脓性分泌物,炎症已波及胆囊各层,中性多核细胞浸润,有片状出血灶,黏膜发生溃疡,胆囊腔内充满脓液,并可随胆汁流入胆总管,引起 Oddi 括约肌痉挛,造成胆管炎、胆源性胰腺炎等并发症。

（3）坏疽性胆囊炎:胆囊过度肿大,导致胆囊血运障碍,胆囊壁有散在出血、灶性坏死,小脓肿形成或全程坏死,呈坏疽改变。

（4）胆囊穿孔:在坏疽的基础上,胆囊底或颈部出现穿孔,常在发病后 3 天发生,其发生率为 6％～12％,穿孔后可形成弥散性腹膜炎、膈下感染、内或外胆瘘、肝脓肿等,但多被大网膜及周围脏器包裹,形成胆囊周围脓肿,呈现局限性腹膜炎征象。此时手术甚为困难,需行胆囊造瘘术。若胆囊颈(管)为结石或炎性粘连压迫引起梗阻,胆汁持久滞留,胆汁原有的胆色素被吸收,代之以胆囊分泌的黏液,为无色透明的液体,称为"白胆汁",胆囊胀大称为胆囊积液。

（二）临床表现

临床表现取决于结石的大小、部位,是否合并感染、梗阻。单纯性胆囊结石未合并梗阻或感染时,常无临床症状或仅有轻微的消化系统症状;当结石嵌顿时,则出现明显症状和体征。

1.症状

（1）腹痛:为典型症状,于饱餐、进食油腻食物后发生。疼痛多位于上腹部或右上腹部,呈阵发性,可向右肩胛部和背部放射。老年患者胆绞痛发作时可诱发心绞痛,须警惕。慢性胆囊炎常表现为右上腹部和肩背部隐痛,易误诊为"胃病"。

（2）消化道症状:常有食欲缺乏、腹胀、腹部不适、厌食油腻食物等消化道症状。腹痛的同时常伴有恶心、呕吐。

（3）寒战、高热:当胆囊积脓、坏死穿孔时,可出现寒战、高热,体温可高达 39～40℃。

2.体征

急性期右上腹部有不同程度、不同范围的腹膜刺激征,胆囊肿大时可被触及,并有触痛。急性胆囊炎者,因其炎症波及胆囊周围和腹膜,表现为局部腹膜刺激征,腹式呼吸减弱受限,右上腹或剑突下压痛、腹肌紧张,或有反跳痛,以胆囊区较明显,有时有 1/3～1/2 的患者可扪及肿大并有压痛的胆囊,墨菲(Murphy)征阳性,即在右肋缘下胆囊区触诊时,嘱患者缓慢深吸气,至胆囊被触及时,患者感到疼痛而停止呼吸。如发生胆囊穿孔,可有弥散性腹膜炎的体征。慢性期胆囊区有轻压痛和压之不适感。

(三)辅助检查

1.实验室检查

(1)血常规:白细胞计数及中性粒细胞升高。

(2)血清学检查:可有血尿胆红素、转氨酶和(或)碱性磷酸酶升高等。

2.影像学检查

(1)B超检查:为首选方法,对胆囊结石的诊断率接近100%。

(2)CT、MRI检查:也可显示胆囊结石,主要用于B超诊断不清,疑有肿瘤的患者。但不作为常规检查。

(四)治疗原则

结石直径较小时,可采用非手术治疗。结石性胆囊炎最终需行手术治疗。

1.非手术治疗

包括禁食、胃肠减压、补液;解痉、止痛;应用抗生素控制感染。胆囊炎症状控制后合并结石者,可行手术治疗。

2.手术治疗

包括胆囊切除术和胆囊造口术。手术时机:①急性胆囊炎无论非手术治疗与否,具备急诊手术指征者,在短期术前准备后,宜在发病48小时以内,施行急诊手术。已逾48小时者宜行非手术治疗,但也有不同见解。②慢性胆囊炎胆石症者若无明显禁忌证,胆道影像学证实有结石存在或胆囊不显者,均应择期施行手术。

(1)胆囊切除术:是胆囊结石、急慢性胆囊炎的主要外科治疗方法,可彻底消除病灶,手术效果满意。但非结石性胆囊炎胆囊切除效果不及结石者,故宜取慎重态度。手术方法有两种:由胆囊底开始的所谓逆行法和自胆囊颈开始的顺行法胆囊切除术。胆囊结石可采用腹腔镜胆囊切除(LC)治疗。

腹腔镜胆囊切除术(LC)的适应证如下:①有症状的胆囊结石、慢性胆囊炎;直径>3cm的胆囊结石。②急性胆囊炎经过治疗后症状缓解,有手术指征者。③胆囊单发息肉直径超过1.0cm;蒂粗大者,尤其是位于胆囊颈部;胆囊多发息肉合并胆囊结石;有症状,年龄大于50岁;胆囊息肉伴有临床症状。

腹腔镜胆囊切除术(LC)的禁忌证如下:①伴有严重并发症的急性胆囊炎,如胆囊积脓、坏疽、穿孔等。②伴有急性胆管炎、原发性胆总管结石及肝内胆管结石、梗阻性黄疸、胆囊癌。③腹腔感染、腹膜炎、伴有出血性疾病、凝血功能障碍。

腹腔镜胆囊切除术(LC)术前特殊准备:①皮肤准备。腹腔镜手术进路多在脐部附近,应嘱患者用肥皂水清洗,若有污垢可用松节油或液状石蜡清洁。②呼吸道准备。术前应教会患者进行呼吸功能锻炼,避免感冒;戒烟,以减少呼吸道分泌物。

腹腔镜胆囊切除术(LC)术后护理:①饮食指导。术后禁食6小时,术后24小时内以进食无脂流质、半流质食物为主。②肩背部酸痛的护理。由于腹腔中CO_2聚集在膈下产生碳酸,刺激膈肌及胆囊创面,引起术后不同程度的腰背部、肩部疼痛不适。一般无须特殊处理,可自行缓解。③高碳酸血症的护理。表现为呼吸浅慢、$PaCO_2$升高。LC术后常规予以低流量吸氧,鼓励患者深呼吸,有效咳嗽,促进体内CO_2排出。

(2)胆囊造瘘术:仅适用于胆囊周围炎症粘连严重、切除胆囊困难很大,可能误伤胆(肝)总管等重要组织者;胆囊周围脓肿;胆囊坏疽、穿孔、腹膜炎;病情危重者;或年老全身情况衰竭、不能耐受胆囊切除术者。此术目的是切开减压引流、取出结石,度过危险期后再酌情行胆囊切除术。

三、胆管结石及急性胆管炎

胆管结石及胆管炎常同时存在,胆管结石分肝外胆管结石及肝内胆管结石两种。肝外胆管结石可原发于胆总管或继发于肝内胆管结石,少部分来自胆囊结石。临床上大多发生在胆总管下端,肝内胆管结石则发生于左右肝管汇合部分支以上胆管内,左侧多于右侧,常与肝外胆管结石并存。

(一)病因

胆管结石和胆道蛔虫是最常见的梗阻因素。致病菌常为大肠埃希菌、变形杆菌和产气杆菌,厌氧菌混合感染时病情加重。

(二)病理

主要取决于结石造成梗阻的程度及有无继发感染的发生。

(1)胆管梗阻:胆管结石可引起不同程度的梗阻,阻塞近段的胆管扩张、胆汁淤滞、结石积聚。

(2)胆管炎:结石导致胆汁引流不畅,容易引起胆管内感染,反复感染加重胆管的炎性狭窄;急性感染可引起化脓性胆管炎、肝脓肿、胆道出血和全身脓毒血症等。

(3)胆石嵌顿于壶腹时可引起急、慢性胰腺炎。

(4)胆道长期受结石、炎症及胆汁中致癌物质的刺激,可发生癌变。

(三)临床表现

临床表现取决于结石的大小、部位,是否合并感染、梗阻。

1.症状

(1)腹痛:为典型症状,于饱餐、进食油腻食物后发生。疼痛多位于上腹部或右上腹部,呈阵发性,可向右肩胛部和背部放射,常伴有恶心、呕吐。

(2)寒战、高热:胆管感染时患者寒战、高热明显,体温可达 39～40℃。

(3)黄疸:胆管梗阻后即可出现黄疸,黄疸时常有尿色变深,粪色变浅。10％～25％患者出现轻度黄疸,是因胆色素通过受损的胆囊黏膜进入血液循环或 Oddi 括约肌痉挛所致。腹痛、寒战、高热和黄疸的典型临床表现称为 Charcot 三联征。

(4)消化道症状:多于进食油腻食物后,出现上腹不适、隐痛、饱胀、嗳气、呃逆等。

2.体征

胆道结石未合并感染时,仅有剑突下和右上腹部深压痛。如胆管内压过高或合并感染时,则剑突下及右上腹部有明显压痛。肝内胆管结石主要表现为肝脏不对称性肿大,肝区有压痛及叩击痛。

(四)辅助检查

1.血常规

白细胞计数及中性粒细胞升高。

2.血清学检查

可有血尿胆红素、转氨酶和(或)碱性磷酸酶升高等。

3.B超

可发现结石并明确其大小和部位,作为首选检查。

4.放射学检查

(1)经皮肝穿刺胆管造影(PTC):在X线透视或B超引导下经皮肝穿刺胆管造影。

(2)内镜逆行胰胆管造影(ERCP):了解胆道胰管有无梗阻、狭窄,取胆道结石等。

(3)CT、MRI:可显示梗阻的部位、程度及结石大小、数量等,并能发现胆管癌。

(4)核素扫描检查:适用于肝内胆管结石、胆道畸形等的鉴别诊断。

(五)治疗原则

结石直径较小时,可应用药物排石治疗。目前主要以手术治疗为主。常用的手术方法有:

1.胆总管切开取石、T管引流术

是治疗胆管结石的首选方法。目的:探查胆道通畅情况,取出其中结石,冲洗胆道,T管引流,消除胆道感染。胆总管探查的指征是:①有梗阻性黄疸病史;②慢性胆囊炎,胆总管扩张1.0cm以上或胆管壁增厚者;③胆(肝)总管内有结石、蛔虫、肿瘤等;④胆道感染、胆管穿刺抽出的胆汁混浊、呈脓性或有絮状物、残渣等;⑤胆囊内有多个细小结石,有可能下降至胆总管者;⑥肝胆管结石;⑦胆囊与胆总管内虽无结石,但肝脏表面有炎性粘连,有扩张的小胆管,肝纤维组织增多,肝叶(段)有萎缩或肿大者;⑧慢性复发性胰腺炎,或全胰腺肿大、变硬者;⑨静脉胆道造影有"滞留密度增加征"者等。探查应仔细,防止遗漏病变,必要时配合术中胆道造影或使用胆道镜。

2.胆肠内引流术

(1)胆总管十二指肠吻合术:可使胆汁经短路流入肠道。手术指征:①缩窄性十二指肠乳头炎、胆总管明显增粗,直径在1.5～2.0cm以上者;②慢性胰腺炎所致的胆总管下端较长范围的管状狭窄与梗阻;③原发性胆管结石、慢性胆管炎、复发性胆管结石等。此术要求吻合口近端不能有梗阻因素存在,如肝内胆管狭窄与结石、胆总管扩张不明显等,否则将发生难以控制的上行感染。吻合口应大于2.0cm,并应尽量低位,应切除胆囊。

(2)Oddi括约肌切开成形术:当胆总管直径在1.5～2.0cm以内时,胆总管下端结石嵌顿、其下端狭窄范围不长者,同时合并有胰管开口狭窄者,应选此术。

(3)胆管空肠Roux-en-y吻合术:是治疗胆管结石、胆管炎常用的手术方法。其适应证为:①慢性化脓性胆管炎、胆(肝)总管明显扩大者;②复发性胆管结石、胆管明显扩张者;③胆道残余结石合并复发性胆管炎者;④肝内胆管结石、无法完全清除的结石或肝内广泛结石者。此术操作复杂,一般在良好的术前准备后择期进行。其吻合方式有:端-端、端-侧和侧-侧吻合,其中端-侧、侧-侧吻合较为常用。要求吻合口内放置引流管,防止术后早期胆漏,促进吻合口愈合;常规放置腹腔引流管,避免膈下胆汁积聚与感染。

3.肝叶切除术

适用于肝内胆管结石多、局限于一侧肝叶(段)内,不能采用其他手术取净结石或伴有肝组织萎缩,应切除病变肝叶(段),以根除病灶。

4.中西医结合治疗

在手术和其他综合治疗的同时,可配合针灸和服用消炎利胆类中药,对控制炎症、排出结石有一定作用。

5.残石的处理

术后 T 管造影发现胆道残留结石时,沿 T 管经其窦道插入纤维胆道镜取石或经 T 管注入接触性溶石药物。

6.经皮肝穿刺胆道引流术(PTCD)

对胆管严重梗阻者或化脓性胆管炎者,可行 PTCD 术,以引流胆汁、降低胆道压力、控制感染、减少病死率、赢得手术时间等。

四、急性梗阻性化脓性胆管炎

急性梗阻性化脓性胆管炎(AOSC)亦称急性重症型胆管炎,是在胆道梗阻的基础上发生的胆道系统的急性化脓性细菌感染性炎症。由于胆管梗阻和细菌感染,胆管内压升高、肝脏胆血屏障受损,大量细菌和毒素进入血循环,造成以肝胆系统病损为主、合并多器官损害的全身严重感染性疾病。急性胆管炎和急性梗阻性化脓性胆管炎是胆管感染发生和发展的不同阶段和程度。

(一)病因与病理

最常见原因为胆管结石,其次为胆道蛔虫和胆管狭窄,胆管及壶腹部肿瘤;胆道梗阻后,胆管内压升高,梗阻以上胆管扩张,大量细菌和毒素经肝静脉进入体循环引起全身化脓性感染和多脏器功能损害或衰竭。

(二)临床表现

本病发病急剧,病情进展快,并发症严重。患者多有胆道疾病病史或胆道手术史。除具有急性胆管炎的 Charcot 三联征外,还出现休克、中枢神经系统受抑制的表现,即 Reynolds 五联征。

1.症状

(1)发热:起病初期即出现明显寒战、发热,体温持续升高达 $39\sim40℃$ 或更高,呈弛张热。

(2)疼痛:肝外梗阻者明显上腹部阵发性剧烈绞痛或持续性胀痛,肝内者较轻或无。

(3)黄疸:多数患者可出现不同程度的黄疸,行胆肠内引流术后的患者黄疸较轻或无。

(4)神经系统症状:神志淡漠、嗜睡、神志不清、昏迷;合并休克者可表现为躁动、谵妄等。

2.体征

肝大及肝区叩击痛,Murphy 征阳性,有时可扪及肿大的胆囊;剑突下或右上腹有不同程度的压痛,可出现腹膜刺激征。

(三)辅助检查

1.实验室检查

白细胞计数常大于 $20\times10^9/L$,中性粒细胞比例升高。血小板计数降低,如小于 $(10\sim20)\times10^9/L$ 表示愈后严重,凝血酶原时间延长,肝、肾功能受损。低氧血症、脱水、代谢性酸中毒、电解质紊乱较常见,特别是老年人或合并休克者。

2.影像学检查

以 B 超为主,必要时可行 CT、ERCP 等检查进一步明确诊断。

(1)B 超检查:可显示胆管扩大范围和程度以估计梗阻部位,可发现结石、直径大于 1cm 的肝脓肿、膈下脓肿等。

(2)CT 检查:不仅可以看到肝胆管扩张、结石、肿瘤、肝脏增大、萎缩等征象,有时尚可发现肝脓肿。

(3)经内镜逆行胆管引流(ERBD)、经皮经肝胆管引流(PTCD):既可确定胆道阻塞的原因和部位,又可做应急的减压引流,但有加重胆道感染或胆汁溢漏入腹腔的危险。

(4)磁共振胰管成像(MRCP):可以详尽地显示肝内胆管的阻塞部位和范围。图像不受梗阻部位的限制,是一种无创伤性的胆道显像技术,目前已成为较理想的影像学检查手段。

(四)治疗原则

紧急手术解除胆道梗阻,及时有效地降低胆道压力,改善患者情况,争取时间做进一步治疗。

1.非手术治疗

既是治疗的手段,又可做为术前准备。①联合足量运用抗生素控制感染;②纠正水、电解质及酸碱紊乱;③恢复血容量,纠正休克;④对症治疗:给予解痉镇痛、降温、营养支持等处理;⑤禁食、胃肠减压。

2.手术治疗

目的是解除梗阻,去除病灶,胆道减压,通畅引流,挽救患者生命。

(1)手术适应证:手术时机应掌握在 Charcot 三联征至 Reynold 五联征之间,如在已发生感染性休克或发生多器官功能衰竭时手术,往往为时已晚,恰当地掌握手术时机是提高疗效的关键。若出现下列情况时应及时手术:①经积极非手术治疗,感染未控制,病情无明显好转,黄疸加深、腹痛加剧、体温在 39℃ 以上,胆囊肿大并有持续压痛;②出现精神症状或预示出现脓毒性休克;③肝脓肿破裂、胆道穿孔引起弥散性腹膜炎。对于年老体弱或有全身重要脏器疾病者因代偿功能差易引起脏器损害,一旦发生,难以逆转,故应放宽适应证,尽早手术。

(2)手术方法:应根据患者具体情况采用个体化的手术方法。手术方法应简单、有效,一般采用胆总管切开减压、T 管引流术。在病情允许的情况下,常用的方法还有经皮肝胆管穿刺置管引流术(PTBD),经内镜鼻胆管引流术(ENBD)。急诊手术不能完全去除病因,待 1~3 个月后患者一般情况恢复,再根据病因选择彻底的手术治疗方法。

五、护理评估

(一)术前评估

1.健康史

了解患者年龄、性别、饮食习惯、营养状况、工作环境、妊娠史等;有无反酸、嗳气、餐后饱胀、厌食油腻食物、进食后腹痛发作等不适感;有无粪便排出蛔虫史。了解有无胆道疾病、胆道手术史;有无慢性疾病和重要器官功能不全史;家族中有无类似疾病史。

2.身体状况

(1)症状:了解腹痛的诱因、性质、部位、程度,有无放射性痛及疼痛部位的变化,有无消化道症状;有无黄疸,出现的时间、变化过程及程度;有无皮肤瘙痒、尿黄等;有无发热、寒战等症状。

(2)体征:了解局部有无腹膜刺激征及其部位、范围、程度;有无肝大、肝区压痛和叩击痛,有无胆囊肿大,有无压痛性包块、Murphy 征阳性等。

(3)辅助检查:B 超、CT 检查有无阳性发现,血常规、血清学各项检查结果有无异常及其程度,重要器官功能状态。

3.心理—社会状况

了解患者及其家属对疾病的发生、发展、治疗及护理措施的了解程度;对术前治疗和护理配合知识的掌握程度;了解患者的心理承受能力,家庭经济承受能力,其家属和社会对患者的关心、支持程度。

(二)术后评估

1.术中情况

麻醉方式、手术名称、引流管的位置。

2.术后情况

术后疼痛情况、出血情况及生命体征情况。

六、主要护理诊断/问题

(一)焦虑

与胆道疾病反复发作,担心手术预后有关。

(二)急性疼痛

与炎症反应刺激、胆道梗阻、感染、手术创伤有关。

(三)体温过高

与术前感染、术后炎症反应等有关。

(四)营养失调

低于机体需要量与摄入量不足、消耗增加等有关。

(五)体液不足

与呕吐、禁食、胃肠减压、T 管引流和感染性休克等有关。

(六)潜在并发症

胆道出血、胆瘘、多器官功能障碍或衰竭等。

七、护理目标

1.患者焦虑减轻或消失,心情舒畅,能够积极配合治疗和护理。

2.患者疼痛缓解或减轻。

3.患者体温恢复正常,感染未发生或得到控制。

4.患者营养状况得到改善,恶心、呕吐消失,消化功能恢复正常。

5.患者体液维持正常,休克得到控制、纠正。

6.患者并发症得到预防或被及时发现和处理。

八、护理措施

(一)术前准备和非手术患者的护理

1.一般护理

急性期或准备手术者,应禁食或胃肠减压。治疗期间应积极补充体液、电解质和足够的热量等,以维持患者的水、电解质、酸碱平衡和良好的营养状态。慢性或非手术治疗病情稳定者,根据病情决定饮食种类,一般可给予低脂肪、高蛋白、高热量、高维生素易消化饮食。根据患者的体温情况,采取物理降温和(或)药物降温。

2.病情观察

动态观察患者神志、生命体征、腹部体征及循环血容量,心、肺功能状态变化,皮肤黏膜情况等;定时检查血清学等各项化验指标变化。若出现寒战、高热、腹痛、黄疸等情况,应考虑发生急性胆管炎,及时报告医生,并积极配合处理。

3.防治休克

建立两条以上有效静脉通路,必要时应放置中心静脉导管;快速补液,恢复有效循环血容量;留置尿管监测尿量;准确记录 24 小时出入液量,保持水、电解质和酸碱平衡。

4.疼痛护理

根据疼痛的部位、性质、发作的时间、诱因及缓解的相关因素,对诊断明确且剧烈疼痛者,可给予消炎利胆、解痉镇痛药物。禁用吗啡,以免引起 Oddi 括约肌痉挛。

5.防止感染

遵医嘱合理应用抗生素,选用对革兰阴性细菌及厌氧菌有效的抗生素并联合用药。

6.术前准备

急诊患者在抢救、治疗的同时,应完善各项术前准备,留置胃肠减压、配血等。需手术治疗的非急诊患者,应行常规术前准备。

7.心理护理

耐心倾听患者及其家属的诉说,根据患者及其家属受教育程度和病情的不同给予安慰和解释,说明治疗的目的、意义、疾病的转归、手术的重要性和必要性,使患者及家属消除顾虑,积极配合治疗和护理。

(二)术后护理

1.一般护理

术后禁食、胃肠减压期间通过肠外营养途径补充足够的热量、氨基酸、维生素、水及电解质等,待病情平稳、胃肠功能恢复后给予流质饮食,3～5 天后给予低脂肪、高蛋白、高维生素易消化食物,禁油腻食物及饱餐。

2.病情观察

术后早期注意观察患者的生命体征、腹部体征,有无腹膜刺激征出现,胃肠功能恢复情况等。急性梗阻性化脓性胆管炎患者多在术前已发生休克,手术虽使病情缓解,但对重要器官功能仍有损害,术后在严密观察患者生命体征变化的同时,准确记录各项指标;观察引流液的色、量、性质,发现异常及时报告医生,并积极配合医生进行治疗。

3.防治感染

观察患者体温变化,遵医嘱合理应用抗生素。

4.维持水、电解质和酸碱平衡

禁食、胃肠减压、胆管引流使消化液和体液丢失较多,应准确记录引流量;及时补充晶体和胶体液,以保持内环境稳定。

5.引流管的护理

术后常规放置胃肠减压和腹腔引流管,胃肠功能恢复后可拔除胃管;腹腔引流液小于10mL,无腹膜刺激征,可拔除腹腔引流管。若腹腔引流管引流液含有胆汁,应考虑胆瘘发生,应妥善固定引流管,保持引流通畅,密切观察腹部体征变化。

6.并发症的预防和护理

(1)出血:腹腔内出血,多发生于术后 24～48 小时内,多与术中血管结扎线脱落、肝断面渗血及凝血功能障碍有关;胆管内出血,多为结石、炎症引起血管壁糜烂、溃疡或术中操作不慎引起。护理措施:严密观察患者生命体征和腹部体征,当腹腔引流管内血性液超过 100mL/h、持续 3 小时以上并伴有心率增快、血压波动时,提示腹腔内出血;当 T 管引流出血性胆汁或鲜血,粪便呈柏油样,提示胆管内出血。及时报告医生,协助予以处理,防止发生低血容量性休克;改善及纠正凝血功能,遵医嘱肌内注射维生素 K_1 10mg,每日 2 次。

(2)胆瘘:与胆总管下端梗阻、胆管损伤、T 管脱出等有关。患者会出现发热、腹胀和腹痛,或腹腔引流液呈黄绿色胆汁样等表现。护理措施:将漏出的胆汁充分引流出体外;长期胆瘘者应注意维持水、电解质平衡;若引流管周围敷料被胆汁浸湿,应及时更换并涂以氧化锌软膏予以保护皮肤。

(三)T 管引流的护理

胆总管探查或切开取石术后常规放置 T 形管引流。

1.目的

(1)引流胆汁。

(2)引流残余结石。

(3)支撑胆道。

(4)造影通道。

(5)胆道镜检查及取石。

2.固定方法

除术中用缝线将 T 管固定于腹壁外,术后还应用胶布将其妥善固定于腹壁皮肤。但不可固定于床上,以防因翻身、活动、搬动时受到牵拉而脱出。对躁动不安的患者应有专人守护或适当约束,避免将 T 管拔出。

3.保持有效引流

平卧时引流袋应低于腋中线,站立或活动时应低于腹部切口,以防止胆汁逆流引起感染。避免 T 形管受压、扭曲、折叠,引流管中有血凝块、絮状物、泥沙样结石时经常挤捏,保持引流通畅。

4.观察并记录引流液的颜色、量和性状

术后 24 小时内引流量约 300～500mL,常呈淡红色血性或褐色、深绿色,有时可含有少量细小结石和絮状物;恢复进食后引流量逐渐增加至每日 600～700mL,呈淡黄色,逐渐加深呈橘黄色,清亮;随胆道末端通畅,引流量逐渐减少至每日 200mL 左右。若胆汁突然减少甚至无胆汁流出,则可能发生受压、扭曲、折叠、阻塞或脱出,应立即检查,并通知医生及时处理;若引流量较多,常提示胆道下端引流不畅或梗阻;若胆汁混浊,考虑结石残留或胆管炎症未被控制。

5.预防感染

长期置管者,每周更换无菌引流袋 1～2 次。引流管周围皮肤每日用 75％酒精消毒,予以无菌纱布覆盖,保持局部干燥,防止胆汁浸渍皮肤引起红肿、糜烂。行 T 管造影后,应立即接好引流袋开放引流,以减少造影剂对胆道的刺激和继发胆道感染。

6.拔管

术后放置 10～14 天;患者无腹痛、发热,黄疸已消退;血常规、血清黄疸指数正常;胆汁引流量减少至 200～300mL/d 左右,引流液呈黄色清亮、无沉渣;胆管造影或胆道镜证实胆管无狭窄、结石、异物、通畅良好;试夹管 24～36 小时以上无不适可经 T 管作胆道造影,如胆道通畅无结石或其他病变可考虑拔管。拔管前引流管应开放 24 小时以上,使造影剂完全排出。拔除后残留窦道用凡士林纱布填塞,1～2 日内可自行闭合。若胆道造影发现有残余结石,则保留 T 管 6 周以上,再经 T 管行取石或其他处理。

(四)健康教育

1.饮食指导

选择低脂、高糖、高蛋白、高维生素易消化饮食,避免暴饮暴食;养成良好的饮食和休息习惯。

2.培养良好的卫生习惯

做到餐前、便后洗手,水果等彻底清洗后再食用。有排虫史者应及时驱虫,或秋末预防性驱虫,驱虫时宜于清晨空腹或睡前服药。

3.出院指导

带 T 管出院的患者,告知出院后的注意事项,着宽松柔软的衣服;淋浴时,用塑料薄膜覆盖引流管处,以防感染;避免提举重物或剧烈活动;妥善固定引流管,按时更换引流袋,注意观察引流液的颜色、量和性质,发现异常及时就诊和定期复查。

九、护理评价

通过治疗与护理,患者是否:①焦虑得到缓解;②疼痛得到有效控制,无疼痛的症状和体征;③体温恢复正常,感染得到有效控制;④营养需求能维持,体重无减轻,饮食、消化吸收良好;⑤体液维持正常,休克被及时发现和纠正;⑥未发生出血、胆瘘等并发症,或发生后得到及时发现和处理。

第四节　胆道蛔虫症

胆道蛔虫病指肠道蛔虫上行钻入胆道后所引起的一系列临床症状。以青少年和儿童多见,农村发病率高于城市。随着卫生条件的改善,近年来,本病发病率已明显下降。

一、病因与病理

蛔虫寄生于中下段小肠内,喜碱厌酸。当其寄生条件改变时,如胃肠道功能紊乱、饥饿、发热、驱虫不当等,蛔虫可窜行至十二指肠,如有 Oddi 括约肌功能失调,有钻孔习性的蛔虫即可钻入胆道。蛔虫的钻入刺激 Oddi 括约肌引起强烈痉挛导致胆绞痛,亦可诱发急性胰腺炎。虫体带入的细菌可引起胆道感染,甚至引起急性梗阻性化脓性胆管炎、肝脓肿等。蛔虫可经胆囊管钻入胆囊,引起胆囊穿孔。虫体在胆道内死亡后,其残骸及虫卵可成为结石形成的核心。

二、临床表现

(一)症状

突发性剑突下阵发性钻顶样剧烈绞痛,疼痛向右肩或左肩部放射,患者多坐卧不安,呻吟不止,大汗淋漓;常伴恶心、呕吐或呕出蛔虫。疼痛可突然缓解,缓解期宛如正常人,片刻后可突然再次发作。

(二)体征

体格检查一般仅有剑突下或稍右方有轻度深压痛。若合并感染、胰腺炎时,出现相应体征。

三、辅助检查

(一)影像学检查

B 超为本病首选检查方式,可显示蛔虫体影。ERCP 可用于检查胆总管下段的蛔虫。

(二)实验室检查

血常规检查可见白细胞计数和嗜酸性粒细胞计数及二者比例增高。

四、治疗原则

剧烈的腹部绞痛与轻微的腹部体征两者不相称是本病的特点,结合 B 超或 ERCP 检查,一般可明确诊断。以非手术治疗为主,仅在非手术治疗无效或出现严重并发症时才考虑手术治疗。

(一)非手术治疗

1.解痉止痛

疼痛发作时可注射山莨菪碱、阿托品等,必要时可遵医嘱使用哌替啶。

2.利胆驱虫

发作时可口服乌梅汤、食醋、33%硫酸镁、驱虫药或经胃管注入氧气。

3.抗感染治疗

选择合适的抗生素预防和控制感染。

4.ERCP 取虫

ERCP 检查过程中如发现虫体,可用取石钳将其取出。

(二)手术治疗

无并发症者可采用胆总管探查取虫及 T 管引流;有并发症时选用相应术式。术中和术后均应行驱虫治疗,以防复发。

五、主要护理诊断/问题

(一)急性疼痛

与蛔虫刺激导致 Oddi 括约肌痉挛有关

(二)知识缺乏

缺乏饮食卫生保健知识。

(三)有感染的危险

与蛔虫感染有关。

六、护理目标

1.患者疼痛减轻或缓解。

2.患者了解胆道蛔虫病的病因及预防知识。

3.患者通过抗感染治疗没有发生感染。

七、护理措施

(一)非手术患者的护理

减轻或控制疼痛,根据疼痛的程度,采取非药物或药物方法止痛。

1.卧床休息

协助患者卧床休息和采取舒适体位,指导患者进行有节律的深呼吸,达到放松和减轻疼痛的目的。

2.解痉止痛

遵医嘱通过口服或注射等方式给予解痉、止痛药,以缓解疼痛。

3.健康教育

(1)养成良好的饮食及卫生习惯:不喝生水,蔬菜要洗净煮熟,水果应洗净或削皮后吃,饭前便后要洗手。

(2)正确服用驱虫药:应于清晨空腹或晚上临睡前服用,服药后注意观察大便中是否有蛔虫排出。

4.对症处理

患者呕吐时应做好呕吐的护理,大量出汗时应及时协助患者更衣。疼痛间歇期指导患者注意休息,合理饮食,保证足量水分的摄入。必要时做好取虫的准备。

(二)手术治疗的护理

对于手术治疗的患者,按胆总管探查及 T 管引流术后的护理措施进行护理。

八、护理评价

通过治疗与护理,患者是否:①疼痛得到有效控制,或无疼痛的症状和体征;②了解预防该疾病的相关知识;③未发生感染,或感染得到有效控制。

第九章 骨科疾病的护理

第一节 常见四肢骨折

一、肱骨干骨折

肱骨干骨折是发生在肱骨外科颈下 1～2cm 至肱骨髁上 2cm 段内的骨折。在肱骨干中下 1/3 段后外侧有桡神经沟,此处骨折容易发生桡神经损伤。

(一)病因

可由直接暴力或间接暴力引起。直接暴力常因外侧打击肱骨干中部,导致横形或粉碎性骨折。间接暴力常因手部或肘部着地,外力向上传导,加之身体倾倒所产生的剪式应力,多致肱骨干中下 1/3 骨折。肱骨干骨折,有时可因投掷运动或"掰腕"引起,多为斜形或螺旋形骨折。

(二)临床表现

1.症状

患侧上臂出现疼痛、肿胀、瘀斑,上肢活动障碍。

2.体征

患侧上臂可见畸形,反常活动,骨擦音/骨擦感。合并桡神经损伤者,患侧可出现垂腕畸形,各手指掌指关节不能背伸,拇指不能伸直,前臂旋后障碍,手背桡侧皮肤感觉减退或消失。

(三)辅助检查

X 线拍片检查可确定骨折类型、移位方向。

(四)治疗原则

1.手法复位外固定

在止痛、持续牵引并使肌肉放松的情况下复位,复位后选择石膏固定。复位后比较稳定的骨折,用 U 形石膏固定。中、下段长斜形或长螺旋形骨折,因手法复位后不稳定,可采用上肢悬垂石膏固定,宜采用轻质石膏,以免因重量太大导致骨折端分离。选择小夹板固定者可在屈肘 90°位用三角巾悬吊,成人固定 6～8 周,儿童固定 4～6 周。

2.切开复位内固定

在切开直视下复位后用加压钢板螺钉内固定或用带锁髓内针固定。肱骨干下 1/3 骨折可采用有限接触钢板固定,此法因减少了对血供的影响,从而降低了骨折不愈合的发生率。内固定物可在半年后取出,若无不适也可不取。对于合并桡神经损伤的患者,术中探查神经,若完全断裂,可一期修复。

(五)主要护理诊断/问题

1.疼痛

与骨折、软组织损伤、肌痉挛和水肿有关。

2.潜在并发症

肌肉萎缩、关节僵硬。

(六)护理措施

1.减轻疼痛

及时评估患者疼痛程度,遵医嘱给予止痛药物,可听音乐以分散注意力,缓解疼痛。

2.抬高患肢

可用吊带或三角巾将患肢托起,减轻肢体肿胀、疼痛。

3.指导功能锻炼

复位固定后,应尽早开始手指和腕关节屈伸活动,同时进行上臂肌肉的主动舒缩运动,忌做上臂旋转运动。2～3周后,开始练习主动地腕、肘关节的屈伸活动,肩关节的内收、外展活动,并逐渐增加活动量和频率。6～8周后加大活动量,以防肩关节僵硬或萎缩。

二、肱骨髁上骨折

肱骨髁上骨折是指肱骨干与肱骨髁交界处的骨折。常发生于10岁以下儿童,占小儿肘部骨折的30%～40%。在肱骨髁内前方有肱动脉和正中神经,内侧和外侧分别有尺神经和桡神经,骨折断端向前或侧方移位时,可损伤相应的血管和神经。在儿童期,肱骨下端有骨骺,若骨折线穿过骺板,可能会影响骨骺发育,最终导致肘内翻或外翻畸形。

(一)病因与分类

肱骨髁上骨折多为间接暴力引起。根据暴力类型和骨折移位方向,可分为屈曲型和伸直型。

1.伸直型

较常见,跌倒时手掌着地,肘关节处于伸直或半屈曲位,暴力经前臂向上传递,身体前倾,由上向下产生剪式应力,造成肱骨干与肱骨髁交界处发生骨折。骨折近端向前下方移位,远端向后上方移位。

2.屈曲型

跌倒时肘后方着地,肘关节处于屈曲位,暴力传导致肱骨下端骨折。骨折近端向后下方移位,远端向前上方移位。此型很少合并神经和血管损伤。

(二)临床表现

1.症状

肘部出现疼痛、肿胀和功能障碍,肘后凸起,患肢处于半屈位,可有皮下瘀斑。

2.体征

局部明显压痛和肿胀,有骨摩擦音及异常活动,肘部可触到骨折断端,肘后三角关系正常。若正中神经、尺神经或桡神经损伤,可有手臂感觉和运动功能障碍。若肱动脉挫伤或受压,则因前臂缺血而表现为局部剧痛、肿胀、麻木、皮肤苍白、发凉,桡动脉搏动减弱或消失,伸指疼痛等。由于肘后方软组织较少,屈曲型骨折端可刺破皮肤形成开放骨折。

(三)辅助检查

肘部正、侧位X线拍片检查能够确定骨折的存在并判断骨折移位情况。

1.手法复位外固定

对受伤时间短、局部肿胀轻,且无血液循环障碍者,可进行手法复位外固定。复位后,用后侧石膏托在屈肘位固定4～5周,屈肘角度以能清晰地扪到桡动脉搏动、无感觉运动障碍为宜。

受伤时间较长,局部组织损伤较严重,骨折部位出现严重肿胀时,应卧床休息,抬高患肢,或用尺骨鹰嘴悬吊牵引,加强手指活动,待 3~5 日肿胀消退后进行手法复位。

2.切开复位内固定

手法复位失败或血管神经损伤者,应切开复位后内固定。

3.康复治疗

复位固定后,应严密观察肢体血液循环及手的感觉、运动功能,同时进行康复锻炼。伸直型肱骨髁上骨折,由于近骨折端向前下移位,极易压迫或刺破肱动脉,加之损伤后的组织反应使局部严重肿胀,均会影响远端肢体血液循环,导致前臂骨筋膜室综合征。一旦确定骨筋膜室高压存在,立即紧急手术,充分减压,辅以脱水、扩张血管等治疗,则可预防前臂缺血性肌挛缩的发生。

(四)主要护理诊断/问题

1.有外周血管神经功能障碍的危险

与骨和软组织损伤、外固定不当有关。

2.不依从行为

与患儿年龄小、缺乏对健康的正确认识有关。

(五)护理措施

1.病情观察

严密观察石膏或小夹板固定情况,及时调整松紧度,避免血管、神经受压影响正常组织灌注。观察前臂肿胀情况及手的感觉运动功能,若出现严重肿胀、手指发凉,手指主动活动障碍、被动伸指剧痛、桡动脉搏动减弱或消失,可确定骨筋膜室高压的存在,应立即通知医生,做好手术准备。

2.体位

用吊带或三角巾将患肢托起,以减轻肢体肿胀疼痛。若出现骨筋膜室综合征,将患肢平放,严禁抬高,防止动脉压降低造成肢体血液灌注量减少、组织缺血缺氧加重。患肢严禁按摩、热敷。

3.指导功能锻炼

手法复位固定后,尽早开始手指和腕关节的屈伸活动,同时进行上臂肌肉的主动舒缩运动,以减轻水肿。术后 4~6 周解除外固定,开始肘关节的屈伸活动;手术切开复位、内固定牢固者,术后 2 周即可开始肘关节活动。患者为小儿者,应细致做好指导示范,使家属能够协助患儿进行功能锻炼。

三、前臂双骨折

尺桡骨干双骨折较多见,占各类骨折的 6% 左右,以青少年多见。因骨折后常形成较复杂的移位,导致复位十分困难,易发生骨筋膜室综合征。

(一)病因与分类

1.直接暴力

多由于重物直接打击、挤压或刀砍伤引起。特点为两骨同一平面的横形或粉碎性骨折,常伴有不同程度的软组织损伤,包括肌肉、肌腱断裂,血管、神经损伤等,整复对位常不稳定。

2.间接暴力

跌倒时手掌着地,由于桡骨负重较多,暴力向上传导后,首先使桡骨骨折,继之残余暴力经骨间膜向内下方传导,引起低位尺骨斜形骨折。

3.扭转暴力

跌倒时手掌着地,同时前臂发生旋转,导致不同平面的尺桡骨螺旋形骨折或斜形骨折,尺骨的骨折线一般高于桡骨的骨折线。

(二)临床表现

1.症状

受伤后,患侧前臂出现疼痛、肿胀、畸形及功能障碍。

2.体征

骨折部位可出现畸形、反常活动、骨摩擦音/骨擦感。尺骨上 1/3 骨干骨折合并桡骨小头脱位,称为孟氏(Monteggia)骨折。桡骨干下 1/3 骨折合并尺骨小头脱位,称为盖氏(Galeazzi)骨折。

(三)辅助检查

X 线拍片检查:包括肘关节或腕关节,可发现骨折部位、类型、移位方向以及是否合并有桡骨小头或尺骨小头脱位。

(四)治疗原则

1.手法复位外固定

原则是除了要达到良好的对位、对线以外,应特别注意防止畸形和旋转。复位成功后可采用石膏固定,一般 8～12 周可达到骨性愈合。也可采用小夹板固定,将前臂放在防旋板上固定,再用三角巾悬吊患肢。

2.切开复位内固定

在骨折部位选择切口,在直视下准确对位,用加压钢板螺钉固定或髓内钉固定。

(五)主要护理诊断/问题

1.有外周血管、神经功能障碍的危险

与骨和软组织损伤、外固定不当有关。

2.潜在并发症

肌肉萎缩、关节僵硬。

(六)护理措施

1.病情观察

及体位参考肱骨髁上骨折。

2.局部制动

支持并保护患肢在复位后体位,防止腕关节旋前或旋后。

3.指导功能锻炼

复位固定后尽早开始手指屈伸与用力握拳活动,并进行上臂和前臂肌肉的主动舒缩运动。待 2 周后局部肿胀消退,即开始练习腕关节活动。4 周以后开始练习肘关节和肩关节的活动,但禁止做前臂旋转活动。术后 8～10 周,经拍片证实骨折已愈合可进行前臂旋转活动。

四、桡骨远端骨折

桡骨远端骨折指距桡骨远端关节面 3cm 以内的骨折,常见于中老年女性。

(一)病因与分类

多为间接暴力引起。跌倒时,手部着地,暴力向上传导,发生桡骨远端骨折。根据受伤的机制可发生伸直型骨折和屈曲型骨折。伸直型骨折(Colles 骨折)常因跌倒后手掌着地、腕关节背伸、前臂旋前而受伤。屈曲型骨折(Smih 骨折)正好与伸直型骨折相反,较少见。

(二)临床表现

1.症状

伤后腕关节局部疼痛和皮下淤斑、肿胀及功能障碍。

2.体征

患侧腕部压痛明显,腕关节活动受限。伸直型骨折由于远折端向背侧移位,从侧面看腕关节呈"银叉"畸形;因其远折端向桡侧移位,从正面看呈"枪刺样"畸形。屈曲型骨折者受伤后腕部呈下垂畸形。

(三)辅助检查

X 线拍片检查可见典型移位。伸直型骨折可见骨折远端向背侧和桡侧移位;屈曲型骨折可见骨折远端向掌侧和桡侧移位。因屈曲型骨折与伸直型骨折移位方向相反,也称为反 Colles 骨折。骨折还可合并下尺桡关节损伤、尺骨茎突骨折和三角纤维软骨损伤。

(四)治疗原则

1.手法复位外固

定对伸直型骨折者,手法复位后在旋前、屈腕、尺偏位用超腕关节石膏绷带固定或小夹板固定 2 周。待水肿消退,在腕关节中立位改用前臂管型石膏固定。屈曲型骨折的治疗原则基本相同,只是复位手法相反。

2.切开复位内固定

严重粉碎性骨折移位明显、手法复位失败或复位后外固定不能维持复位状态者,可手术切开复位,采用松质骨螺钉、T 形钢板或钢针固定。

(五)主要护理诊断/问题

有外周血管神经功能障碍的危险:与骨和软组织损伤、外固定不当有关。

(六)护理措施

1.病情观察及体位

参考肱骨髁上骨折。

2.局部制动

参考前臂双骨折。

3.指导功能锻炼

复位固定后,尽早进行手指伸屈和用力握拳活动,并进行前臂肌肉舒缩运动。肘部伸、屈,肩部内收、外展及旋转活动,避免发生肩手综合征。4～6 周后可解除外固定,逐渐开始腕关节活动。

五、股骨颈骨折

股骨颈骨折多发生在中老年人,女性多见。常出现骨折不愈合(约15%)和股骨头缺血性坏死(20%~30%)。

(一)病因与分类

股骨颈骨折常与骨质疏松有关,有的患者在遭受轻微扭转暴力时即发生骨折。患者多在跌倒、走路时滑倒,间接暴力传导致股骨颈发生骨折。

1.按骨折线部位分类

①股骨头下骨折;②经股骨颈骨折;③股骨颈基底骨折。前两者属于关节囊内骨折,由于股骨头的血供大部分中断,因而骨折不易愈合并易造成股骨头缺血坏死。基底骨折由于两骨折端的血液循环良好,较易愈合。

2.按X线角度分类

(1)内收骨折:远端骨折线与两侧髂嵴连线的夹角(Pauwels角)大于50°。由于骨折面接触较少,容易再发生移位,故属于不稳定性骨折。

(2)外展骨折:远端骨折线与两侧髂嵴连线的夹角小于30°。由于骨折面接触较多,不易再移位,故属于稳定性骨折。

3.按移位程度分类

一般采用Garden分型,可分为:①不完全骨折;②完全骨折但不移位;③完全骨折,部分移位,且股骨头与股骨颈尚有接触;④完全移位的骨折。

(二)临床表现

1.症状

中老年人有摔倒受伤史,伤后髋部疼痛,下肢活动受限,不能站立和行走。嵌插骨折患者受伤后仍能行走,数日后髋部疼痛逐渐加重,活动后疼痛加剧,甚至完全不能行走,可能由受伤时的稳定骨折发展为不稳定骨折。

2.体征

患肢缩短,出现外旋畸形,一般45°~60°。患侧大转子突出,局部压痛和轴向叩击痛。患者较少出现髋部肿胀和瘀斑。

(三)辅助检查

X线检查:髋部正侧位片可明确骨折的部位、类型、移位情况,是选择治疗方法的重要依据。

(四)治疗原则

1.非手术治疗

无明显移位的骨折及稳定性骨折者,高龄、全身情况差或合并有严重心肺、肝、肾等功能障碍者,可选非手术疗法。患者可穿防旋鞋,下肢30°外展中立位皮牵引卧床6~8周。对全身情况很差的高龄患者则应以挽救生命和治疗并发症为主,骨折可不进行特殊治疗。

2.手术治疗

对内收型、有移位的骨折,65岁以上的股骨头下型骨折者、青少年、股骨颈陈旧骨折不愈合及影响功能的畸形愈合等,均应选择手术治疗。

(1)闭合复位内固定:闭合复位成功后,在股骨外侧打入多根空心加压螺钉内固定或动力髋钉板固定。

(2)切开复位内固定:闭合复位困难或失败者可行手术切开复位内固定术。

(3)人工关节置换术:对全身情况尚好的高龄患者股骨颈骨折,可选择全髋关节置换术或单纯人工股骨头置换术。

(五)主要护理诊断/问题

1.躯体活动障碍

与骨折、牵引或石膏固定有关。

2.有失用综合征的危险

与骨折、软组织损伤或长期卧床有关。

3.潜在并发症

下肢深静脉血栓、压疮、肺部感染、股骨头缺血坏死、骨折不愈合、关节脱位、关节感染等。

(六)护理

搬运和移动:尽量避免搬运或移动患者。搬运时应将髋关节与患肢整个托起,避免关节脱位或骨折移位造成新的损伤。在病情允许的情况下,指导患者借助吊架和床栏更换体位、坐起、转移到轮椅上以及使用助行器、拐杖行走的方法。

(七)健康教育

1.非手术治疗

卧床期间应保持患肢外展中立位,即平卧时两腿分开 30°,两腿之间放置 T 形枕头,脚尖向上或穿丁字防旋鞋。防止患肢内收或外旋。指导患者进行患肢股四头肌等长收缩、踝关节和足趾屈伸旋转运动,除睡眠外应每小时练习一次,每次 5～20 分钟,以预防下肢深静脉血栓、肌肉萎缩和关节僵硬。在锻炼患肢的同时,指导患者进行其余肢体全范围关节活动和功能锻炼。

2.内固定治疗

患者卧床期间患肢不可内收,坐起时不能交叉盘腿。若骨折复位良好,术后早期即可扶双拐下床活动,并逐渐增加负重,X 线检查证实骨折愈合后可弃拐,逐渐负重行走。

3.人工关节置换术

患者卧床期间两腿间垫 T 形枕头,保持患肢外展中立位,进行患肢股四头肌等长收缩、踝关节和足趾屈伸旋转运动。骨水泥型假体置换者术后第 1 日,即可遵医嘱进行床旁坐、站及助行器行走练习。生物型假体置换者一般于术后 1 周开始逐步行走练习。根据患者的具体情况,制订康复计划。

在手术后 3 个月内,关节周围软组织没有完全愈合,为避免关节脱位,注意屈髋要小于 90°、下肢内收不能超过身体中线。因此应避免下蹲、坐矮凳、坐沙发、盘腿、跪姿、过度内收或外旋、交叉腿站立、跷二郎腿或过度弯腰拾物等动作,侧卧时应健侧在下,患侧在上,两腿间夹 T 形枕头。排便时应使用加高的坐便器,可以坐高椅、散步和游泳等,上楼时健肢先上,下楼时患肢先下。另外,嘱患者不做有损人工关节的活动,如爬山、跑步等。忌在负重状态下反复做髋关节伸屈动作、剧烈跳跃和急停急转运动。肥胖患者应控制体重,避免过多负重。

手术后关节持续肿胀疼痛,伤口皮肤发红,有异常液体溢出,局部皮温较高,应警惕是否发生了关节感染。若人工关节置换术多年后关节松动或磨损,可在活动时出现关节疼痛、跛行、髋关节功能减退。患者摔倒或髋关节扭伤后,髋部不能活动并伴有疼痛,双下肢不等长,提示可能出现了关节脱位。告知患者,出现以上情况应尽快到医院就诊。

六、股骨干骨折

股骨干骨折指股骨转子以下、股骨髁以上部位的骨折。约占全身各类骨折的6%,多见于青壮年。股骨干血运丰富,一旦骨折失血量较大。骨折可损伤股部肌肉,致肌肉功能发生障碍,从而导致膝关节屈伸活动受限。

(一)病因与分类

股骨是人体最粗、最长、承受应力最大的管状骨,遭受强大暴力时才能发生股骨干骨折,骨折后的愈合与重塑时间延长。直接暴力作用易引起股骨干的横形或粉碎性骨折,造成较严重的软组织损伤;间接暴力常可致股骨干斜形或螺旋形骨折,软组织损伤较轻。

1.股骨上1/3骨折

由于髂腰肌、臀中肌、臀小肌和外旋肌的牵拉,使骨折近端向前、向外及外旋方向移位;骨折远端则由于内收肌的牵拉而向内、向后方向移位;由于股四头肌、阔筋膜张肌和内收肌的共同作用,而出现缩短畸形。

2.股骨中1/3骨折

由于内收肌群的牵拉,可使骨折向外成角。

3.股骨下1/3骨折

骨折远端由于腓肠肌的牵拉以及肢体的重力作用,而向后方移位,压迫或损伤腘动脉、腘静脉、胫神经或腓总神经;又由于股前、外、内的肌肉牵拉的合力,使骨折近端向前上移位,形成短缩畸形。股骨干骨折移位的方向除受肌肉牵拉影响外,还与暴力作用的方向和大小、肢体位置、急救搬运等多种因素有关。

(二)临床表现

1.症状

受伤后出现患肢疼痛、肿胀,远端肢体异常扭曲,不能站立和行走。

2.体征

患肢明显畸形,可出现反常活动、骨擦音。股骨干骨折因失血量较大,可能出现休克表现;若骨折导致腘动脉、腘静脉、胫神经或腓总神经损伤,则出现远端肢体相应的血液循环、感觉和运动功能障碍。

3.辅助检查

X线检查:股骨正、侧位拍片,可明确骨折的准确部位、类型和移位情况。

(三)治疗原则

1.非手术治疗

(1)皮牵引:儿童股骨干骨折多采用手法复位、小夹板固定、皮肤牵引维持的方法治疗。3岁以下儿童则采用垂直悬吊皮肤牵引,即将双下肢向上悬吊,牵引重量应使臀部离开床面有患儿一拳大小的距离。

（2）骨牵引：成人股骨干骨折闭合复位后，可采用 Braun 架固定持续牵引，或用 Thomas 架平衡持续牵引，一般需持续牵引 8～10 周。近几年也有采用手法复位外固定器固定方法治疗。

2.手术治疗

保守疗法失败、多处骨折、合并血管神经损伤、老年患者不宜长期卧床者、陈旧骨折不愈合或有功能障碍的畸形愈合等患者，可手术切开复位内固定。较常用的方法是加压钢板螺钉内固定，带锁髓内钉固定是近几年出现的固定新方法。

（四）主要护理诊断/问题

1.潜在并发症

低血容量性休克。

2.躯体活动障碍

与骨折或牵引有关。

（五）护理措施

1.病情观察

由于股骨干骨折失血量较大，应观察患者有无面色苍白、血压下降、脉搏增快、皮肤湿冷、尿量减少等低血容量性休克表现。因骨折可损伤下肢重要血管或神经，应观察患肢血供情况，如足背动脉搏动和毛细血管充盈情况，并与健侧比较，同时观察患肢是否出现感觉和运动功能障碍等。一旦出现异常，立即报告医生并协助处理。

2.健康教育

（1）指导功能锻炼：保守治疗的患者，患肢复位固定后，可在维持牵引条件下做股四头肌等长舒缩运动，并活动足、踝关节。在 X 线摄片证实有牢固的骨折愈合后，才能去除牵引，进行较大范围的活动。也可在牵引 8～10 周后，改用外固定器保护，早期不负重，以后逐渐增加。术后患者疼痛减轻后，即开始进行股四头肌等长舒缩、踝及足部其他小关节活动。协助患者挂拐下地时，患肢不负重，并注意保护，以防跌倒。

（2）出院指导：遵医嘱定期复查，如有不适及时就诊。

七、胫腓骨干骨折

胫腓骨干骨折指胫骨平台以下至踝以上部分发生的骨折。约占全身各类骨折的 13％～17％，以青壮年和儿童居多。

（一）病因与分类

1.病因

（1）直接暴力：多为重物撞击、车轮碾轧等直接暴力因素，可引起胫腓骨同一平面的横形、短斜形或粉碎性骨折。

（2）间接暴力：多在高处坠落后足着地、身体发生扭转所致。可引起胫骨、腓骨螺旋形或斜形骨折，腓骨的骨折线常高于胫骨骨折线。儿童胫腓骨干骨折常为青枝骨折。

2.分类

胫腓骨骨干骨折可分为：①胫腓骨干双骨折；②单纯胫骨干骨折；③单纯腓骨骨折。前者最多见，因所受暴力大，骨和软组织损伤重，并发症多。后两者少见，移位少，预后较好。

(二)临床表现

1.症状

患肢局部疼痛、肿胀,不能站立及行走。

2.体征

骨折处可有反常活动和明显畸形。由于胫腓骨表浅,骨折时常合并软组织损伤,形成开放性骨折,查体可见骨折端外露。胫骨上 1/3 骨折可致胫后动脉损伤,可引起下肢严重缺血甚至坏死。胫骨中 1/3 骨折可引起骨筋膜室压力升高。胫骨下 1/3 段骨折由于血运差,软组织覆盖少,容易发生骨折延迟愈合或不愈合。腓骨颈骨折有移位者可损伤腓总神经,出现相应感觉和运动障碍。

(三)辅助检查

X 线检查:应包括膝关节和踝关节,可确定骨折的部位、类型及移位情况。

(四)治疗原则

目的是矫正畸形,恢复胫骨上、下关节面的平行关系,恢复肢体长度。

1.非手术治疗

(1)手法复位外固定:稳定的胫骨干横行骨折或短斜形骨折可在手法复位后用石膏固定,6～8周可扶拐负重行走。单纯胫骨干骨折因有完整腓骨的支撑,石膏固定 6～8 周后可下地活动。单纯腓骨干骨折,若无胫腓上、下关节分离,可用石膏固定 3～4 周。

(2)牵引复位:不稳定的胫腓骨干双骨折可采用跟骨结节牵引,6 周后去除牵引,改用小腿功能支架固定,或行长腿石膏固定。

2.手术治疗

手法复位失败、损伤严重或开放性骨折者,应手术切开复位或行闭合复位外固定架固定术。若固定牢固,术后 4～6 周可负重行走。

(五)主要护理诊断/问题

1.有外周血管神经功能障碍的危险

与骨和软组织损伤、外固定不当有关。

2.潜在并发症

肌肉萎缩、关节僵硬。

(六)护理措施

1.病情观察

(1)观察意识和生命体征情况,做好记录,及时、准确执行医嘱,给予补液、补血。必要时记录 24 小时体液出入量;危重患者应尽早送入 ICU 监护。对于意识、呼吸障碍者,必要时施行气管切开,给予吸氧或人工呼吸。伴发休克时,按休克患者护理。

(2)肢体肿胀者,观察足趾末梢血运情况,警惕小腿骨筋膜室综合征的发生。

(3)腓骨颈有移位的患者可引起腓总神经的损伤,观察是否出现足背屈、外翻功能障碍,呈内翻下垂畸形。

2.指导功能锻炼

复位固定后,尽早进行趾间和足部关节的屈伸活动,做股四头肌等长舒缩运动和髌骨的被动运动。已有外固定者,可进行踝、膝关节活动,忌在膝关节伸直时旋转大腿,以防发生骨不连。去除牵引或外固定后遵医嘱进行踝、膝关节的屈伸练习及髋关节运动,逐渐下地行走。

第二节　脊柱骨折与脊髓损伤

一、解剖生理概要

每块脊椎骨分为椎体与附件两部分。可以将整个脊柱分成前、中、后 3 柱。其中,中柱和后柱包裹了脊髓和马尾神经,此处损伤可以累及神经系统,特别是中柱的损伤,碎骨片和髓核组织可以突入椎管的前半部导致脊髓损伤,因此对每个脊柱骨折患者都必须了解有无中柱损伤。脊柱的胸腰段($T_{10}\sim L_2$)处于两个生理弧度的交汇处,是应力集中部位,故该处骨折十分常见。

二、脊柱骨折

脊柱骨折约占全身骨折的 $5\%\sim6\%$,其中以胸腰段脊柱骨折最多见。脊柱骨折可以并发脊髓或马尾神经损伤,特别是颈椎骨折－脱位合并有脊髓损伤者,往往能严重致残甚至危及生命。

(一)病因与分类

多数脊柱骨折由间接暴力引起,少数为直接暴力所致。间接暴力多见于从高处坠落后头、肩、臀或足部着地,因地面对身体的阻挡,使暴力传导致脊柱骨折。直接暴力所致的脊柱骨折多见于直接撞伤、爆炸伤、战伤等。

1.胸腰椎骨折的分类

胸腰椎骨折可以有 6 种类型的损伤。

(1)单纯性楔形压缩性骨折:脊柱前柱损伤。

(2)稳定性爆破型骨折:脊柱前柱和中柱损伤。

(3)不稳定性爆破型骨折:前、中、后 3 柱同时损伤。

(4)Chance 骨折:为椎体水平状撕裂性损伤。较少见。

(5)屈曲－牵拉型损伤:前柱部分因压缩力而损伤,中、后柱则因牵拉的张力而损伤。

(6)脊柱骨折－脱位:又名移动性损伤。一般三个柱均毁于剪力,脱位程度重于骨折。此类损伤极为严重,伴脊髓损伤,预后差。

2.颈椎骨折的分类

(1)屈曲型损伤:为前柱压缩、后柱牵张损伤的结果。

1)前方半脱位(过屈型扭伤):为脊椎后柱韧带破裂的结果。是一种隐匿性脊椎损伤。

2)双侧脊椎间关节脱位:因过度屈曲后中、后柱韧带断裂,大多有脊髓损伤。

3)单纯性楔形(压缩性)骨折:较常见,尤其多见于骨质疏松者。

(2)垂直压缩损伤:多见于高空坠落或高台跳水者。

1)第 1 颈椎双侧性前、后弓骨折:又名 Jefferson 骨折。

2)爆破型骨折:为下颈椎椎体粉碎性骨折。

(3)过伸损伤:

1)过伸性脱位:常发生于急刹车或撞车时,惯性使头部过度仰伸后又过度屈曲,使颈椎发生严重损伤。

2)损伤性枢椎椎弓骨折:以前多见于被缢死者,目前多见于发生在高速公路上的交通事故。

(4)齿状突骨折:受伤机制还不清楚。

(二)临床表现

1.症状

(1)局部疼痛:颈椎骨折患者可有头颈部疼痛,不能活动。压迫脊髓者可出现截瘫、呼吸困难、大小便失禁等,甚至危及生命。胸腰椎损伤后,由于腰背部肌肉痉挛,局部疼痛,腰背活动受限,不能翻身站立。

(2)腹痛、腹胀:腹膜后血肿刺激腹腔神经节,可出现腹痛、腹胀、肠蠕动减慢等。

2.体征

(1)局部压痛和肿胀:后柱损伤时中线部位有明显压痛、叩击痛,局部肿胀。

(2)活动受限和脊柱畸形:颈、胸、腰段骨折患者常有活动受限,胸腰段脊柱骨折时常可触摸到后凸畸形。严重者常合并脊髓损伤致截瘫。

(三)辅助检查

1.X线检查

是首选,有助于明确骨折的部位、类型和移位情况。

2.CT检查

凡有中柱损伤或有神经症状者均须作CT检查,可以显示出椎体的骨折情况、椎管内有无出血和碎骨片。

3.MRI检查

便于观察和确定脊髓损伤的程度与范围。

(四)治疗原则

1.急救搬运

脊柱损伤患者伴有颅脑、胸、腹腔脏器损伤或并发休克时,首先抢救生命,注意保护脊柱。

2.卧硬板床

胸腰椎单纯压缩骨折者,若椎体压缩不到1/5或患者年老体弱,应仰卧于硬板床上,骨折处垫厚枕,使脊柱处于过伸状态。

3.复位固定

对颈椎半脱位者应予以颈托固定3个月,防止迟发性并发症。稳定型的颈椎骨折,轻者可采用枕领带卧位牵引复位;明显压缩移位者采用持续颅骨牵引复位,待X线片证实已复位,可改用石膏固定约3个月,石膏干硬后即可起床活动。对有神经症状、骨折块挤入椎管内以及不稳定性骨折等损伤严重的患者,应手术切开复位内固定。

4.腰背肌锻炼

单纯压缩骨折患者卧床 3 日后,可开始腰背部肌肉锻炼,主要使脊柱过伸,借椎体前纵韧带和椎间盘纤维环的张力,使压缩的椎体自行复位。严重的胸腰椎骨折和骨折脱位者,也应进行腰背肌功能锻炼。

(五)主要护理诊断/问题

1.有皮肤完整性受损的危险

与长期卧床、被动体位有关。

2.潜在并发症

脊髓损伤。

3.有失用综合征的危险

与脊柱骨折后长期卧床有关。

(六)护理措施

1.预防压疮

(1)定时翻身:是有效预防压疮的关键,应每 2~3 小时翻身 1 次。对于骨折稳定的患者,可采用轴线翻身法:胸腰段骨折者,两护士分别托挟患者肩背部和腰腿部翻至侧卧位;颈椎骨折患者还需一人托挟头部,使其与肩部同时翻动;侧卧时,保持骨折部位稳定,后背部可垫枕头抵住脊柱,上腿屈髋屈膝而下腿伸直,两腿间垫枕以防髋内收。颈椎骨折患者遵医嘱佩戴颈托,以限制颈部活动,防止再损伤。

(2)合适的床铺:保持床单清洁、干燥、平整,使患者舒适;根据骨折情况可选择使用气垫床。

(3)增加营养:保证足够的营养摄入,提高抵抗力。

(4)新型敷料应用:对于营养不良、消瘦、老年患者等,骨突处可使用水胶体敷料保护。

2.脊髓损伤的观察和预防

观察患者肢体感觉、运动、反射和括约肌功能是否随病情发展而变化,及时发现脊髓损伤征象,及时处理。尽量减少搬动患者,搬运时保持患者的脊柱稳定,以免造成或加重脊髓损伤。

3.指导功能锻炼

为预防失用综合征,应根据康复治疗计划,指导患者早期功能锻炼。骨折稳定后,及早开始腰背部肌肉锻炼,开始时臀部左右移动,继之做背伸动作,逐渐增加幅度。2 个月后骨折基本愈合,可佩戴支具下地活动,但仍以卧床为主。3 个月后逐渐增加下地活动时间,并进行全身关节的锻炼。

(七)护理评价

通过治疗和护理,患者是否:①皮肤清洁完整,未发生压疮,无感染发生;②未发生脊髓损伤、失用性肌萎缩、关节僵硬等并发症。

三、脊髓损伤

脊髓损伤是脊柱骨折的严重并发症,由于椎体的移位或碎骨片突入椎管内,导致脊髓或马尾神经产生不同程度的损伤,多发生于颈椎下部和胸腰段。

(一)病理

1.脊髓震荡

是最轻微的脊髓损伤,特点是损伤平面以下感觉、运动、反射及括约肌功能全部丧失。在数分钟或数小时内即可完全恢复。

2.脊髓挫伤

为脊髓的实质性破坏,脊髓内部可有出血、水肿、神经细胞破坏和神经传导纤维束的中断。

3.脊髓断裂

脊髓的连续性中断。脊髓断裂后恢复无望,预后极差。

4.脊髓受压

骨折移位,碎骨片与破碎的椎间盘挤入椎管内可直接压迫脊髓,而皱褶的黄韧带和急速形成的血肿也可以压迫脊髓,随之发生一系列病理变化。

5.马尾神经损伤

第 2 腰椎以下骨折脱位可致马尾神经损伤。

此外,各种较重的脊髓损伤后均可立即发生损伤平面以下弛缓性瘫痪,这是脊髓失去高级中枢控制的一种病理生理现象,称为脊髓休克。2～4 周后逐渐转变成痉挛性瘫痪。

(二)临床表现

1.脊髓损伤

在脊髓休克期间,表现为受伤平面以下弛缓性瘫痪,运动、反射及括约肌功能丧失,有感觉丧失平面及大小便不能控制,2～4 周后逐渐转变成痉挛性瘫痪,表现为肌张力增高,腱反射亢进,出现病理性锥体束征。胸腰段脊髓损伤导致下肢的感觉与运动功能产生障碍,称为截瘫。颈段脊髓损伤后,双上肢也有神经功能障碍,为四肢瘫痪。上颈椎损伤时表现为四肢痉挛性瘫痪,下颈椎损伤时表现为弛缓性瘫痪,下肢为痉挛性瘫痪。

2.脊髓圆锥损伤

正常人脊髓终止于第 1 腰椎体下缘,因此第 1 腰椎骨折可发生脊髓圆锥损伤,表现为会阴部皮肤鞍状感觉缺失,括约肌功能丧失致大小便失禁和性功能障碍,双下肢的感觉和运动仍正常。

3.马尾神经损伤

表现为损伤平面以下弛缓性瘫痪,感觉、运动功能障碍及括约肌功能丧失,肌张力降低,腱反射消失。

(三)辅助检查

参见脊柱骨折部分相关内容。

(四)治疗原则

1.非手术治疗

(1)固定和制动:一般先采用枕颌带牵引或持续颅骨牵引,防止因损伤部位移位而产生脊髓再损伤。

(2)减轻脊髓水肿和继发性损害:

1)激素治疗:遵医嘱给予地塞米松 10～20mg 静脉滴注,连续应用 5～7 日,之后改为口服,每次 0.75mg,3 次/日,维持 2 周左右。

2)脱水治疗:遵医嘱予 20％甘露醇 250mL 静脉滴注,2 次/日,连续 5 日左右。

3)甲泼尼龙冲击疗法:适于伤后 8 小时内使用。按每公斤体重 30mg 剂量 1 次给药,于 15 分钟静脉注射完毕,休息 45 分钟,在之后 23 小时内,以 5.4mg/(kg·h)剂量持续静脉滴注。

4)高压氧治疗:在伤后 4～6 小时内应用。

2.手术治疗手

术只能解除对脊髓的压迫和恢复脊柱的稳定性。对部分不完全性瘫痪者而言,手术后截瘫指数至少可提高1级,但对完全性瘫痪者作用有限。手术方式视骨折的类型和压迫的部位而定。手术指征包括:①脊柱骨折—脱位,有关节突交锁者;②脊柱骨折复位不满意,或仍存在脊柱不稳定因素者;③影像学显示有碎骨片凸入椎管内,压迫脊髓者;④截瘫平面不断上升,提示椎管内有活动性出血者。

(五)护理评估

1.术前评估

(1)健康史:评估患者是否有严重外伤史,如重物撞击、高空坠落等;应详细了解患者受伤的时间、部位和原因,受伤时的体位、症状和体征,搬运方式、现场及急诊急救情况,是否有昏迷史及其他部位复合伤等;评估患者既往健康状况,有无脊柱受伤或手术史,近期是否服用激素类药物,以及用量、时间和疗程等。

(2)身体状况:

1)症状:评估患者有无受伤平面以下弛缓性瘫痪,运动、反射及括约肌功能丧失,是否出现大小便失禁等症状。

2)体征:评估患者有无皮肤破损,肤色和皮温改变,活动性出血及其他复合型损伤的迹象;是否有腹胀和麻痹性肠梗阻征象。

3)辅助检查:评估影像学检查和实验室检查结果有无异常,以帮助判断病情和预后。

(3)心理—社会状况:评估患者和家属的心理承受能力,对相关康复知识的认知和需求程度。

2.术后评估

(1)患者躯体感觉、运动及各项生理功能恢复情况。

(2)患者有无呼吸或泌尿系统功能障碍、压疮等并发症发生。

(3)患者是否按计划进行功能锻炼,是否有活动障碍引起的并发症。

(六)主要护理诊断/问题

1.低效性呼吸型态

与脊髓损伤导致的呼吸肌无力、呼吸道分泌物多有关。

2.有体温失调的危险

与脊髓损伤导致自主神经系统功能紊乱有关。

3.尿潴留

与脊髓损伤导致逼尿肌无力有关。

4.便秘

与脊髓神经损伤、饮食和活动受限、液体摄入不足有关。

5.有皮肤完整性受损的危险

与肢体感觉及运动障碍有关。

(七)护理目标

(1)患者呼吸道通畅,能维持正常呼吸功能。

(2)患者体温在正常范围。

(3)患者能有效排尿或建立反射性排尿功能。

(4)患者能有效排便。

(5)患者皮肤清洁、完整、无压疮。

(八)非手术治疗护理/术前护理

1.心理护理

帮助患者掌握正确的应对技巧,发挥其最大潜能,提高其自我护理能力。医务人员和家庭成员应认真倾听患者的诉说。可让患者和家属参与制订护理计划,帮助患者建立有效的社会支持系统,包括家庭成员、医务人员、亲属、朋友和同事等。

2.甲泼尼龙冲击疗法的护理

用甲泼尼龙冲击治疗,应严格执行医嘱,同时必须对患者进行心电监护、使用输液泵输液,严密观察患者的生命体征,观察患者有无消化道出血、心律失常等并发症。

3.并发症的预防和护理

(1)呼吸衰竭、呼吸道感染:呼吸衰竭和呼吸道感染是颈脊髓损伤的严重并发症。颈脊髓损伤时,因肋间神经支配的肋间肌完全麻痹,胸式呼吸消失,患者能否生存,主要取决于腹式呼吸是否存在。支配膈肌的隔神经由颈髓3~5节段组成,其中颈4节段是主要成分,因此损伤越接近颈4节段,膈神经麻痹引起膈肌运动障碍,导致呼吸衰竭的危险越大。此外,任何阻碍膈肌活动和呼吸道通畅的因素,均可导致呼吸衰竭,如脊髓水肿上升至近颈4节段、痰液阻塞气道、肠胀气和便秘等。

呼吸道感染是晚期死亡常见原因。由于呼吸肌力量不足,或患者因惧怕疼痛不敢深呼吸和咳嗽,使呼吸道的阻力增加,分泌物不易排出,久卧者容易发生坠积性肺炎。一般在1周内就可发生呼吸道感染。患者常因呼吸道感染难以控制或痰液堵塞气管窒息而死亡。

护理中应注意维持有效呼吸,防止呼吸道感染:①病情观察:观察患者的呼吸情况,如呼吸频率、节律、深浅度,有无异常呼吸音,有无呼吸困难表现等。若患者呼吸>22次/分、鼻翼翕动、摇头挣扎、嘴唇发绀等,应遵医嘱立即吸氧,寻找并解除原因,必要时协助医生行气管插管、气管切开及呼吸机辅助呼吸等。②吸氧:根据血气分析结果调整吸氧浓度、流量和时间,改善机体的缺氧状态。使用轻棉被,以免影响患者呼吸。③减轻脊髓水肿:遵医嘱给予地塞米松、甘露醇、甲泼尼龙等治疗,避免脊髓继续损伤而抑制呼吸功能。④保持呼吸道通畅:注意预防因气道分泌物阻塞而发生坠积性肺炎和肺不张。指导患者深呼吸和有效咳嗽,每2小时协助翻身叩背1次,遵医嘱给予雾化吸入,湿化痰液。经常做深呼吸和上肢外展运动,以促进肺膨胀和有效排痰。对不能自行咳嗽咳痰或有肺不张者,应及时吸痰。对气管插管或气管切开者做好相应护理。⑤控制感染:对已经发生肺部感染者,应遵医嘱应用合适的抗生素,注意保暖。

(2)高热和低温:颈脊髓损伤后,出现自主神经系统功能紊乱,受伤平面以下毛细血管网舒张而无法收缩,皮肤不能出汗,对气温的变化丧失了调节能力。室温>32℃时,闭汗使患者容易出现高热(>40℃);若未有效保暖,大量散热可使患者出现低温(<35℃),这些情况都是病情危险的征兆。

患者体温过高时,应以物理降温为主,如冰敷、酒精擦浴、冰盐水灌肠等,必要时给予补液和冬眠药物。夏季将患者安置在阴凉或有空调的房间。对低温患者应以物理复温为主,如使用电热毯、热水袋或电烤架等逐渐复温,注意防止烫伤、保暖。

(3)泌尿系感染和结石:排尿的脊髓反射中枢在$S_2 \sim S_4$,位于脊髓圆锥内。圆锥以上脊髓损伤者因尿道外括约肌失去高级神经支配,不能自主放松,可出现尿潴留;圆锥损伤者因尿道外括约肌放松,出现尿失禁。由于患者需长期留置尿管,易发生泌尿系统感染和结石。

主要护理措施包括:①留置导尿及间歇放尿。在脊髓休克期应留置导尿,持续引流尿液并记录尿量,以防膀胱过度膨胀。2～3 周后改为每 4～6 小时开放 1 次尿管,以防膀胱萎缩。②排尿训练。根据脊髓损伤部位与程度不同,3 周后,部分患者排尿功能可逐渐恢复,但脊髓完全性损伤者必须进行排尿功能训练。当膀胱胀满时,鼓励患者增加腹压,可由外向内按摩下腹部,待膀胱紧缩成球状,再紧按膀胱底向前下方挤压,将尿液排出,训练自主性膀胱排尿,争取早日拔掉尿管,此法对马尾神经损伤者特别有效。同时,根据患者病情,训练膀胱的反射排尿功能。③预防感染。鼓励患者每日饮水量 3000mL 以上,尽量排尽尿液;每日清洁会阴部;按时更换尿袋及导尿管;必要时可做膀胱冲洗;定期检查残余尿、尿常规及中段尿培养,及时发现泌尿系统感染征象。一旦发生感染,及时处理。需长期留置尿管而又无法控制泌尿系统感染者,可做永久性耻骨上膀胱造瘘术。

(4)便秘:脊髓损伤后,使支配胃肠道的神经功能紊乱,导致肠蠕动减慢,加之患者卧床、活动减少、饮水少等原因都可导致便秘。脊髓损伤 72 小时内,患者容易发生麻痹性肠梗阻或腹胀。嘱患者多食富含膳食纤维的食物、新鲜蔬菜和水果,多饮水。在餐后 30 分钟,沿大肠走行的方向做腹部按摩。对顽固性便秘者,可遵医嘱给予缓泻剂,必要时灌肠。部分患者通过训练,可逐渐建立起反射性排便,方法为用手指按压肛门周围或者扩张肛门,刺激括约肌,反射性地引起肠蠕动。

(5)压疮:参见脊柱骨折患者的护理。

(九)术后护理

1.体位

保持瘫痪肢体处于关节功能位,防止关节屈曲、过伸或过展。可使用矫正鞋或支足板固定足部,防止足下垂。

2.观察感觉与运动功能

手术后脊髓易出现水肿,应严密观察躯体及肢体感觉、运动情况,当出现瘫痪平面升高、肢体麻木、肌力减弱或不能活动时,应立即报告医生,及时处理。

3.引流管护理

观察引流液的量、颜色与性质,保持引流通畅,预防积血压迫脊髓。

4.活动

对于瘫痪肢体,应每日做被动的全范围关节活动和肌肉按摩,以防肌肉萎缩和关节僵硬,减少截瘫后并发症。对于未瘫痪部位,可以通过举哑铃和拉拉力器等方法增强上肢力量,通过挺胸和俯卧撑等动作增加背部力量,为今后的自理活动做准备,增强患者对生活的信心。

5.并发症的预防与护理

参见术前患者的护理。

(十)健康教育

1.功能锻炼

指导患者适当功能锻炼,是促进脊髓损伤后肢体功能恢复的有效手段之一。脊髓损伤患者的功能恢复程度、住院时间与康复计划实施密切相关,康复训练越早,所需功能恢复越多,住院时间越短,并发症越少。功能锻炼采取主动锻炼与被动锻炼相结合。

(1)主动锻炼:指导患者进行未瘫痪肌肉的主动锻炼,如利用哑铃或拉簧锻炼上肢力量,在床上练习自己搬动下肢翻身,练习坐起或坐稳;自己练习坐位脱衣裤、袜子和鞋等,双上肢撑起躯干,搬动肢体,下肢穿脱支具;扶床站立,戴支具站立、站稳;从床上到轮椅及从轮椅上床,完成基本生活所需的动作。

(2)被动锻炼:被动锻炼瘫痪肌肉,预防肢体发生挛缩、畸形。为防止截瘫患者发生肌肉萎缩,应被动活动下肢各关节,可进行踝关节背屈、内收、外展,膝关节伸屈活动,髋关节屈伸、内收外展活动。注意保持关节功能位;定期按摩下肢肌肉。

2.出院指导

出院后,若出现脊髓损伤症状加重或并发症时,应立即就诊。

(十一)护理评价

通过治疗与护理,患者是否:①呼吸道通畅,呼吸功能正常;②体温正常;③能有效排尿,或建立膀胱的反射性排尿功能;④能有效排便;⑤皮肤完整、清洁,未发生压疮。

第三节　骨盆骨折

在躯干骨损伤中,骨盆骨折的发生率仅次于脊柱损伤,常合并静脉丛和动脉大量出血,以及盆腔内脏器的损伤。

一、病因

骨盆骨折多因直接暴力挤压骨盆所致。主要是由于交通事故和高处坠落引起。

二、分类

(一)按骨折位置与数量分类

1.骨盆边缘撕脱性骨折

由于肌肉猛烈收缩而造成骨盆边缘肌肉附着点撕脱性骨折,骨盆环不受影响。

2.骶尾骨骨折

包括骶骨骨折和尾骨骨折,后者通常于坐地时发生。

3.骨盆环单处骨折

包括髂骨骨折、闭孔环处骨折、轻度耻骨联合分离。

4.骨盆环双处骨折伴骨盆变形

包括双侧耻骨上、下支骨折;耻骨上、下支骨折合并耻骨联合分离、合并骶髂关节脱位或髂骨骨折;髂骨骨折合并骶髂关节脱位;耻骨联合分离合并骶髂关节脱位等。

(二)按暴力的方向分类

1.暴力来自侧方(LC骨折)

侧方的挤压力量,可以使骨盆的前后部结构和骨盆底部韧带发生一系列损伤。

2.暴力来自前方(APC骨折)

可分为3类:①APC-Ⅰ型:耻骨联合分离;②APC-Ⅱ型:包括耻骨联合分离,骶结节和骶棘韧带断裂,骶髂关节轻度分离;③APC-Ⅲ型:耻骨联合分离,骶结节及骶棘韧带断裂,骶髂关节前、后方韧带均断裂,骶髂关节分离。

3.暴力来自垂直方向的剪力(VS 骨折)

通常暴力很大的情况下,会发生耻骨联合分离或耻骨支骨折,骶结节和骶棘韧带可发生断裂,骶髂关节完全性脱位,一般还带骶骨或髂骨的骨折块,半个骨盆可向上方或后上方移位。

4.暴力来自混合方向(CM 骨折)

通常是混合性骨折。

上述骨折中以 APC-Ⅲ型骨折与 VS 骨折最为严重,并发症也多,下面的内容主要讲述这两型骨折。

三、临床表现

(一)症状

患者髋部肿胀、疼痛,不敢坐起或站立。多合并严重的复合伤,休克常见,若为开放性损伤,病情更重,病死率较高。

(二)体征

1.骨盆分离试验与挤压试验阳性

检查者双手交叉撑开两髂嵴,使骨折的骨盆前环产生分离,若出现疼痛即为骨盆分离试验阳性;检查者用双手挤压患者的两侧髂嵴,伤处出现疼痛为骨盆挤压试验阳性。

2.肢体长度不对称

测胸骨剑突与两髂前上棘之间的距离,因骨折向上移位的一侧长度较短。还可测量脐孔与两侧内踝尖端的距离。

3.会阴部瘀斑

是耻骨和坐骨骨折特有的体征。

四、辅助检查

X 线检查:可显示骨折类型及骨折块移位情况,但骶髂关节情况则以 CT 检查更为清晰。

五、治疗原则

先处理休克和危及生命的并发症,再处理骨折。

(一)非手术治疗

1.卧床休息

骨盆边缘性骨折、骶尾骨骨折和骨盆环单处骨折且无移位,一般可卧床休息 3～4 周或至症状缓解即可。骨盆环单处骨折者,用多头带作骨盆环形固定,可减轻疼痛。

2.牵引

单纯性耻骨联合分离较轻者可用骨盆兜带悬吊固定。此法缺点是治疗时间较长,目前大都主张手术治疗。

(二)手术治疗

对骨盆环双处骨折伴骨盆变形者,多行手术复位及内固定,再加上外固定支架固定。

六、主要护理诊断/问题

(一)外周组织灌注无效

与骨盆损伤、出血有关。

（二）潜在并发症

失血性休克、腹腔内脏损伤、膀胱损伤、尿道损伤、直肠损伤或神经损伤等。

七、护理措施

（一）急救处理

先抢救生命、处理危及生命的并发症，对休克患者进行抗休克治疗，然后处理骨折。

（二）并发症的观察和护理

骨盆骨折多伴有严重并发症，如腹膜后血肿、腹腔内脏损伤、膀胱或后尿道损伤、直肠损伤和神经损伤。这些并发症常比骨折本身更为严重，应重点观察和护理。

1.腹膜后血肿

骨盆各骨主要为松质骨，邻近又有许多动脉和静脉丛，血液循环丰富。骨折后周围血管破裂，巨大血肿可沿腹膜后疏松结缔组织间隙蔓延至肾区或膈下，患者可有腹膜刺激症状。大出血可导致患者失血性休克，甚至迅速死亡。护士应严密观察生命体征和意识情况，立即建立2～3条静脉通路，遵医嘱输血输液，补充血容量。若经抗休克治疗效果不佳，应配合医生做好手术准备。

2.腹腔内脏损伤

肝、脾、肾等实质脏器损伤，可出现腹痛与失血性休克；胃肠道的空腔脏器损伤破裂，可表现为急性弥散性腹膜炎。护士应严密观察患者的生命体征和意识情况，观察有无腹痛、腹胀或腹膜刺激征等表现，及时发现，并对症处理。

3.膀胱或后尿道损伤

尿道的损伤较多见。观察患者有无血尿、无尿或急性腹膜炎等表现，及时发现及时处理。尿道损伤需行修补术，留置导尿管2周。注意保持引流管固定、通畅并记录引流液情况，每日进行会阴护理，防止逆行感染，必要时行膀胱冲洗。

4.直肠损伤

较少见。发生在腹膜反折以上的直肠破裂可引起弥散性腹膜炎；在反折以下，可发生直肠周围感染。嘱患者严格禁食，遵医嘱补液及应用抗生素。由于行直肠修补术时需做临时的结肠造瘘口，还应做好造瘘口护理。

5.神经损伤

主要是腰骶神经丛和坐骨神经损伤。注意观察患者是否有括约肌功能障碍，下肢某些部位感觉减退或消失，肌肉萎缩无力或瘫痪等表现，发现异常及时报告医生。

（三）骨盆兜带悬吊牵引护理

选择宽度适宜的骨盆兜带，悬吊高度以臀部抬离床面5cm为宜，不要随意移动，保持兜带平整，排便时尽量避免污染。此法依靠骨盆挤压合拢的力量，使分离的耻骨联合复位。

（四）体位

卧床期间，髂前上、下棘撕脱骨折可取髋、膝屈曲位；坐骨结节撕脱骨折者应取大腿伸直、外旋位。协助患者更换体位，待骨折愈合后才可患侧卧位。

（五）功能锻炼

进行牵引治疗的患者，12周后可以负重。长期卧床患者，应练习深呼吸和有效咳嗽，进行肢体肌肉等长舒缩活动,可以下床后,使用拐杖或助行器,以减轻骨盆负重。

八、护理评价

通过一系列的治疗和护理,患者是否:①维持正常的组织灌注,末梢动脉搏动有力;②失血性休克、腹腔内脏器损伤、膀胱或尿道损伤、直肠损伤或神经损伤等并发症能得到及时有效处理。

第十章　急救护理

第一节　有机磷杀虫药中毒

有机磷杀虫药中毒是我国急诊科常见的危重症之一。有机磷杀虫药属有机磷酸酯类或硫化磷酸酯类化合物,对人畜都有毒性,多呈油状液体,淡黄色或棕色,稍有挥发性,有特征性大蒜臭味。一般难溶于水,易溶于有机溶剂,在酸性环境中稳定,在碱性环境中易分解失效。目前,广泛应用于农业和林业生产中,预防病虫害。

各种有机磷杀虫药毒性差异很大,根据大鼠经口半数(LD50)致死量,将其毒性分为四类:剧毒类如甲拌磷(3911)、内吸磷(1059)和对硫磷(1605)等;高毒类如甲基对硫磷、甲胺磷、氧化乐果和敌敌畏等;中等毒类如乐果、倍硫磷和美曲膦酯(敌百虫)等;低毒类如马拉硫磷(4049)、辛硫磷等。

一、病因与中毒机制

(一)病因

1.职业性中毒

在有机磷杀虫药的生产、运输、使用过程中,由于各种原因导致有机磷杀虫药侵入人体皮肤、黏膜或呼吸道引起中毒。

2.生活性中毒

多由于误服、误用、自杀或摄入被有机磷杀虫药污染的水或食物引起中毒。

(二)毒物的吸收、代谢及排出

有机磷杀虫药进入人体后,其潜伏期因中毒途径不同而有所差异。有机磷杀虫药能迅速分布于全身各脏器,其中以肝脏的浓度最高,其次为肾、肺、脾等,肌肉与脑浓度最低。主要在肝脏代谢,经历分解和氧化两个过程。吸收后 6～12 小时血液中的浓度达到高峰,24 小时内通过肾脏排泄,48 小时后完全排出体外。

(三)中毒机制

有机磷杀虫药中毒机制是抑制体内胆碱酯酶的活性。有机磷杀虫药进入人体后,与体内胆碱酯酶结合形成磷酰化胆碱酯酶(中毒酶),磷酰化胆碱酯酶化学性质稳定,不能水解乙酰胆碱,从而造成乙酰胆碱的大量积聚,使胆碱能神经持续冲动,先兴奋后抑制,出现相应的临床表现。

有机磷杀虫剂与胆碱酯酶是稳定结合,磷酰化胆碱酯酶脱磷酰基反应有三种形式。①自动活化:从磷酰化胆碱酯酶上自动脱落整个磷酰基,但速度极慢,需数小时或数十小时。②老化反应:从磷酰化胆碱酯酶上脱落部分磷酰基团,仍无酶的活性。③重活化反应:用药物的置换作用,使整个磷酰基脱落,恢复酶的活性。

二、病情评估与判断

(一)健康史

有机磷杀虫药接触史是确诊中毒的主要依据。对于有接触史或吞服史者,应详细了解农药的种类、剂型、剂量以及中毒的途径、时间和经过,最好能取得服用的农药瓶及剩余液。

(二)临床表现

中毒发病时间与有机磷杀虫药毒性大小、剂量及侵入途径有关。口服中毒者常在 10 分钟至 2 小时内发病;吸入中毒者约 30 分钟内发病;皮肤吸收中毒者多在接触后 2～6 小时发病。典型的中毒症状包括:呼出气大蒜味、瞳孔缩小(针尖样瞳孔)、大汗、流涎、气道分泌物增多、肌纤维颤动及意识障碍等。

1.症状和体征

(1)毒蕈碱样症状:又称 M 样症状,出现最早。主要是由于副交感神经末梢兴奋,引起平滑肌痉挛和腺体分泌增加。表现为恶心、呕吐、腹痛、腹泻、瞳孔缩小、心率下降、大小便失禁、多汗、流泪、流涎、胸闷、气促、呼吸困难、双肺干性或湿性啰音,严重者可出现肺水肿。

(2)烟碱样症状:又称 N 样症状。主要是由于乙酰胆碱在骨骼肌神经肌肉接头处蓄积,骨骼肌运动神经过度兴奋所致。表现为:①肌纤维颤动,甚至强直性痉挛伴全身紧束及压迫感。后期出现肌力减退和瘫痪,严重时出现呼吸肌麻痹引起呼吸停止。②乙酰胆碱刺激交感神经节,使节后神经纤维末梢释放儿茶酚胺引起血压增高、心跳加快和心律失常。

(3)中枢神经系统症状:由乙酰胆碱在脑内蓄积引起。出现头晕、头痛、倦怠无力、共济失调、烦躁不安、谵妄、抽搐和昏迷等症状,严重时可发生中枢性呼吸衰竭而死亡。

(4)局部损害:部分有机磷杀虫药接触皮肤后可发生过敏性皮炎、皮肤水疱或剥脱性皮炎。眼部接触时可发生结膜充血和瞳孔缩小。

2.病情分级

根据临床表现和全血胆碱酯酶活力,将有机磷杀虫药中毒分三级。

(1)轻度中毒:主要表现毒蕈碱样症状,全血胆碱酯酶活力 50%～70%。

(2)中度中毒:毒蕈碱样症状加重,出现烟碱样症状,全血胆碱酯酶活力 30%～50%。

(3)重度中毒:中度中毒患者出现肺水肿、昏迷、呼吸衰竭和脑水肿症状之一者,全血胆碱酯酶活力 30%以下。

(三)辅助检查

1.全血胆碱酯酶活力测定

是诊断有机磷杀虫药中毒的特异性指标,对中毒严重程度的判断、疗效的观察及预后的估计都极为重要。正常人全血胆碱酯酶活力为 100%,<70%提示中毒。

2.尿液有机磷杀虫药分解产物测定

能反映有机磷杀虫药的吸收程度,有助于有机磷杀虫药中毒的诊断。如对硫磷和甲基对硫磷在人体内氧化分解生成的对硝基酚,敌百虫在体内分解生成的三氯乙醇,均可从尿液中检测出来。

3.毒物分析

通过对有机磷杀虫药中毒者的呕吐物、胃内容物等可能含毒的标本进行检测分析,确定中毒的种类,便于诊断与确定性治疗。

三、急救与护理

急性有机磷杀虫药中毒病情发展迅速,病死率高,应争分夺秒地进行急救处理。

(一)现场急救

立即使患者脱离中毒环境。根据中毒的途径、部位及现场条件,彻底清除毒物。如催吐,脱去衣服清洗皮肤等。注意保暖和保持患者呼吸道通畅,及时送往医院救治。

(二)急诊科救治

1.迅速清除毒物

(1)皮肤、黏膜吸收中毒:迅速脱去污染衣物,用大量清水或肥皂水清洗污染的皮肤,尤其注意指甲缝隙、头发,否则可引起病情反复。眼部污染时,除敌百虫必须用清水冲洗外,其他均可用 2% 碳酸氢钠溶液冲洗,再用生理盐水持续冲洗 10 分钟以上,冲洗后滴入 1% 阿托品。

(2)口服中毒:立即洗胃,直至洗出液清亮、无大蒜味。胃管内注入 50g 活性炭悬浮液,以硫酸钠 15g 导泻。

2.应用特效解毒药

(1)抗胆碱药:抗胆碱药可与乙酰胆碱争夺胆碱受体,起到阻断乙酰胆碱的作用。

1)阿托品:是外周性抗胆碱药,主要作用于外周毒蕈碱型受体(M 受体),对烟碱型(N 受体)无明显作用。阿托品的使用原则是早期、足量、反复给药,直到毒蕈碱样症状消失,达到阿托品化。阿托品化指征:口干、皮肤干燥、心率增快(90~100 次/分)、瞳孔较前扩大、肺部啰音消失等。此时应逐步减少阿托品用量至停用。如患者出现瞳孔极度扩大、意识模糊、烦躁不安、抽搐甚至昏迷、尿潴留、肺水肿等,提示阿托品中毒。口服中毒者需重复多次用药,维持阿托品化 1~3 天。

2)盐酸戊乙奎醚(长托宁):是中枢性抗胆碱药,对中枢 M、N 受体和外周 M 受体均有作用,其中对 M2 受体选择性较弱,对心率无明显影响。长托宁作为新型抗胆碱药,与阿托品比较,具有用药量少、给药间隔时间长、不良反应轻或少、中间综合征发生率少等优点,是目前推荐的有机磷杀虫药中毒首选抗胆碱药。应用长托宁时,必须注意不同患者的个体差异,及时调整剂量,首次用药需与氯解磷定合用。首次给药后,应密切观察病情,判断是否达到长托宁化。长托宁化判断指标:口干、皮肤干燥、肺部啰音减少或消失、神经精神症状好转,心率增快不作为判断标准之一。长托宁化是救治有效的临床标志,应尽快使患者达到,并维持到临床痊愈。

(2)胆碱酯酶复能剂:该类药物能夺取磷酰化胆碱酯酶中的磷酰基,使胆碱酯酶恢复活性,且能解除烟碱样症状,但对解除毒蕈碱样症状和呼吸中枢抑制效果差。中毒后如不及时应用复能剂,磷酰化胆碱酯酶将在数小时至 2~3 天内变成不可逆性,即所谓"老化酶"。胆碱酯酶复能剂对"老化酶"无效,故须早期、足量应用。

我国目前主要应用的药物有氯解磷定和碘解磷定。临床首选氯解磷定,其重活化作用较强,毒性小,可静脉或肌内注射。碘解磷定重活化作用较弱,而且使用不便,仅能缓慢静脉注射,目前大多数国家已不使用。

3.对症治疗

有机磷杀虫药中毒死因主要是呼吸衰竭,其原因主要是肺水肿、呼吸肌瘫痪或呼吸中枢抑制所致。主要治疗措施包括：①及时吸氧、吸痰，保持呼吸道通畅，必要时气管插管、气管切开行机械辅助呼吸。②输液，维持循环功能，预防和治疗休克，纠正心律失常，维持水、电解质及酸碱平衡。③给予利尿、脱水药，防治脑水肿。④早期使用抗生素，防治肺部感染。⑤危重患者可用血浆置换或血液灌流疗法。⑥镇静、抗惊厥。

(三)护理措施

1.即刻护理

吸氧，维持有效通气，必要时行气管插管，机械辅助呼吸。

2.洗胃护理

凡口服有机磷杀虫药中毒患者，不论时间长短，病情轻重，有无并发症，或疑似服毒但无中毒症状，均应尽快彻底洗胃。

3.病情观察

(1)反跳：急性有机磷杀虫药中毒经紧急救治病情好转进入恢复期，突然病情急剧恶化，再次出现严重中毒症状，经大剂量阿托品治疗效果不满意者，应考虑发生"反跳"。反跳发生的原因与毒物种类、继续吸收、阿托品及复能剂停用过早或减量过快有关。目前尚无特效方法治疗反跳，因此预防至关重要。

(2)中间综合征：多发生在重度有机磷杀虫药中毒后 24～96 小时，在急性期和迟发性多发神经病之间，突然出现以肌无力为突出表现的综合征。主要表现为屈颈肌、四肢近端肌肉以及第 3～7 对和第 9～12 对脑神经所支配的部分肌肉肌力减退。病变累及呼吸肌时，可引起呼吸肌麻痹，并迅速进展为呼吸衰竭，导致死亡。

(3)迟发性多发神经病：少数患者在急性重度中毒症状消失后 2～3 周，出现感觉型、运动型多发性神经病变。主要表现为肢体末端烧灼感、疼痛、麻木以及下肢无力、瘫痪、四肢肌肉萎缩，严重者出现足下垂等。

(4)伴随症状观察：①出现咳嗽、胸闷、咳粉红色泡沫痰时需警惕急性肺水肿。②出现意识障碍伴有头痛、呕吐、惊厥、抽搐时应警惕急性脑水肿。③出现呼吸频率、节律及深度改变时应警惕呼吸功能衰竭。

4.用药护理

(1)遵医嘱准确、及时给予抗胆碱药及胆碱酯酶复能剂。病情好转后药物不能减量过快或骤然停药，应逐渐减量继续观察使用 3～5 天，防止病情反复恶化。

(2)用药过程中注意观察有无阿托品化、长托宁化表现，警惕阿托品中毒的发生，及时做好给药及药物反应的记录。

(3)注意观察应用胆碱酯酶复能剂时的不良反应，防止过量中毒。常见不良反应有一过性眩晕、视力模糊、复视、血压升高等。用量过大或注射速度过快可引起癫痫样发作和抑制胆碱酯酶活力。碘解磷定剂量较大时有口苦、咽干、恶心，注射过快可致暂时性呼吸抑制。

5.饮食护理

患者神志清醒后 24～48 小时内暂禁食，病情好转后逐渐给予流质饮食至普通饮食。禁食期间遵医嘱给予营养支持。

6.预防感染

昏迷患者做好口腔清洁护理、压力性损伤的预防护理；吸痰时注意吸痰管一次性操作，定期消毒吸痰用具，避免交叉感染。

7.心理护理

对于自行服毒者，应专人守护、关心体贴、循循善诱，给予心理治疗，使患者学会如何应对应激源的方法，消除患者紧张、恐惧及消极情绪。向家属说明相关救治处理的必要性，取得家属的配合与情感支持。

(四)健康教育

1.普及预防农药中毒的有关知识

向生产者、使用者广泛宣传各类有机磷杀虫药都可通过消化道、呼吸道、皮肤及黏膜吸收进入体内而引起中毒。经常接触者应定期体检，测定全血胆碱酯酶活力。

2.遵守操作规程，加强个人防护

农药盛具要专用，严禁用其装食品、牲口饲料等。喷洒农药时应穿质厚的长袖上衣及长裤，扎紧袖口和裤腿，戴口罩和帽子等防护用品。如衣裤被污染，应尽快更换并彻底清洗皮肤。接触农药过程中若出现头晕、胸闷、恶心、呕吐、流涎等症状，应立即就医。

3.休息与调养

患者出院后需休息2～3周，按时服药，有不适症状及时复诊。

第二节　百草枯中毒

百草枯又称克无踪、对草快，是目前世界范围内应用最广泛的速效触灭型除草剂之一，喷洒后能很快发挥作用，接触土壤后迅速失活，无残留，不会影响植物根部，也不污染环境。百草枯中毒事件城乡均有发生，无明显季节差异，农村多见。百草枯对人、牲畜毒性较高，是人类急性中毒病死率最高的除草剂。

一、病因与中毒机制

(一)病因

生产性中毒多见于喷洒农药时皮肤接触中毒。临床上急性中毒的患者大部分系口服自杀或误服所致。成年人口服致死量为2～6g。

(二)中毒机制

百草枯可经完整皮肤、呼吸道和消化道吸收。百草枯在酸性环境下性质稳定，在碱性环境下分解。百草枯进入人体后迅速分布到全身各器官组织，以肺和骨骼中浓度最高，体内很少降解，大多以原形随粪、尿排出，少量经乳汁排出。百草枯对人体的中毒机制目前尚不完全清楚。目前研究公认百草枯的毒性作用和细胞内的氧化还原循环反应有关，引起细胞膜脂质过氧化，造成以肺部病变为主，类似于氧中毒损害的多脏器损害。病理改变早期肺泡充血、水肿、炎症细胞浸润，晚期肺间质纤维化。

二、病情评估与判断

(一)健康史

有百草枯接触史。重点了解患者中毒的时间、经过、口服百草枯剂量、现场急救措施和既往健康史等。

(二)临床表现

百草枯中毒患者的临床表现与毒物的吸收途径、剂量、速度及健康史等密切相关。

1.局部刺激症状

皮肤接触后出现接触性皮炎、皮肤灼伤，表现为暗红斑、水疱、溃疡等；指甲接触高浓度百草枯后，可导致脱色、断裂甚至脱落；眼部接触后可引起失明、流泪、眼痛、结膜及角膜灼伤、水肿等；呼吸道吸入可引起鼻出血、喷嚏、咽痛及刺激性咳嗽。

2.全身表现

除大量经口服中毒患者较快出现肺水肿和出血外，多数患者病情呈渐进式发展，1～3天内肺、肝、肾及心脏等会发生坏死，可伴发热。

(1)呼吸系统：肺损伤是最突出、最严重的病变，主要表现为不可逆转的肺纤维化。小剂量中毒者早期可无呼吸系统症状，少数患者有咳嗽、咳痰、胸闷、胸痛、呼吸困难、发绀等表现。大剂量中毒者可在1～2天内出现逐渐加重的呼吸困难、口唇发绀、肺水肿或肺出血，常在1～3天内因急性呼吸窘迫综合征(ARDS)、急性呼吸衰竭导致死亡。部分患者急性期中毒症状控制后，在5～9天发生肺间质纤维化，2～3周达高峰，肺功能受损导致顽固性低氧血症，出现进行性呼吸困难，最终可因弥散性肺间质纤维化、呼吸衰竭、肺部感染而死亡。

(2)消化系统：口服中毒者可出现口腔、咽喉、胸及上腹部烧灼样疼痛，伴口腔、咽喉食管腐蚀、溃烂和溃疡，恶心，呕吐，腹痛，腹泻，严重者可出现呕血、便血及胃肠穿孔。部分患者中毒后2～3天后出现中毒性肝病，表现为黄疸、肝区疼痛、肝功能异常等，甚至出现肝坏死。

(3)其他系统：

1)泌尿系统：肾损伤较常见，中毒后2～3天可出现血尿、蛋白尿、少尿，血肌酐及尿素氮升高，严重者可发生急性肾衰竭。

2)循环系统：重症可出现中毒性心肌炎，导致心肌损害、血压下降、心电图ST段和T波改变，或伴有心律失常、心包出血等。

3)神经系统：表现为头晕、头痛、幻觉、精神异常、手震颤、抽搐和昏迷等。

4)血液系统：少数患者发生贫血、血小板减少伴有出血倾向。

(三)严重程度分型

1.轻型

百草枯摄入量＜20mg/kg，患者无临床症状或仅有口腔黏膜糜烂、呕吐、腹泻等轻微胃肠道症状。

2.中—重型

百草枯摄入量20～40mg/kg，患者除胃肠道症状外，可出现多脏器受累表现。在1～4天内出现心动过速、低血压、肝损害、肾衰竭，1～2周内出现咳嗽、咯血、胸腔积液，随后肺间质纤维化，肺功能进行性恶化。少数患者可存活，但多数患者2～3周内死于肺功能衰竭。

3.暴发型

百草枯摄入量＞40mg/kg,除严重的胃肠道症状外,患者可出现胰腺炎、中毒性心肌炎、昏迷、抽搐,多数患者于中毒1～4天内死于多脏器功能衰竭。

(四)辅助检查

1.毒物检测

(1)血清百草枯浓度测定:有助于判断病情的严重程度和预后。必须采集摄入百草枯4小时后血样,样本保存在塑料试管内,不能使用玻璃试管。血清百草枯浓度≥30mg/L提示预后不良。

(2)尿液百草枯浓度测定:应用碱性和硫代硫酸钠试管法可测出尿中2mg/L以上的百草枯,简便易行。若检测结果为阴性,可于摄入百草枯6小时后再次检测。

2.肺部X线检查

中毒早期(3天～1周)肺纹理增多,肺间质炎性变,下肺野散在细斑点状阴影,肺部透亮度降低;中毒中期(1～2周)肺实变,肺部分纤维化;中毒后期(2周后)以肺间质改变为主,出现肺不张、肺纤维化和蜂窝状改变。

三、急救与护理

百草枯中毒目前无特效救治方法。其主要急救原则是尽早彻底清除毒物,减少毒物吸收;加速体内毒物排泄;消除化学性炎症损害及对症支持治疗。

(一)现场急救

皮肤接触者,尽快脱去污染的衣物,用清水或肥皂水冲洗皮肤、头发、指甲等污染部位,眼部污染用清水冲洗,时间＞15分钟;口服中毒者,立即口服肥皂水,既可引吐,又可促进百草枯失活。或口服30%漂白土(白陶土)悬液,或就地取材用泥浆水100～200mL口服,注意要反复催吐。立即送医院做进一步抢救与治疗。

(二)急诊科救治

1.迅速清除毒物

皮肤、黏膜中毒者根据现场处理情况决定是否进一步清洗污染处;口服中毒立即洗胃、导泻、口服吸附剂等措施。

2.加速毒物排泄

除常规输液、应用利尿剂外,血液净化疗法对清除血液中的百草枯有肯定作用,应尽早(服毒后6～12小时内)连续血液灌流治疗5～7天,重症患者可联合血液透析效果更佳。

3.药物治疗

百草枯中毒尚无特效解毒剂,必须在中毒早期控制病情发展,防止肺纤维化的发生。早期大剂量应用糖皮质激素,如地塞米松、甲泼尼龙、氢化可的松等,可延缓肺纤维化的发生,降低病死率。中、重度中毒患者可使用免疫抑制剂环磷酰胺;及早给予抗氧化及抗自由基治疗,可减轻氧自由基的毒性作用,维持细胞功能。如维生素C、维生素E、维生素A、谷胱甘肽、茶多酚等;中药贯叶连翘提取物有抗脂质过氧化的作用,当归、川芎提取物能增加一氧化氮合成,降低肺动脉压,减轻肺组织损伤。

4.对症与支持治疗

应用质子泵抑制剂保护消化道黏膜。同时注意保护患者的肝、肾及心脏功能,防治肺水肿、呼吸衰竭,积极控制感染。若患者出现中毒性肝病、急性肾衰竭,提示预后不良,应及时给予相应的治疗措施。

(三)护理措施

1.即刻护理

皮肤、黏膜中毒者脱去污染的衣物,用清水或肥皂水彻底清洗污染处;口服中毒者立即洗胃,洗胃液可选用2%～5%碳酸氢钠加适量肥皂液或洗衣粉或白陶土悬液。由于百草枯具有腐蚀性,洗胃时动作宜轻柔,以免引起食管或胃穿孔。洗胃停止的标准是洗出液不再有浅绿色。洗胃后口服或胃管注入吸附剂(活性炭60g或15%的漂白土300mL)以减少毒物的吸收。再用20%甘露醇250mL加等量水稀释或33%硫酸镁溶液100mL口服或胃管注入导泻。每6小时一次,连续用1周或观察无绿色粪便为止。

2.氧疗护理

高浓度氧气吸入会加重肺损伤。仅在患者 $PaO_2<40mmHg(5.3kPa)$ 或出现 ARDS 时才可使用浓度>21%的氧气吸入。使用呼吸机治疗时应采用呼气末正压通气(PEEP)给氧。

3.病情观察

出现胸闷、低氧血症、呼吸不规律等症状应立即报告医师。一旦发生心搏骤停即刻实施CPR。注意观察患者有无出血倾向,严防 DIC 发生。监测肾功能情况,观察并记录出入量,尤其是尿量。血液灌流或血液透析患者要妥善固定好透析管路,防止扭曲、受压甚至脱出。

4.消化道护理

除早期消化道穿孔患者外,均应给予流食。消化道腐蚀性损伤严重者应禁食,给予静脉高营养,并维持水、电解质、酸碱平衡。

5.口腔护理

定时用氯己定漱口,加强对口腔溃疡和炎症的护理,可应用珍珠粉、冰硼散等喷洒口腔创面,促进愈合,降低感染发生率。

(四)健康教育

1.安全教育

遵守农药安全操作规程,如站在上风向退行喷洒,穿长衣长裤,戴防护眼镜,使用塑料薄膜围裙等,一旦皮肤受到污染应立即清洗;妥善保管百草枯溶液,在瓶身上加以"严禁口服"的醒目标识,避免儿童和高危人群接触或误服。

2.出院健康宣教

存活者应进行至少半年的随访,复查肺、肝、肾功能。使用免疫抑制剂者,应向家属告知可能出现感染、骨坏死等副作用,并延长随访时间。告诉患者切勿再次接触百草枯。

第三节　一氧化碳中毒

一氧化碳（CO）俗称煤气，是含碳物质不完全燃烧所产生的无色、无味、无刺激性气体，比重 0.967，比空气略轻。人体吸入过量一氧化碳后可引起急性一氧化碳中毒，其主要病理改变是脑和全身组织缺氧，严重者可因中枢性呼吸、循环衰竭而死亡。

一、病因与中毒机制

(一)病因

1.职业性中毒

钢铁工业、炼焦、烧窑、矿下爆破等生产过程中可产生大量 CO，若防护不当，容易造成中毒。

2.生活性中毒

最常见的中毒原因是家庭室内燃烧煤炉及煤气泄漏。煤炉产生的气体中 CO 含量高达 6%～30%，如室内门窗紧闭、通风不良可造成中毒。

3.意外事故

煤气泄漏、井下瓦斯爆炸、火灾时，现场空气中一氧化碳浓度可达 10%，导致大批人员中毒。

(二)中毒机制

一氧化碳中毒的发病机制主要是引起组织缺氧。CO 与血红蛋白（Hb）的亲和力比氧与血红蛋白的亲和力大 240 倍，当 CO 经呼吸道吸入，通过肺泡进入血液，迅速与血液红细胞内血红蛋白结合形成稳定的碳氧血红蛋白（COHb）。COHb 不能携氧，且不易解离（COHb 的解离速度仅为氧合血红蛋白的 1/3600），从而使血液携氧能力下降，导致低氧血症，引起组织缺氧；COHb 还影响氧合血红蛋白的解离，即血氧不易释放到组织而造成组织缺氧；另外，CO 还可以与还原型细胞色素氧化酶二价铁结合，抑制细胞色素氧化酶活性，影响细胞呼吸和氧化过程，阻碍氧的利用。

急性 CO 中毒后，中枢神经系统首先受累，脑内小血管迅速麻痹、扩张，脑容积增大。脑内三磷酸腺苷（ATP）在无氧状态下被迅速耗尽，钠钾泵功能失常，钠离子蓄积细胞内，导致脑水肿，继而导致脑血液循环障碍，脑内血栓形成、缺血性软化灶或广泛的脱髓鞘病变，致使部分急性 CO 中毒患者经假愈期后发生迟发性脑病。心肌对缺氧也很敏感，可导致心肌损害和各种心律失常。当人体血液中的 COHb 浓度超过 60%～70%时，可迅速发生呼吸、心跳停止、脑电活动消失。

二、病情评估与判断

(一)健康史

患者均有 CO 接触史，注意了解患者中毒时所处的环境、停留时间以及有无昏迷等。

(二)临床表现

临床表现与空气中 CO 浓度、血中 COHb 浓度、接触 CO 时间长短以及是否伴有其他有毒气体中毒等有关,也与患者中毒前的健康状况,如有无心、脑血管疾病有关。

1.急性中毒

急性一氧化碳中毒起病急、潜伏期短,根据临床症状严重程度及血液中碳氧血红蛋白的含量,将急性一氧化碳中毒分为三度:

(1)轻度中毒:血液 COHb 浓度达 10%～30%。患者出现头晕、头痛、四肢无力、恶心、呕吐和心悸,少数患者可出现短暂昏厥。若能及时脱离中毒环境,吸入新鲜空气,症状很快消失。

(2)中度中毒:血液 COHb 浓度达 30%～40%。除上述症状加重外,患者出现面色潮红,口唇呈樱桃红色、胸闷、气短、呼吸困难、幻觉、视物模糊、运动失调、判断力下降、嗜睡、意识模糊或浅昏迷。如及时脱离中毒环境,氧疗后可恢复正常,一般无明显并发症。

(3)重度中毒:血液 COHb 浓度达 40%～60%。患者迅速出现深昏迷、抽搐、呼吸抑制、肺水肿、心律失常、心力衰竭、各种反射消失,可呈去大脑皮质状态。部分患者出现脑水肿、呼吸衰竭、上消化道出血、肝肾功能损害等。此期患者病死率高,即使抢救存活也多伴有不同程度后遗症。

2.迟发性脑病

又称神经精神后发症,是急性一氧化碳中毒重症患者意识障碍恢复后,经过一段看似正常的"假愈期"(多为 2～3 周)后发生以痴呆、精神症状和锥体外系异常为主的神经系统疾病。表现为:①精神意识障碍。痴呆、木僵、谵妄和去大脑皮质状态。②锥体外系症状。出现震颤麻痹综合征,表现为呆板面容,肌张力增高、动作缓慢、前冲步态、双上肢失去伴随运动,有静止性震颤。③锥体系神经损害。表现为轻度偏瘫、病理反射阳性或大小便失禁。④大脑皮质局灶性功能障碍。如运动性失语、失明、失写、失算等,或出现继发性癫痫。⑤脑神经及周围神经损害。如视神经萎缩、听神经损害及周围神经病变等。

(三)辅助检查

1.血液碳氧血红蛋白测定

定量检测血 COHb 浓度是诊断 CO 中毒的特异性指标,尽可能在脱离接触 CO 后 8 小时内取血送检。

2.实验室检查

血清酶学检查,如乳酸脱氢酶、磷酸肌酸酶、谷丙转氨酶、天门冬氨酸转氨酶在 CO 中毒时可达到正常值的 10～100 倍。血清酶学异常增高结合动脉血气分析是诊断 CO 中毒的重要实验室指标。重症患者应将肾功能检查作为常规检测项目。

3.其他检查

脑电图、头部 CT 等。

三、急救与护理

一氧化碳中毒的急救原则是迅速撤离中毒现场;及时氧疗,防治脑水肿,改善脑代谢;对症和支持治疗,预防并发症。

(一)现场急救

迅速将患者移离中毒现场至空气新鲜、通风处。平卧,解开衣领,保持呼吸道通畅,注意保暖,昏迷患者给予侧卧位,避免呕吐物误吸。有条件时给予高流量氧气吸入。如患者出现呼吸、心搏骤停,立即行 CPR。根据病情决定是否转送医院继续救治。

(二)急诊科救治

1.纠正缺氧

给氧是救治急性 CO 中毒最有效的方法,可加速 COHb 解离,纠正机体缺氧。包括:①轻度中毒患者给予鼻导管或密闭面罩吸氧。②中、重度中毒患者应尽快给予高压氧(HBO)治疗。高压氧治疗能增加血液中物理溶解氧含量,提高总体氧含量,可降低病死率、缩短昏迷时间和病程,且可减少或防止迟发性脑病的发生。一般高压氧治疗每次 1～2 小时,1～2 次/日。老年人或妊娠妇女一氧化碳中毒应首选高压氧治疗。

2.防治脑水肿,促进脑细胞代谢

严重 CO 中毒后 24～48 小时脑水肿达高峰期,在积极纠正缺氧的同时,可给予脱水治疗。常用药物:20％甘露醇 1～2g/kg 静脉快速滴注,6～8 小时 1 次,症状缓解后减量;呋塞米 20～40mg 静脉注射,8～12 小时 1 次;地塞米松 10～20mg/d。有频发抽搐者首选地西泮 10～20mg 静脉注射,无效可静脉滴注苯妥英钠 0.5～1g。改善脑代谢可用脑细胞赋能剂如三磷酸腺苷、辅酶 A、细胞色素 C、抗氧化剂如维生素 C 等。

3.对症治疗,防治并发症和后遗症

昏迷患者保持呼吸道通畅,必要时行气管插管或气管切开,进行机械通气;控制高热,必要时给予冬眠疗法;应用抗生素预防和控制继发感染;预防水、电解质及酸碱失衡及心律失常;给予营养支持。

(三)护理措施

1.氧疗的护理

(1)鼻导管或面罩吸氧:氧流量为 5～10L/min,症状缓解和血液 COHb 浓度降至 5％以下时可停止吸氧。氧疗过程中注意保持呼吸道通畅,以提高氧疗效果,防止发生窒息。

(2)高压氧护理:中、重度 CO 中毒均应进行高压氧治疗。对未经处理的气胸、多发性肋骨骨折、胸壁开放性创伤、早产儿或视网膜剥离等 CO 中毒患者禁止使用。使用高压氧治疗可能出现氧中毒、减压病、气压伤等并发症。高压氧治疗前,首先应明确诊断及有无并发症存在。如 CO 中毒时易合并脑出血。若进舱加压,将会导致严重后果,故对伴高血压的老年患者尤应注意。①进舱前护理:向神志清醒患者介绍进舱须知、治疗过程中可能出现的不良反应及预防方法、注意事项等,示范面罩佩戴方法,取得配合。进舱前评估患者生命体征、中毒情况及病史,更换全棉衣服,注意保暖,排空大小便,不宜过多饮水或空腹,不吃产气多的食物。严禁将易燃易爆物品如打火机、手机等带入高压氧舱。教会患者在加压阶段进行吞咽、咀嚼等动作,保持咽鼓管通畅,避免中耳、鼓膜气压伤;减压阶段不要屏气和剧烈咳嗽,防止肺气压伤。②入舱后护理:采取间接吸氧方式,避免氧中毒。老年人多伴有潜在心肺功能不良,治疗中压力不宜过高,时程不宜过长;所有引流必须通畅,并防止反流,在减压时所有引流管均应开放,防止空腔脏器或有关部位因压力膨胀、扩张而损伤。③陪舱护理:重症患者需由医护人员陪舱。昏迷患者应平卧,头偏向一侧,及时清除呼吸道分泌物,保持呼吸道通畅;注意翻身,防止压疮。烦躁患者要适当约束,防止受伤。密切观察患者神志、瞳孔及生命体征的变化,如出现烦躁不安、恶心、冷汗等氧中毒的表现,应迅速摘除面罩,改吸空气,必要时终止治疗。如患者带有输

液,开始加压时,应将液体平面调低,并注意输液速度的变化;减压时,应将液体平面调高,以免减压时液平面降低使空气进入体内。

2.病情观察

(1)密切观察生命体征、神志、瞳孔的变化,病情较重者给予心电监护。

(2)密切观察氧疗效果,高压氧治疗者应注意观察有无氧中毒。

(3)注意观察有无迟发性脑病的临床表现,如有无意识恢复后再度昏迷、痴呆、木僵、偏瘫和失语等。

3.对症护理

(1)加强昏迷患者护理:保持呼吸道通畅,按需吸痰。定时翻身预防压疮和肺部感染。

(2)安全护理:烦躁不安、惊厥、频繁抽搐的患者做好安全防护,如加床栏防止坠床,使用牙垫防止舌咬伤,四肢使用约束带等措施,防止患者自伤。

4.心理护理

重度中毒或延迟治疗的患者可能会有神经系统后遗症,因此,要对患者加强心理疏导,鼓励其树立战胜疾病的信心,积极配合各项治疗及康复训练。

(四)健康教育

1.宣传 CO 中毒的预防及救护知识

加强预防 CO 中毒相关知识的宣传,普及急性 CO 中毒的救护知识。

2.加强职业性中毒的防护

厂矿应认真执行安全操作规程,有 CO 的车间和场所要加强通风。加强矿井下空气中 CO 浓度的监测和报警。进入高浓度 CO 环境执行紧急任务时,要戴好特制的 CO 防毒面具,系好安全带。

3.做好日常生活中毒的防护

居室内煤炉要安装烟囱,烟囱结构要严密且通风良好;室内燃烧木炭时,一定要注意保持良好的通风,尤其是在冬天、雨天;要经常检查连接煤气具的橡皮管是否松脱、老化等;煤气热水器切勿安装在密闭浴室或通风不良处;不要在密闭空调车内滞留时间过长。

第四节　镇静催眠药中毒

镇静催眠药是中枢神经系统抑制药,在临床上广泛应用于镇静、催眠、抗惊厥及麻醉前给药。一次性服用大剂量此类药物可引起急性镇静催眠药中毒,出现一系列以中枢神经系统过度抑制为主的症状和体征,如昏迷、呼吸抑制和休克等,甚至危及生命。

一、病因与中毒机制

(一)病因

急性中毒主要是成人有意过量服用镇静催眠药所致。

（二）中毒机制

1.苯二氮䓬类

中枢神经抑制作用与增强 γ－氨基丁酸（GABA）能神经元的功能有关。在神经元突触后膜表面有由苯二氮䓬受体、GABA 受体和氯离子通道组成的大分子复合物，苯二氮䓬类药物与其受体结合后，可加强 GABA 与其受体结合的亲和力，使与 GABA 受体偶联的氯离子通道开放，从而增强 GABA 对突触后的抑制功能，选择性地作用于大脑边缘系统，影响情绪和记忆力。

2.巴比妥类

与苯二氮䓬类作用机制相似，但二者的作用部位有所不同。巴比妥类主要通过对脑干网状结构上行激活系统进行抑制而引起意识障碍，且对中枢神经系统的抑制作用随剂量而增加，存在剂量－效应关系，其效应由镇静、催眠到麻醉，以至延髓中枢麻痹。

3.非巴比妥非苯二氮䓬类

该类药物对中枢神经系统抑制作用和巴比妥类相似。

4.吩噻嗪类

抑制中枢神经系统多巴胺受体，减少邻苯二酚氨生成。主要作用于网状结构，减轻焦虑、紧张、幻觉、妄想和病理性思维等精神症状。同时能抑制脑干血管运动和呕吐反射，阻断 α 肾上腺素能受体，具有抗组胺及抗胆碱能等作用。

二、病情评估与判断

（一）健康史

询问患者平时的睡眠状况，有无可靠的镇静催眠药服药史，了解用药种类、剂量、服用时间、是否经常服用该药、服药前后是否有饮酒史以及发病前有无不良情绪等心理问题。

（二）临床表现

1.巴比妥类药物中毒

（1）轻度中毒：表现为头晕、注意力不集中、共济失调、嗜睡、反应迟钝、言语不清、判断力和定向力障碍，但各种反射存在，生命体征较平稳。

（2）中度中毒：表现为昏睡或浅昏迷状态，呼吸浅而慢，眼球震颤，血压仍正常，腱反射消失，角膜反射和咽反射存在。

（3）重度中毒：表现为深昏迷，呼吸浅慢，甚至停止，脉搏细数，血压下降，体温不升。早期四肢强直、锥体束征阳性；后期则出现肌张力下降，各种反射消失。可并发脑水肿、肺水肿及急性肾衰竭等。

2.苯二氮䓬类药物中毒

中枢神经系统抑制症状较轻，主要表现为头晕、头痛、健忘、言语不清、共济失调、嗜睡等，严重中毒可导致昏迷、血压下降和呼吸抑制。若同时饮酒或服用了其他镇静催眠药者，可出现长时间深昏迷和呼吸抑制。

3.非巴比妥非苯二氮䓬类药物中毒

症状与巴比妥类中毒相似，但有其自身特点。

（1）甲喹酮中毒：有明显的呼吸抑制，出现肌张力增强、腱反射亢进、抽搐等锥体束征的临床表现。

(2)水合氯醛中毒:有心律失常和肝、肾功能障碍。

(3)格鲁米特中毒:有瞳孔散大等抗胆碱能神经症状,且意识障碍有周期性波动。

4.吩噻嗪类药物中毒

最常见的是锥体外系反应,临床表现有以下几类:

(1)震颤麻痹综合征。

(2)不能静坐。

(3)急性肌张力障碍反应,如斜颈、吞咽困难和牙关紧闭等。

(4)其他表现,如休克、心律失常、嗜睡、瞳孔散大、口干,甚至出现昏迷、呼吸抑制等。

(三)辅助检查

留取患者血液、尿液、呕吐物、洗胃液等进行药物定量检测与分析,对诊断具有参考价值。

三、急救与护理

(一)现场急救

意识尚清楚的患者,立即给予催吐;保持呼吸道通畅,条件允许时吸氧;紧急送往医院救治。

(二)急诊科救治

1.迅速清除毒物

(1)洗胃:早期用清水反复洗胃,服药量较大者即使服药超过 6 小时也需洗胃;洗胃后经胃管灌注 50～100g 活性炭悬浮液以吸附消化道内的药物,每 2～4 小时一次,直至症状缓解。

(2)导泻:胃管灌入 50% 硫酸钠 50mL。一般不用硫酸镁导泻。

(3)利尿和碱化尿液:可减少毒物在肾小管中的重吸收,促进长效巴比妥类毒物由尿液排出,但对吩噻嗪类药物中毒无效。

(4)血液净化治疗:中毒症状严重者可进行血液透析、血液灌流治疗,但对苯二氮䓬类药物中毒无效。

2.应用特效解毒药

苯二氮䓬类药物中毒的特效解毒药是氟马西尼,该药能通过竞争抑制苯二氮䓬受体而阻断苯二氮䓬类药物的中枢神经抑制作用,但不能改善遗忘症状。每次 0.2mg,必要时重复给药,最大剂量 2mg。巴比妥类中毒、非巴比妥非苯二氮䓬类中毒、吩噻嗪类中毒目前无特效解毒药。

3.维持重要脏器功能

(1)维持呼吸中枢兴奋,保持呼吸道通畅:尽早解除呼吸抑制是抢救患者生命的关键。对于深昏迷者,必要时给予气管插管辅助呼吸。

(2)促进意识恢复:给予葡萄糖、纳洛酮和维生素 B_1 等,纳洛酮 0.4～0.8mg 静脉注射,必要时 15 分钟重复 1 次。

(3)维持血压:镇静催眠药急性中毒容易出现低血压,多因血管扩张所致,应输液补充血容量,如无效可考虑给予血管活性药物。

(4)加强心电图监护:如出现心律失常,酌情给予抗心律失常药。

4.对症治疗

如血压低时,补充血容量,必要时应用间羟胺、盐酸去氧肾上腺素(新福林)等α受体激动剂;心律失常首选利多卡因治疗;肌肉痉挛及肌张力障碍者应用苯海拉明。

5.防治并发症

及时纠正休克,维持水、电解质、酸碱平衡,防治肺部感染和急性肾衰竭。

(三)护理措施

1.即刻护理

立即解开患者衣领、裤带,清理呼吸道分泌物,保持呼吸道通畅,给予持续性吸氧,预防脑水肿;建立有效的静脉通道;给予持续心电监护等。

2.病情观察

密切观察患者生命体征及意识障碍程度、瞳孔大小及对光反射、尿量等变化,及时准确做好记录。

3.用药护理

遵医嘱正确使用氟马西尼,缓慢静脉注射。

4.对症护理

血压下降者可补充血容量,必要时用升压药;昏迷患者去枕平卧,头偏向一侧,按需吸痰,必要时行气管插管或气管切开,加强机械通气护理。清醒者鼓励咳嗽,拍打背部,促进有效排痰,防治肺部感染;定时翻身,预防压疮。

5.饮食护理

给予高热量、高蛋白的鼻饲流质饮食或静脉补充营养物质,以提高机体抵抗力。

6.心理护理

针对服用镇静催眠药自杀的患者要做好思想工作,加强心理安慰和疏导,不宜单独将其留在病室内,防止再度自杀。同时做好家属的工作,取得配合与支持。

(四)健康教育

1.加强镇静催眠药的管理和使用,防范特定药物合用时的危险

失眠或睡眠紊乱的患者以心理及物理治疗为主,必须在医生的指导下规范使用镇静催眠药。抗组织胺药(氯苯那敏等)、镇痛药(罗通定等)以及酒精(饮酒)等,与本类药物合用时,能增强对中枢的抑制作用,特别是酒精,对中枢神经系统有协同抑制作用,可能引起严重后果。

2.加强日常宣传

向患者宣传合理应用镇静催眠药的重要性及盲目用药的严重后果。患者连续服用某种镇静催眠药 4 个月后,应在医生指导下换另一类催眠药物。儿童除偶尔用于治疗儿童夜惊和梦游症之外,其他情况一般不用镇静催眠药。老年患者也应慎重使用,可能会引起意识模糊而造成危险。哺乳期妇女及孕妇忌用,尤其是妊娠开始 3 个月及分娩前 3 个月。肝肾功能减退者慎用,肝功能严重障碍者禁用,尤其是巴比妥类药;对蓄意服毒者,首先要进行心理疏导,并讲解药物对脑功能及神经系统的影响,使其走出自杀的阴影。

3.警惕药物的延续效应

作用时间较长的催眠药，服用后常有延续效应，次日晨出现头晕、困倦、精神不振、嗜睡等。因此，该患者不可驾驶车辆和操纵机器，以免发生意外。

第五节　急性酒精中毒

酒精，别称乙醇，是无色、易挥发、易燃的液体，具有醇香气味，可与水或大多数有机溶剂混溶。急性酒精中毒指因一次饮入过量的酒精或酒类饮料引起的以神经精神症状为主的中毒性疾病，可累及呼吸和循环系统，导致意识障碍，呼吸循环衰竭，甚至危及生命。

一、病因与中毒机制

(一)病因

急性酒精中毒主要是经口摄入为主，嗜酒者中毒多见。

(二)酒精的吸收与代谢

饮酒后80％酒精由十二指肠及空肠吸收，在1.5小时内吸收可达90％以上，且迅速分布于全身。由肾和肺原形排出的至多占总量的10％。酒精在肝代谢、分解，首先由酒精脱氢酶氧化为乙醛，再经乙醛脱氢酶氧化为乙酸，乙酸转化为乙酰辅酶A进入三羧酸循环，最后代谢为二氧化碳和水。

(三)中毒机制

1.抑制中枢神经系统功能

进入人体的酒精随血液循环进入中枢神经系统，由大脑皮质向下，通过边缘系统、小脑、网状结构到延髓，对中枢神经系统产生抑制作用。由于酒精具有脂溶性，可迅速透过脑神经细胞膜，小剂量出现兴奋作用，随着剂量增加，作用于小脑会影响其协调肌肉运动和控制精细运动的能力，引起共济失调等运动障碍；作用于网状结构，引起昏睡和昏迷，最后由于抑制延髓呼吸中枢而引起呼吸或循环衰竭。

2.干扰代谢

酒精在肝细胞内代谢生成大量还原型烟酰胺腺嘌呤二核苷酸(NADH)，影响体内多种代谢过程，使乳酸增高、酮体蓄积导致代谢性酸中毒及糖异生受阻所致低血糖。

3.损害心脏功能

酒精的代谢产物乙醛和醋酸盐直接导致心肌细胞和心肌间质纤维化，使心肌收缩和舒张功能减退。

二、病情评估与判断

(一)健康史

重点评估本次饮酒的种类、饮酒量、时间、酒精的度数以及患者对酒精的耐受程度。昏迷患者应注意评估有无同时服用其他药物，如镇静催眠药等。

(二)临床表现

急性酒精中毒症状出现时间因人而异,与饮酒量、个体敏感性及耐受性有关,临床表现分为三期:

1.兴奋期

血酒精浓度>500mg/L,出现欣快、兴奋、言语增多、情绪不稳定、易激怒,可有粗鲁行为或攻击行为,也可沉默、孤僻、安静入睡。

2.共济失调期

血酒精浓度>1500mg/L,出现肌肉运动不协调、行动笨拙、步态蹒跚、语无伦次、发音含糊、眼球震颤、视物模糊、复视、恶心、呕吐、思睡。

3.昏睡、昏迷期

血酒精浓度>2500mg/L,患者进入昏睡期,表现为面色苍白、皮肤湿冷、口唇发绀、昏睡、瞳孔散大、体温降低。严重者常陷入昏迷、心率加快、血压下降、呼吸缓慢且带有鼾声,可出现呼吸、循环麻痹而危及生命。

(三)辅助检查

血清或呼出气中酒精浓度测定对判断酒精中毒严重程度及评估预后有重要参考价值。

三、急救与护理

(一)现场急救

立即终止饮酒,卧床休息,注意保暖;给予温开水或西瓜、梨等水果汁进行解酒;未呕吐者可催吐,呕吐时侧卧以防窒息、吸入性肺炎。躁动者加以保护性约束,避免发生外伤。若中毒者昏迷不醒,应立即送医院救治。

(二)急诊科救治

急诊科救治主要针对重度酒精中毒的患者。

1.迅速排出体内酒精

由于酒精吸收速度快,而且大多数患者均有频繁自发性呕吐,一般可不必洗胃。重度中毒患者应尽早洗胃、导泄,促进毒物排出。另外,还可给予50%葡萄糖100mL静脉注射,同时肌内注射维生素 B_1、B_6 和烟酸各 100mg,加速酒精在体内的氧化代谢,若患者病情危重,及早进行血液透析治疗。血液透析的指征:血酒精含量>5000mg/L,伴有酸中毒或服用可疑药物。

2.药物催醒

纳洛酮是阿片类受体拮抗剂,具有改善呼吸和循环功能、兴奋呼吸中枢和催醒的作用,可缩短昏迷时间,降低病死率。应用纳洛酮时应注意患者清醒时间,若超过平均清醒时间或用后昏迷程度加深,要询问是否存在颅内血肿等其他情况,并及时处理。

3.对症和支持治疗

(1)降低颅内压,防治脑水肿。

(2)躁动不安者禁用吗啡及巴比妥类药物,可给予小剂量地西泮静脉注射。

(3)呼吸衰竭者,积极进行气管插管等机械通气治疗,可酌情给予呼吸中枢兴奋药。

(4)补液,预防水、电解质及酸碱失衡。

(三)护理措施

1.即刻护理

保持呼吸道通畅,吸氧,必要时行气管插管机械辅助呼吸;呕吐者预防窒息或吸入性肺炎;保暖,维持正常体温;开放静脉,遵医嘱给药;持续心电监护,如出现心搏骤停立即行 CPR。

2.一般护理

患者卧床休息,根据病情选择适当体位。昏迷者应定时翻身,预防压疮。患者清醒后给予清淡易消化的流质、半流质或软食,避免刺激性食物。

3.病情观察

密切观察患者意识状态、血压、呼吸、脉搏等生命体征,并及时做好记录;观察呕吐物的颜色、性状和量,判断有无胃黏膜损伤,必要时留取呕吐物标本送检;对昏迷不能自行排尿者,给予留置导尿管,观察并记录尿量;个别患者使用纳洛酮后,可出现头晕、收缩压升高等症状,应注意识别及处理。高血压、心力衰竭患者禁用纳洛酮。

4.加强安全防护

躁动不安者应使用床档保护或约束四肢,防止坠床等意外情况发生。同时,要防止患者伤害他人,医护人员在护理酒精中毒患者时,要做好自身防护。

5.心理护理

多与患者交流,了解患者的心理状态,注意情绪变化。向患者及家属讲解酗酒的危害性,避免酒精中毒。酒精依赖者建议到心理门诊就诊。

(四)健康教育

大力开展酗酒危害身体的宣传教育,告知患者长期大量饮酒可能导致酒精性肝硬化,诱发或加重胃炎、肠炎等疾病;不饮用散装、标签标注不全的酒类;加强对医用酒精、工业用酒精的管理工作,避免滥用或误饮。

第六节　亚硝酸盐中毒

亚硝酸盐中毒是指由于误食亚硝酸盐或食用含硝酸盐、亚硝酸盐含量较高的腌制品、肉制品及变质的蔬菜而导致的以组织缺氧为主要表现的急性中毒。

一、病因与中毒机制

(一)病因

亚硝酸盐中毒的主要途径是经口摄入。如食用贮存过久的蔬菜、刚腌不久的蔬菜及放置过久的煮熟蔬菜导致中毒;误将亚硝酸盐当食盐加入食品导致中毒;腌肉制品中加入过量硝酸盐和亚硝酸盐,食用后导致中毒;某些地区饮用水中含有较多的硝酸盐,当用该水煮粥或食物,在不洁的锅内放置过夜后,硝酸盐在细菌作用下还原为亚硝酸盐,食用后导致中毒。

(二)中毒机制

亚硝酸盐为强氧化剂,进入人体后可使血中低铁血红蛋白氧化成高铁血红蛋白。高铁血红蛋白不仅失去运氧的功能,还能阻止正常血红蛋白释放氧,致使组织缺氧。另外,亚硝酸盐有松弛小血管平滑肌作用,导致血管扩张,血压下降。

二、病情评估与判断

(一)健康史

询问患者及家属,饮食的具体情况,是否食用过多的腌制咸菜、腌制肉类、不洁井水和变质腐败蔬菜等;是否有亚硝酸盐的误服史。

(二)临床表现

亚硝酸盐中毒发病急速,一般潜伏期1～3小时。中毒的主要特点是组织缺氧和皮肤黏膜发绀的表现。皮肤青紫是本病的特征,所有病例均有口唇青紫,稍重者舌尖、指尖青紫,重者眼结膜、面部及全身皮肤青紫。

其他中毒表现有头晕、头疼、乏力、心跳加速、嗜睡或烦躁、呼吸困难、恶心、呕吐、腹痛、腹泻,严重者出现昏迷、惊厥、抽搐、休克、大小便失禁,可因呼吸衰竭而死亡。

(三)辅助检查

1.实验室检查

首选血气分析,测定血中高铁血红蛋白含量,正常值为 0.5%～2%。高铁血红蛋白达 30%～40% 即可出现中毒症状,超过 70% 可致死。

2.毒物检测

对剩余食物中亚硝酸盐进行定量分析。

三、急救与护理

(一)现场急救

尽早进行反复催吐,同时尽快送往医院。

(二)急诊科救治

1.彻底清除毒物

立即采取洗胃、吸附、导泻等方法清除胃肠道内毒物。

2.吸氧

清理呼吸道并保持通畅,给予高流量吸氧,必要时施行人工通气。

3.应用特效解毒药

亚甲蓝(美蓝)是亚硝酸盐中毒的特效解毒药。小剂量(1～$2mg/kg$)能使血中高铁血红蛋白还原成低铁血红蛋白,促进氧的释放,纠正组织缺氧,改善脏器功能。

(1)25%～50%葡萄糖溶液 40～$60mL$ 加 1%亚甲蓝 1～$2mg/kg$ 于 5～10 分钟内缓慢静脉注射,必要时可于 2 小时后重复使用,直至高铁血红蛋白血症消失。

(2)50%葡萄糖溶液 $100mL$ 加维生素 C_1～$2g$ 静脉注射,可加强亚甲蓝疗效。无亚甲蓝而病情严重者,可应用血液置换疗法或输注红细胞悬浮液。

4.对症和支持治疗

缺氧严重者给予能量合剂、VC 等保护脏器功能;血压下降时给予补液扩充血容量,必要时加用血管活性药物;静脉补液、利尿,维持水、电解质和酸碱平衡。

（三）护理措施

1.即刻护理

保持气道通畅，吸氧。立即给予心电、血压、血氧饱和度监测。在洗胃的同时迅速建立静脉通路，遵医嘱给予特效解毒药。

2.预防休克

因亚硝酸盐可使全身血管扩张，血压下降，应严密观察病情变化，尤其是脉搏和血压变化情况，遵医嘱及时补液扩容，防治休克。

3.病情观察

观察患者意识、血氧饱和度及发绀情况，做好动态记录。给予氧疗者密切观察氧疗效果，发现异常及时报告医生处理。

（四）健康教育

养成良好的饮食习惯。蔬菜应妥善保存，防止腐烂，不吃腐烂的蔬菜；吃剩的熟菜不可在高温下长时间存放后再食用；腌菜选用新鲜菜，盐应多放，用量掌握在 10%～20%，至少腌至一个月以上再食用；购买肉制品时，要在正规市场购买，产品生产中硝酸盐和亚硝酸盐用量严格按国家卫生标准规定，防止误把亚硝酸盐当食盐使用。

第七节　急性食物中毒

急性食物中毒是指人食用了被有毒、有害物质污染的食物，或者食用了含有有毒、有害物质的食物后引起的急性中毒性疾病，是最常见的突发公共卫生事件之一。急性食物中毒不仅具有明显的季节性特征，而且具有潜伏期短、急性发病、多群体发病等特点。

急性食物中毒按病因可分为 6 类：细菌性、真菌性、动物性、植物性、化学性、致病物质不明的食物中毒。其中细菌性食物中毒为最常见的一类，根据其病原、病变部位和临床表现不同，又分为胃肠型和神经型细菌性食物中毒。本节主要介绍细菌性食物中毒。

一、病因与中毒机制

（一）病因

进食被细菌及其毒素所污染的食物后引起的急性感染。人体是否发病和病情轻重，与进入人体的细菌种类、毒素的量以及自身抗病能力密切相关。

1.胃肠型细菌性食物中毒

病原较复杂，包括沙门菌、金黄色葡萄球菌、变形杆菌、副溶血弧菌、蜡样芽孢杆菌等。其中沙门菌是最常见的食物中毒病因之一，细菌由粪便排出，污染了食物、饮水和餐具等。

2.神经型细菌性食物中毒

因进食含有肉毒杆菌外毒素的食物引起，如被细菌及毒素污染的发酵豆制品、罐头食品等。

(二)中毒机制

1. 胃肠型细菌性食物中毒

受细菌及其毒素污染的食物,经口进入胃肠道,侵袭胃肠黏膜引起炎症,导致患者发生呕吐、腹痛及腹泻等急性胃肠炎症状。沙门菌、变形杆菌、副溶血弧菌等能引起肠黏膜水肿、充血、上皮细胞变性坏死,形成溃疡,大便可见黏液和脓血。变形杆菌还能使蛋白质中的组氨酸脱羧而形成组胺,引起过敏反应。由于频繁腹泻及呕吐,细菌及毒素大量从人体排出,故一般病情较轻,多呈自限性,少部分病例可发生菌血症或严重毒血症。

2. 神经型细菌性食物中毒

由肉毒杆菌外毒素引起。肉毒杆菌外毒素是世界上已知致病力最强的毒素之一,它经胃和小肠吸收,进入血液循环,抑制了胆碱能神经传导介质乙酰胆碱的正常释放,导致患者出现肌肉弛缓和呼吸肌麻痹。

二、病情评估与判断

(一)健康史

患者有明确进食不洁或有毒食物史。同时,具有流行病学特征,即多发于夏秋季,常在进食数小时后发病,潜伏期短;病例集中,可集体发病;有共同可疑食物,未食者不发病,停止食用后流行迅速停止。

(二)临床表现

1. 胃肠型细菌性食物中毒

以急性胃肠炎为主要表现,如恶心、呕吐、腹痛和腹泻等症状。一般先有恶心、呕吐,后有腹痛、腹泻。患者起初为腹部不适,随后出现上腹部疼痛或腹部阵发性绞痛。呕吐物为胃内容物及胆汁。大便次数不一,可有黄色稀烂便、水样便、黏液便或脓血便。沙门菌、副溶血弧菌等引起者,患者可出现畏寒、发热等全身中毒症状,吐泻严重者可出现烦渴、口唇干燥、眼窝下陷,甚者出现意识淡漠、脉搏细弱、血压下降等休克表现;变形杆菌等引起者,患者可出现低热、头痛、皮肤潮红和荨麻疹等过敏反应。病程一般为1~3天,严重感染者可长达1~2周。

2. 神经型细菌性食物中毒

由肉毒杆菌外毒素引起。肉毒杆菌外毒素是世界上已知致病力最强的毒素之一,它经胃和小肠吸收,进入血液循环,抑制了胆碱能神经传导介质乙酰胆碱的正常释放,导致患者出现肌肉弛缓和呼吸肌麻痹。

(三)辅助检查

将可疑污染食物和呕吐物、粪便、血液等进行细菌培养,常可分离出相同的病原菌,确诊需检出外毒素。

三、急救与护理

(一)现场急救

呕吐剧烈者给予坐位或侧卧位,防止误吸。如患者出现意识不清,且呼吸、心跳停止,应立即进行心肺复苏术。可疑食物应随同患者一起送往医院,以备进行细菌学检测。

(二)急诊科救治

1.胃肠型细菌性食物中毒的治疗

(1)一般处理:临床症状较轻且为一过性者,一般不需要特殊处理。

(2)对症治疗:①呕吐、腹痛明显者可肌内注射山莨菪碱(654-2)10mg。②有脱水或酸中毒者应予静脉输液,纠正酸中毒;脱水严重甚至休克者,应积极抗休克。输液种类及量应视脱水类型和程度而定,一般可达 3000~6000mL/d。③有高热者可在静脉输液中加用肾上腺糖皮质激素,以降温和减轻中毒症状。④变形杆菌食物中毒引起的过敏症状,可使用抗组胺药物。

(3)抗菌治疗:多数患者不需要应用抗生素。但对于高热、呕吐和腹泻严重者,可根据病原菌种类合理选用抗菌药物。

2.神经型细菌性食物中毒的治疗

(1)一般处理:病初确诊或拟诊为本病时,可采取洗胃、吸附、导泻和清洁灌肠等方法,清除胃肠道内尚未被吸收的毒物。

(2)对症治疗:①吞咽困难者给予鼻饲或胃肠外营养支持。②呼吸肌麻痹而导致自主呼吸困难者,应用球囊-面罩辅助通气,必要时予气管插管或气管切开,行机械通气辅助呼吸。

(3)抗毒素治疗:多价肉毒抗毒素血清对本病有特效,在发病 24 小时内,或肌肉瘫痪发生之前应用最有效。给药前应先做皮肤过敏试验。皮试阴性者给予多价肉毒抗毒素血清 5 万~10 万 U 肌内或静脉注射,必要时 6 小时后重复给药 1 次。如皮试阳性或可疑阳性者,则按脱敏注射法给药。

2.神经型细菌性食物中毒的治疗

(1)一般处理:病初确诊或拟诊为本病时,可采取洗胃、吸附、导泻和清洁灌肠等方法,清除胃肠道内尚未被吸收的毒物。

(2)对症治疗:①吞咽困难者给予鼻饲或胃肠外营养支持。②呼吸肌麻痹而导致自主呼吸困难者,应用球囊-面罩辅助通气,必要时予气管插管或气管切开,行机械通气辅助呼吸。

(3)抗毒素治疗:多价肉毒抗毒素血清对本病有特效,在发病 24 小时内,或肌肉瘫痪发生之前应用最有效。给药前应先做皮肤过敏试验。皮试阴性者给予多价肉毒抗毒素血清 5 万~10 万 U 肌内或静脉注射,必要时 6 小时后重复给药 1 次。如皮试阳性或可疑阳性者,则按脱敏注射法给药。

(三)护理措施

1.胃肠型细菌性食物中毒的护理

(1)即刻护理:嘱患者卧床休息,按消化道传染病隔离。

(2)病情观察:①观察患者呕吐的频率,呕吐物的量、颜色等。②观察患者腹泻的频率,大便的量、颜色和性状。③呕吐、腹泻严重者,尤其是婴幼儿及年老体弱者,遵医嘱记录 24 小时出入量,及时评估脱水程度,有无电解质紊乱及酸碱平衡失调等。④监测患者生命体征,及时发现有无休克、心力衰竭、呼吸衰竭等并发症的发生。

(3)对症护理:①饮食护理:呕吐、腹泻严重者应暂时禁食,症状好转后可予清淡、易消化的流质或半流质饮食,少食多餐。呕吐后易伤胃气,可给予米汤、稀饭、淡盐汤等滋养胃气。②发热护理:加强口腔护理,鼓励多饮水,必要时予物理降温。③呕吐、腹泻护理:症状较轻者予口服补液盐。呕吐、腹泻严重者应遵医嘱输液,输液速度应先快后慢。对于心、肺、肾功能不全者,应适当减慢输液速度,控制输液量。腹泻患者注意做好肛周皮肤护理。④及时留取呕吐物、排泄物并送检。⑤遵医嘱按时按量应用抗生素,注意现配现用。

2.神经型细菌性食物中毒的护理

(1)即刻护理:立即洗胃,洗胃液可选择清水或 1∶4000 高锰酸钾溶液,因氧化剂不仅可减低外毒素毒力,也可抑制肉毒杆菌生长。洗胃后可注入药用炭 30～50g 吸附毒素。对未发生肠麻痹者,同时服用硫酸钠溶液导泻,也可给予清洁灌肠。

(2)病情观察:①加强生命体征监测,尤其是呼吸、血氧饱和度。②洗胃时密切观察病情,防止发生并发症。

(3)用药护理:遵医嘱尽早、足量使用多价肉毒抗毒素血清,用药前详细询问过敏史,应特别注意防止过敏反应。

(4)对症护理:①呛食、吞咽困难时予留置胃管,鼻饲或静脉补充营养。②呼吸困难时给予吸氧。③呼吸道有分泌物不能咳出时可予定时吸痰,保持呼吸道通畅,必要时予气管切开。

(5)心理护理:患者因呼吸肌麻痹,会产生窒息感、濒死感,应给予加强陪护,做好生活照顾,心理安抚以消除其恐惧感。

(四)健康教育

1.加强食品安全教育

加强食品卫生宣传,防止食物被污染,发生变质和腐败。动物性食物应煮熟煮透,生熟食物操作时防止交叉污染,禁止食用变质或腐败的食物等。

2.保护易感人群

若进食被肉毒杆菌或其外毒素污染的食物,或同时进食者已发生肉毒杆菌中毒时,未发病者应立即前往医院注射多价肉毒抗毒素血清,以防发病。

第八节　中暑

中暑又称“伤暑”“痧证”等,是指人体在高温环境下,由于体温调节中枢障碍、汗腺功能衰竭和水电解质丢失过多引起的以中枢神经系统和心血管功能障碍为主要特征的急性热损伤性疾病,是我国南方地区夏季急诊常见病。

一、病因与发病机制

(一)病因

1.环境因素

中暑的发生与环境因素密切相关,高温、高湿、无风环境是中暑发生的基础因素。有资料表明,连续 3 天平均气温>30℃,相对湿度>73％时最易发生中暑。

2.产热增加

在高温或强热辐射下长时间从事体力劳动、剧烈运动,机体产热增加,容易发生热蓄积导致中暑。

3.散热障碍

在高湿、无风天气或通风不良环境中长时间劳作,导致机体散热减少,发生中暑。

4.热适应能力下降

机体存在热适应能力下降的情况,如年老体弱、孕产妇、肥胖、汗腺功能障碍,或应用抗胆碱药物等。

(二)发病机制

正常人体在下丘脑体温调节中枢的控制下,产热和散热处于动态平衡,维持体温在37℃左右,保持生命活动所必需的体温恒定。当机体产热大于散热或散热功能发生障碍,体内过量热蓄积,即可发生中暑。

二、病情评估与判断

(一)健康史

重点询问患者所处的环境、年龄、身体状况以及是否存在机体产热增加、散热减少的不良因素存在,例如是否在高温、高湿、强辐射环境中长时间工作、有无补充水分或服用某种药物等。

(二)临床表现

根据临床表现分为先兆中暑、轻症中暑和重症中暑三种。

1.先兆中暑

高温环境下劳动或运动一段时间后,患者出现头昏眼花、出汗、口渴、注意力分散、烦躁不安、胸闷气促、恶心欲呕、神疲乏力等症状,体温正常或略高,一般不超过38℃。

2.轻症中暑

除上述症状加重外,患者出现神志淡漠、面色潮红或苍白、心悸、体温升高超过38℃,伴四肢湿冷、多汗、脉速、血压下降等早期周围循环衰竭表现。

3.重症中暑

根据发病机制和临床表现不同分三种类型。三种类型可顺序发展,也可交叉重叠。

(1)热痉挛:又称中暑痉挛,多见于健康青壮年,高温环境下劳动大量出汗,如大量饮水而钠盐补充不足可导致细胞外液渗透压降低,肌肉细胞过度稀释发生水肿,肌球蛋白溶解度下降,肌肉出现痛性痉挛。临床表现为四肢、腹部、背部肌肉痉挛性疼痛,主要以腓肠肌最明显,常呈对称性和阵发性;也有部分患者出现肠痉挛性疼痛,持续约数分钟后缓解。患者意识清楚,无明显体温升高,热痉挛可以是热射病的早期表现。

(2)热衰竭:又称中暑衰竭,是指严重热应激时,因机体大量出汗导致以血容量不足为特征的临床综合征,常发生于老年人及未能适应高温环境者。表现为多汗、疲乏无力、恶心、呕吐、头痛等。病情继续发展,可出现明显脱水征,如心动过速、直立性低血压或昏厥。可有呼吸增快、肌痉挛、体温轻度升高,多无意识障碍。热衰竭如不及时治疗,可发展为热射病。

(3)热射病:又称中暑高热,典型的临床表现为高热(直肠温度≥41℃)、无汗和意识障碍,是一种致命性急症。根据发病机制和易感人群的不同,分为经典型热射病(CHS)和劳力型热射病(EHS)。

1)经典型热射病:指被动暴露于热环境引起机体产热与散热失衡,常见于年老、体弱、有慢性疾病患者。多为逐渐起病,前驱症状不易被发现,1~2 天后病情加重,患者出现意识模糊、谵妄、昏迷,或有二便失禁、高热(40~42℃),严重者出现心力衰竭、肾衰竭等表现。

2)劳力性热射病:多见于平素健康的年轻人,在高温、高湿环境下从事重体力劳动或剧烈运动一段时间后突感全身不适,如极度疲劳、头晕头痛、反应迟钝、运动不协调、面色潮红或苍白、恶心呕吐、昏厥等,可伴有大量出汗或无汗,继而体温迅速升高超过 40℃,出现谵妄、癫痫发作、昏迷等中枢神经系统严重受损的表现。严重者可出现横纹肌溶解、急性肾损伤、肝损伤、DIC 等,病情恶化快,病死率极高。

(三)辅助检查

根据病情有选择性地做各项辅助检查项目。严重病例可出现肝、肾、胰腺和横纹肌损害的实验室改变,如血清门冬氨酸氨基转移酶(AST)、丙氨酸氨基转移酶(ALT)、乳酸脱氢酶(LDH)、肌酸激酶(CK)和凝血功能异常。怀疑颅内出血或感染时,作颅脑 CT 和脑脊液检查。

三、急救与护理

中暑的急救原则是迅速使患者脱离高温环境,立即降温,纠正水、电解质紊乱和保护重要脏器功能,预防并发症。

(一)现场急救

1.脱离热环境

立即将患者转移至阴凉、通风环境,松解或脱去外衣。

2.降温

先兆和轻症中暑者口服含盐清凉饮料,安静休息,酌情给予降温措施,如用冰毛巾放于患者额、颈部等,有条件者可应用电扇、空调帮助降温,降温措施以患者感到凉爽舒适为宜,尽快将体温降至 38℃以下。酌情应用解暑药物,多数患者经现场急救即可恢复;对病情严重者,应立即拨打"120"急救电话,边降温边尽快转送医院救治。

(二)急诊科救治

针对不同类型的中暑患者,迅速采取合理的抢救治疗措施。

1.热痉挛

治疗措施主要是补充氯化钠。轻症者口服含盐清凉饮料,虚脱者应静脉输注 0.9%等渗盐水或 5%葡萄糖盐水溶液 1000~2000mL。

2.热衰竭

迅速降温,及时补足血容量预防血压下降。可用生理盐水或 5%葡萄糖盐水溶液静脉滴注,适当补充血浆。控制补液速度,防止过快纠正高钠血症引起严重的水中毒和意识障碍或癫痫发作。

3.热射病

早期有效的治疗是决定预后的关键。

(1)降温:快速降温是治疗的首要措施。病死率与体温过高及持续时间呈正相关。降温的目标是:使核心体温在 10～30 分钟内迅速降至 39℃ 以下,2 小时降至 38.5℃ 时停止降温措施,或降低降温强度,维持直肠温度在 37～38.5℃,以免体温过低。降温措施包括物理降温、药物降温、中医疗法降温等。

1)物理降温:可采用环境降温、体外降温和体内降温。

2)药物降温:迅速降温出现寒战者,可用氯丙嗪 25～50mg 加入生理盐水 500mL 中静脉滴注,应用过程中监测血压。

3)中医疗法降温:包括:①刮痧疗法:用刮痧板刮脊柱两侧、颈部、肩臂、腋窝和腘窝等处,直至皮肤出现紫红色为度。②拿痧疗法:用提、拉、弹、拨等手法,对头部双侧睛明穴、双侧听宫穴,肩背部、腹股沟、足三里等处进行拿痧治疗。③针刺疗法:针刺人中、合谷等穴,十宣、委中穴刺后放血,亦可耳尖放血。④推拿疗法:高热者拿肩井,按揉膀胱经穴,疏通经络以助退热。

(2)液体复苏:持续监测血压、心率、呼吸、血氧饱和度、血气分析、每小时尿量及尿液颜色,必要时监测中心静脉压。液体复苏措施包括:①首选含钠液体(如生理盐水或林格液),在补液的同时补充丢失的盐分。②第 1 小时输液量为 30mL/kg 或总量 1500～2000mL,之后根据患者的血压、脉搏和尿量调节输液速度,维持非肾衰竭患者尿量为 100～200mL/h,防止体液过负荷。③早期充分补液后,如尿量仍不达标,可给予呋塞米 10～20mg 静脉推注,之后可根据尿量追加剂量,同时注意监测血电解质变化,及时补钾。④补充碳酸氢钠以碱化尿液,使尿 pH＞6.5。

(3)血液净化:患者具备以下任一条可考虑行持续床旁血滤治疗,如有以下两条或两条以上者应立即行血滤治疗。①一般物理降温方法无效且体温持续＞40℃超过 2 小时。②血钾＞6.5mmol/L。③肌酸激酶(CK)＞5000U/L,或上升速度超过 1 倍/12 小时。④少尿、无尿或难以控制的容量超负荷。⑤肌酐(Cr)每日递增值＞44.2μmol/L。⑥难以纠正的电解质及酸碱平衡紊乱。⑦血流动力学不稳定。⑧严重感染和脓毒血症。⑨合并多器官损伤或出现多器官功能不全综合征。如仅肾功能不能恢复,其他器官已恢复正常的患者,可考虑行血液透析或腹膜透析维持治疗。

(4)对症治疗,预防并发症:保持呼吸道通畅,昏迷或呼吸衰竭患者行气管插管,用呼吸机辅助通气;控制心律失常;适当应用抗生素预防感染;对于躁动不安,抽搐者给予镇静药物如丙泊酚、苯二氮䓬类药物;因热射病患者早期常合并凝血功能紊乱易发生 DIC,故除非必要,如中心静脉置管、血液净化置管等,应尽可能减少手术操作。

(三)护理措施

1.即刻护理

昏迷者保持呼吸道通畅,清除口鼻腔分泌物,给氧,必要时行气管插管,机械辅助通气。

2.降温护理

将患者安置在室温 16～20℃ 房间内,保持病室内通风良好。可使用电风扇或空调保持环境温度,解开患者衣扣或脱去衣服,同时进行皮肤肌肉按摩,促进散热。在降温的同时要持续监测体温(肛温)。

(1)体外降温:降温时间不能超过 30 分钟,以免导致皮肤血管收缩,影响降温效果。包括以下三种方法:

冰敷降温:在颈动脉、腹股沟等体表大血管流经处放置包裹好的冰袋或使用冰毯。头部降温可采用冰帽、冰枕或电子冰帽。

蒸发降温:用湿毛巾或 25%～30% 的酒精擦拭全身并持续扇风。

冷水浸泡:将患者颈部以下浸泡在 15～20℃ 的冷水中,需特别注意防止患者误吸和溺水风险。

(2)体内降温:①可用 4～10℃ 生理盐水胃管灌洗(1 分钟内经胃管快速注入,总量 10mL/kg,放置 1 分钟后吸出,可反复多次),或 200～500mL 肠道灌洗,灌肠时注意灌入速度不宜过快,以 15～20mL/min 的速度注入为宜。②用 4℃ 的 5% 葡萄糖盐水 1000～2000mL 静脉滴注,控制滴注速度为 30～40 滴/分。③有条件可用血管内降温仪。

3.病情观察

(1)观察降温效果:①降温过程中每 15～30 分钟测量 1 次肛温,根据肛温变化情况调整降温措施。②观察四肢末梢循环情况。如患者高热但四肢末梢厥冷、发绀,提示病情加重;经治疗后体温下降、四肢末梢转暖、发绀减轻或消失,提示治疗有效。

(2)监测并发症:①监测尿色、尿量、尿比重,以观察肾功能情况,如出现深茶色尿和肌肉触痛往往提示横纹肌溶解。②密切监测生命体征、神志、瞳孔、动脉血气变化,有条件者可监测中心静脉压、肺动脉楔压、心排出量等,防治休克,避免液体过负荷。降温时,收缩压应维持在 90mmHg 以上,同时注意有无心律失常发生。③监测凝血酶原时间、血小板计数和纤维蛋白原,预防 DIC。④监测血电解质变化情况,及时发现由于补液过量引起的低钠血症。

(3)观察高热的伴随症状:如是否伴有寒战、大汗、呕吐、腹泻、出血、咳嗽等,以协助明确诊断。

4.对症护理

(1)惊厥护理:烦躁不安患者使用床栏,防止坠床,床旁备开口器和舌钳。

(2)皮肤护理:保持床铺清洁平整、干燥,按时翻身,预防压疮。

(3)口腔护理:高热口唇干裂者可涂紫莲膏,用芦根或石斛煎水漱口。

(4)饮食护理:高热患者应进食高蛋白、高维生素、易消化的清淡饮食。鼓励患者多饮水及果汁,多食新鲜蔬菜,忌油腻、煎炸、辛辣等燥热之品。

(四)健康教育

1.安全防护

向患者及家属宣传预防中暑的知识,加强在高温环境下工作的自我保护意识,有中暑先兆时,立即到阴凉通风处安静休息,口服清凉含盐饮料。出院后数周内,尽量避免在阳光下暴晒和高温时室外剧烈运动。

2.清淡饮食

夏季暑热,饮食宜清淡少油,禁忌姜汤等燥火食品。夏季汗出较多者,应补充淡盐水和矿物质,常备风油精等防暑药品。

3.改善居住环境

高温天气尽量在室内活动,室内保持良好通风。避免正午外出,户外活动时涂抹防晒霜,戴遮阳帽,穿合适的衣物出行。暑热天气不能将儿童单独留在密闭的汽车内。

第九节　淹溺

淹溺又称溺水,是指人浸没于水或其他液体后,液体、污泥、杂草等充塞呼吸道及肺泡导致呼吸障碍和(或)反射性引起喉痉挛,发生窒息性缺氧的一种危急状态。国际复苏联络委员会定义淹溺是一种淹没或浸润于液态介质中导致呼吸障碍的过程。淹溺后因窒息导致心跳停搏者称为溺死,如心跳未停搏称近乎溺死。淹溺常发生在夏季,多见于沿海国家和地区,是儿童意外伤害死亡的首要原因,以男性居多。

一、病因与发病机制

(一)病因

淹溺多见于儿童、青少年和老年人,主要原因有水上运动、意外落水、洪水灾害、交通意外及偶有投水自杀等。

(二)发病机制

人溺水后,本能出现反射性屏气,避免水进入呼吸道,但由于缺氧,在不能屏气后出现非自发性深呼吸,从而使大量的水进入气道引起反射性咳嗽、喉痉挛、窒息。根据发生淹溺水域的不同,分为淡水淹溺和海水淹溺两种类型。

江河、湖泊、池水一般属于低渗液体,统称淡水。淡水渗透压低于肺毛细血管内渗透压,水向肺毛细血管内转移,最终导致血容量升高,引起肺水肿和心力衰竭,并可稀释血液,引起低钠、低氯和低蛋白血症。海水含钠是血浆的 3 倍,海水淹溺后,肺泡内高渗液体使肺毛细血管内的水分向肺泡移动,导致血容量降低、血液浓缩引起高镁血症、高钙血症等。

二、病情评估与判断

(一)健康史

向淹溺患者的陪同人员详细了解淹溺发生的时间、地点和水源性质;询问淹溺现场救护已采取的措施。

(二)临床表现

淹溺最重要的表现是缺氧,可引起意识丧失,心搏、呼吸骤停,肺水肿,脑水肿,肺部吸入污水可引起肺部感染。随着病程演变发生低氧血症、弥散性血管内凝血、急性肾衰竭和多器官功能障碍综合征。如淹溺在冰冷的水中,患者可发生低温综合征。如淹溺于粪池、污水池和化学物质储存池等处时,可附加腐生物和化学物的刺激、中毒作用,引起相应的皮肤、黏膜损伤、肺部感染以及全身中毒症状。近乎溺死者根据吸入水量的多少、溺水持续时间长短、吸入介质性质及器官损伤严重程度等因素的不同,临床表现个体差异较大。

(三)辅助检查

1.实验室检查

(1)血常规检查:外周血白细胞总数和中性粒细胞增多,红细胞和血红蛋白因血液浓缩或稀释情况不同而变化。

(2)动脉血气分析:可有不同程度的低氧血症及严重的混合性酸中毒。

(3)尿常规检查:短期内可有蛋白尿及管型尿,严重者可出现血红蛋白尿。

(4)血生化检查:淡水淹溺者出现低钠、低氯和低蛋白血症,溶血时出现高钾血症;海水淹溺者出现血钠、血氯、血钙、血镁浓度增加,血钾变化不明显。

2.心电图检查

常有窦性心动过速、非特异性 ST 段和 T 波改变、室性心律失常、心脏传导阻滞。

3.X 线检查

淹溺数小时后胸片可见肺纹理增多,肺野有局限性斑片状影,广泛的棉絮状影,主要分布在两肺下叶,肺水肿与肺不张可同时存在。

三、急救与护理

(一)现场急救

淹溺的现场急救要遵循自救、互救与医疗救护相结合的原则。淹溺导致死亡的主要原因是缺氧。缺氧时间长短和程度是决定淹溺预后最重要的因素,因此,快速、有效的现场救护,尽快对淹溺者进行通气和供氧是最重要的紧急救援措施。欧洲复苏协会提出了淹溺生存链的概念,它包括五个关键的环节,分别是预防淹溺、识别与求救、提供漂浮救援物、脱离水面和提供医疗救援。

1.迅速将淹溺者救上岸

现场目击者在初步营救和复苏中发挥着至关重要的作用,但是,目击者在营救过程中也存在危险,因此除非特别必要,不要妄自下水营救。

(1)水中营救:可将木板、绳索、漂浮物扔给淹溺者。如救护者下水营救,要沉着冷静,尽量脱去衣、裤,尤其是鞋子,迅速游到淹溺者后方,一手托着淹溺者的头颈,将面部托出水面或抓住腋窝仰游将其救上岸。

(2)水中复苏:接受过训练的救援者在漂浮救援设施的支持下可实施水上人工呼吸。

(3)移出水中:立即将淹溺者移离水面。淹溺者发生颈髓损伤的可能性非常小,除非有浅水区跳水、水中运动项目或酒精中毒等迹象。否则,在没有颈髓损伤情况下不进行常规的颈椎制动,以免干扰气道开放,延迟人工呼吸和 CPR 的启动。

2.初期复苏

淹溺者一旦被救出水中,立即遵循标准基本生命支持顺序进行复苏。首先检查患者反应,开放气道,检查有无生命迹象。具体流程如下:

(1)畅通气道:迅速清除口、鼻腔中的水、分泌物、污物及其他异物,有活动性义齿者取出义齿,并将舌拉出。对牙关紧闭者,先捏住患者两侧颊肌然后再用力将口启开,松解领口和紧裹的内衣及腰带,保持呼吸道通畅。淹溺后是否控水目前有争议。一旦淹溺者已经无自主呼吸应立即给予 CPR,不能因控水而延误 CPR。

(2)心肺复苏:清理呼吸道后尽快实施 CPR。淹溺复苏是快速缓解缺氧的重要方法,即采用"ABC"策略。首先给予 5 次通气,每次吹气 1 秒左右,并能看到胸廓有效的起伏运动。如淹溺者对初次通气无反应,应立即将其置于硬平面上实施胸外心脏按压,按压与通气比例30:2。在 CPR 开始后才应使用 AED,连接 AED 电极片前需将患者胸壁擦干。腹部施压(海姆立克急救法)只有在气道内有固体物梗阻时使用,其他情况下绝不要采用此操作手法。

胃内容物与水的反流在淹溺复苏过程中较为常见,可将淹溺者侧卧或头偏向一侧,必要时直接吸引反流物质。

3.迅速转运至医院

转送途中不中断救护。搬运患者过程中注意保护颈部,必要时给予颈托保护。

4.其他

保暖,清醒者可给予热饮料,按摩四肢促进血液循环。对意识尚未恢复者,应设法给予头部降温。给氧、建立静脉通路、输液等。

(二)急诊科救治

院内救治重点是供氧,进一步生命支持和防治呼吸衰竭,早期发现有无相关外伤并恰当处理。

1.即刻处理

(1)改善通气,维持呼吸功能:立即供氧,清醒者可使用面罩或鼻导管持续吸入高浓度氧或高压氧治疗。病情严重者给予气管插管行机械通气。

(2)维持循环功能:患者心跳恢复后,需监测患者血压变化,有无低血容量症状,掌握输液的量和速度。

2.防治低体温

国际救生联盟建议,淹溺者体温<30℃时可采用体外或体内复温法,但为了减少脑及肺再灌注损伤,建议初始复温到核心温度达到 32～36℃,并稳定维持至少 24 小时,升温速度控制在 0.25～0.5℃/h。

3.补充血容量,维持体液平衡

淡水淹溺时,血液被稀释,应适当限制入水量,补充氯化钠溶液、血浆和清蛋白;海水淹溺时,由于大量体液渗入肺组织导致血容量偏低,需及时补充液体,可选用 5% 葡萄糖溶液、血浆、低分子右旋糖酐,严格控制氯化钠溶液。注意纠正高血钾和酸中毒。

4.防治脑缺氧损伤,控制抽搐

应用甘露醇、清蛋白、呋塞米、糖皮质激素等减轻脑水肿,降低颅内压,适当应用头部低温疗法,保护中枢神经系统,改善预后。

5.对症治疗,预防并发症

积极防治肺内感染、肺水肿、肾衰竭、溶血等并发症。体外膜肺(ECMO)对救治淹溺后的难治性心搏骤停有一定效果。对合并惊厥、低血压、心律失常、ARDS、应激性溃疡伴出血者进行相应处理。

（三）护理措施

1.即刻护理

立即将患者安置于抢救室内,脱下湿衣裤,保暖;保持呼吸道通畅,高流量吸氧,根据情况配合气管插管并做好机械通气准备;建立静脉通路,必要时立即给予生命体征监护。

2.病情观察

（1）严密观察患者的神志、血压、脉搏、呼吸频率、深度,判断呼吸困难程度,观察有无咳痰、咳嗽症状,听诊肺部有无啰音。如有异常应及时报告医生配合抢救。

（2）监测尿的颜色、量,准确记录 24 小时尿量。

3.复温护理

复温期间密切监测肛温变化,待肛温升到 34℃,出现规则呼吸和心跳时,停止加温措施。如患者意识存在,可给予温热饮料有助于改善循环。

（1）体表复温法:迅速将低体温者移入温暖环境,脱掉湿衣服、鞋袜,采取全身保暖措施。加盖棉被或毛毯,用热水袋放腋下及腹股沟,注意用垫子或衣服隔开,防止烫伤。有条件者可采用电热毯包裹躯体,红外线、短波透热进行复温,也可将冻伤者浸入 40～42℃温水浴盆中,水温自 34～35℃开始,5～10 分钟后提高水温至 42℃。

（2）中心复温法:可采用加温加湿给氧、加温液体静脉输入等体内复温方法。严重冻僵者可采用体外循环血液加温或加温透析液进行腹膜透析,每次 20～30 分钟,连续透析 5～6 次。

4.输液护理

掌握好输液量和速度。海水淹溺者切忌输入生理盐水;淡水淹溺者用输液泵严格控制输液速度,从小剂量、低速度开始,防止短时间内输入液体量过大,导致血液稀释和二次肺水肿的发生。

5.对症护理

（1）保持呼吸道通畅:对行气管插管、气管切开机械辅助呼吸者,注意气道湿化护理,及时清除气道内分泌物,预防肺部感染。痰液黏稠者可先滴入 3～5mL 生理盐水再吸痰。

（2）肺水肿的护理:患者取半卧位,遵医嘱给氧并在湿化瓶中加入酒精。

（3）并发症护理:出现心力衰竭、骨折等并发症时,按照其护理常规护理。

（4）加强基础护理:做好口腔、皮肤护理。

6.心理护理

消除患者的焦虑、紧张心理,使其能积极配合治疗;对自杀淹溺者,应尊重其隐私权,引导他们正确对待生活,同时做好家属工作,协同帮助患者消除自杀念头。

（四）健康教育

1.安全教育

（1）游泳场所配备救生员、抢救设施和警告牌。

（2）游泳前做好热身运动,在游泳过程中,如突感身体不适,要立即上岸休息或呼救。

（3）不宜在水温较低水域游泳,以免引起肢体痉挛而发生意外。

（4）避免在情况复杂的自然水域游泳或浅水区跳水。

2. 水下作业安全防护教育

严格遵守水下作业操作常规,不要在地理环境不清楚的水域水下作业。下水前一定要确保此处水下没有杂草、岩石或其他障碍;避免雷雨天气水下作业;下水作业前不要饮酒。

3. 宣传溺水自救和互救方法

广泛向公众宣传溺水相关知识并掌握正确的自救和互救方法。

第十节 电击伤

电击伤也称触电,是指人体触及带电体,或在高压、超高压电场下,电流击穿空气或其他导电介质通过人体,引起组织局限性和全身性损伤或器官功能障碍,严重者可致呼吸、心搏骤停。电流能量转化为热量还可以导致电烧伤。雷电击伤是超高压直流电瞬间造成的特殊损伤。

一、病因与发病机制

与发病机制电击伤可分为低压电、高压电、超高压或闪电三种电击伤类型,其中低压电电击伤最为常见。

(一)病因

1. 人为因素

用电人员缺乏用电的安全意识;违反用电或检修电器操作规程;电线上挂衣物;雷雨时大树下躲雨、使用手机或用铁柄伞等被闪电击中;偶有自杀或谋杀。

2. 自然因素

狂风暴雨、地震等自然灾害可使带电的导线断落而造成意外触电事故。

3. 其他因素

某些原因导致电器设备绝缘受到破坏而漏电等。

(二)发病机制

1. 触电的方式

人体触电分为单相触电、二相触电和跨步电压触电三种方式。

(1)单相触电:指人体触及 1 根负载电线,电流经过人体皮肤与地面接触形成回路的触电方式,是日常生活中最常见的触电方式。

(2)二相触电:指人体不同的两处同时触及同一线路上的 2 根有负载的电线,电流从电位高的一相向电位低的一相传导,人体形成环形回路而触电的方式。

(3)跨步电压触电:指电压超过 1000V 的高压电线落地时,以落地点形成一个圆周由高到低的电位差,离电线落地的中心点越近处电压越高,离中心点越远处电压越低,这种电位差称为跨步电压。当人体靠近中心点周围时电流从电压高的一端进入,从电压低的一端流出,形成回路导致触电,引起肌肉痉挛。如果人跌倒,电流可流进心脏,造成更大的损伤。

2. 电击伤对人体的危害机制

电击对人体的伤害包括电流本身以及电流转换为电能后热和光效应两个方面的作用。电击伤对人体的危害与电压高低、电流类型、电流强度、通电时间、电阻大小、电流途径等有密切关系。

(1)电压高低:皮肤干燥时 25V 以下为安全电压。电压越高,流经人体的电流量越大,对人体造成的损伤也越严重。低电压电击可引起心室颤动,导致心搏骤停。这种情况下大多不能有效复苏,多数患者没有到达医院已经死亡。此外,低压电容易导致接触肢体被"固定"于电路。高电压电击会损害延髓呼吸中枢,引起呼吸中枢抑制、麻痹,导致呼吸停止。另外,高压电击电流转换为热和光效应可使机体组织烧伤,轻者仅烧伤局部皮肤和浅层肌肉,重者可烧伤肌肉深层、内脏器官甚至骨骼。

(2)电流类型和强度:交流电可以导致肌肉持续抽搐,能"牵引住"触电者,使其不能及时脱离电流,因而危害性较直流电大。250V 以下的直流电很少引起死亡,而 50V 以上的交流电即可产生危险。此外,50~60Hz 的低压交流电容易导致致命性的心室颤动,其危害性较高频交流电大。一般而言,通过人体的电流越强,其对人体组织造成的损害越严重,危险性越大。

(3)电流途径:电流通过人体的途径不同造成的伤害也有差异。如电流由手到手、手或头到脚时,恰好流经胸腔,影响心脏的传导功能,引起室颤或心搏骤停。当电流通过脑干时,直接影响呼吸中枢功能致呼吸停止而立刻死亡。如电流从下肢流经至另一侧下肢,则危险性较小。

(4)电阻大小:在一定的电压下,电阻越小,流经人体的电流越大,对人体组织损害越严重。人体不同组织所含的水分和电解质含量不同,电阻大小也不同。人体不同组织的电阻,由小到大依次为神经、血管、肌肉、脂肪、皮肤、肌腱和骨骼,潮湿、破损均可导致皮肤电阻降低。

(5)通电时间:人体接触电源时间(通电时间)长短不同,电流造成的组织损害程度不同。通电时间越长,对人体组织损害越严重。

二、病情评估与判断

(一)健康史

有直接或间接接触带电体的病史。注意了解触电地点、触电原因、电压高低、电流类型、电流强度、通电时间、电阻大小、电流途径等。

(二)临床表现

轻者仅有瞬间感觉异常,重者可致死亡。

1.局部表现

(1)低压电引起的烧伤:损伤常见于电流进入点和流出点。电击伤伤口面积较小,直径0.5~2cm,呈圆形或椭圆形,与健康皮肤分界清、边缘整齐,焦黄或灰白色,干燥,一般不损伤内脏,致残率低。

(2)高压电引起的烧伤:损伤主要见于电流进、出口部位,皮肤入口灼伤比出口严重,且进口和出口可能不止一个。电击伤创面具有"口小底大,外浅内深"的突出特点,即皮肤创面不大,但损伤可深达血管、神经、肌肉和骨骼。伤口呈干性创面,出现炭化或焦化,可累及深部肌肉,出现水肿或坏死。触电的肢体因屈肌收缩关节而处于屈曲位。

(3)闪电损伤:又称雷击,对人体作用非常复杂。电流通过皮肤导致Ⅰ度或Ⅱ度烧伤,表现为皮肤出现微红树枝样或细条状条纹。佩戴腰带、戒指、手表等处可以有较深的烧伤。约半数电击者有单侧或双侧鼓膜破裂、视力障碍或白内障。

(4)口腔电击伤:常发生在儿童意外吸吮或咀嚼电线,伤口可在5天或更长时间出现迟发性出血。

2.全身表现

(1)轻型:触电部位肌肉痛性收缩,出现恐惧、表情呆滞、面色苍白、呼吸心跳加快、头晕、昏厥或短暂意识丧失。恢复期肌肉疼痛、神疲乏力、头痛或精神兴奋等,一般都能自行恢复。

(2)重型:意识丧失、低血容量性休克、心搏骤停,如抢救不及时可在数分钟内死亡。部分病例发生严重心律失常、肺水肿、胃肠道出血、凝血功能障碍和急性肾衰竭等并发症。

3.并发症和后遗症

(1)并发症:重型电击伤后24～48小时常出现并发症,如高钾血症、急性肾衰竭、肢体瘫痪、继发性出血和感染、短期精神异常、严重心律失常、内脏破裂或穿孔、骨折和脱位、颅脑外伤、耳聋、视力障碍等。孕妇触电后常发生流产或死胎。

(2)后遗症:主要有四个方面:心血管后遗症、中枢神经系统后遗症、功能性后遗症和心理后遗症。

(三)辅助检查

1.实验室检查

血生化检查早期有肌酸磷酸激酶(CPK)及其同工酶(CK-MB)、乳酸脱氢酶(LDH)、谷氨酸草酰乙酸转氨酶(GOT)活性增高;尿常规检查可见血红蛋白或肌红蛋白尿;动脉血气分析可见低氧血症和代谢性酸中毒。

2.心电图检查

主要表现为各种心律失常。其中,心室颤动是低电压触电后最常见的表现,也是伤者致死的主要原因。

三、急救与护理

电击伤的急救原则:①立即使患者脱离电源;②呼吸、心搏骤停者立即进行心肺复苏术;妥善处理创面;心电监护和防治并发症。

(一)现场急救

1.立即使患者脱离电源

首先要确保现场救护者自身的安全。救护者必须使自己与触电者绝缘,未脱离电源前禁忌用手牵拉触电者。根据触电现场情况,立即采取相应措施使触电者脱离电源,并注意避免给触电者造成其他伤害。

(1)切断电源:立即拉断电闸或拔除电源插头。

(2)挑开电线:用绝缘的物体或干燥的竹竿、木棒等挑开电线。

(3)拉开触电者:救护者可穿胶鞋,站在木凳上,用干燥的绳子或将干衣物等拧成条状套在触电者身上,拉开触电者。

(4)切断电线:如在野外发生触电或远离电闸,救护者无法接近触电者、不便挑开电线时,可用干燥绝缘的木柄刀、锄头等斩断电线,使电流中断。

2.心肺复苏

轻型触电者就地观察休息1～2小时;重型触电者,如触电者发生心搏骤停,立即行CPR。

3.保护创面,及时转送

为防止创面感染可用干净的布或纸类包扎创面,迅速将触电者转送到医院进行后续救治。

(二)急诊科救治

1.维持有效呼吸

清除气道内分泌物,早期气管插管,呼吸机辅助机械通气。

2.纠正心律失常

给予心电监护,及时纠正心律失常。发生室颤者,立即除颤,并心肺复苏。

3.补液,防治休克

对低血容量性休克和严重组织电烧伤患者,应迅速静脉补液,补液量要多于同等烧伤面积者。

4.对症治疗

(1)给予20%甘露醇、高渗糖及能量合剂,减轻脑水肿,降低颅内压,预防脑水肿。

(2)出现肌球蛋白尿时,静脉给予5%碳酸氢钠溶液碱化尿液,使血液 pH 维持在 7.45 以上,同时维持尿量在 100~150mL/h,预防急性肾衰竭。

(3)监测和防治高钾血症,纠正心功能不全。

5.创面及烧伤综合处理

对骨折、肢体坏死、烧伤者进行相应处理,如清创、注射 TAT 预防破伤风,必要时应用抗生素。对严重腔隙综合征患者,行筋膜切开减压术,严重者可能需要截肢处理。

(三)护理措施

1.即刻护理

心搏骤停者立即 CPR,尽快建立人工气道,呼吸机辅助机械通气。建立静脉通路,遵医嘱用药补液。

2.病情观察

(1)定时监测患者的神志、瞳孔、生命体征及血氧饱和度。注意呼吸、脉搏的频率、节律,判断有无窒息及心律失常。

(2)观察尿颜色和量的变化,对严重肾功能损害或脑水肿使用利尿剂和脱水剂者,准确记录 24 小时出入量。

(3)观察有无其他合并伤,如颈部损伤、脊柱骨折、内脏损伤等,做好护理记录并给予针对性的护理措施。

(4)做好用药后的观察护理工作,预防药物不良反应或副作用。

3.对症护理

(1)保持呼吸道通畅:昏迷患者易发生坠积性肺炎,需加强肺部护理,按时翻身拍背,吸痰,清除气道内分泌物。

(2)加强基础护理:病情严重者做好口腔、皮肤护理,定时翻身,预防压疮。

(3)做好伤口护理:保持患者局部伤口敷料的清洁、干燥,按时更换。

4.预防并发症

并发症常出现于电击后数日至数月,应做好相应护理工作。如对头部电击伤患者,嘱其注意观察视力及听力的变化,一旦出现视力下降或听力下降需及早就医。

5.心理护理

对清醒患者应给予心理安慰,解释治疗措施及目的,使其能积极配合。对自杀触电者,尊重其隐私权,协同家属帮助患者消除自杀念头。

(四)健康教育

1.普及安全用电知识

大力宣传安全用电,强化自我保护与相互保护意识,熟知触电预防和救护措施。发生火灾时应立即切断电源。

2.严格执行安全用电工作流程

电器的安装和使用必须符合标准,经常对电器和线路进行检查和维修,严格遵守用电操作规程;推广使用触电保护器;严禁私拉电线。

3.宣传防雷电常识

雷雨天尽量留在室内,关好门窗,不使用电视等电器;在室外应远离高压电杆、铁塔、桅杆和树木。不宜打伞。

第十一节　强酸、强碱损伤

强酸、强碱损伤是指强酸或强碱类物质接触皮肤、黏膜后造成的腐蚀性烧伤,以及进入血液后引起的全身中毒性损伤。强酸类主要是指硫酸、盐酸、硝酸、氢氟酸等;强碱类主要是指氢氧化钠、氢氧化钾、生石灰、氨水等。

一、病因与发病机制

(一)病因

强酸、强碱损伤多因意外事故经口服、体表接触所致,或在工业生产过程中吸入、接触引起。偶有使用强酸、强碱恶性伤人事件的发生。

(二)发病机制

1.强酸损伤机制

强酸类对组织损伤的程度与其温度、剂量、浓度、接触时间长短有关。主要为游离氢离子使接触部位的组织蛋白发生凝固性坏死,局部发生充血、水肿、坏死、溃疡及穿孔,后期可导致受损部位瘢痕形成、狭窄和畸形。皮肤黏膜接触强酸后,细胞脱水,组织蛋白的凝固性坏死、溃疡,并形成结痂,可以防止酸液继续向深层组织浸透,阻止创面继续受损。

2.强碱损伤机制

强碱类对组织的损伤程度主要和浓度有关。强碱可吸收组织水分,使组织细胞脱水;与脂肪结合引起脂肪皂化产热反应,易导致深度烧伤;引起胶原组织和蛋白质溶解,导致组织液化性坏死使创面加深,比强酸损伤更易引起组织溶化、穿孔。

二、病情评估与判断

(一)健康史

有意外接触或误服强酸、强碱史。

(二)临床表现

1.强酸损伤的表现

(1)皮肤接触损伤:创面凝固性坏死、溃疡或结痂,边界清楚,局部灼痛,一般不起水疱。皮肤大面积烧伤时,可导致休克。不同的强酸与皮肤接触后其痂皮或焦痂色泽不甚相同,如硫酸为黑色或棕黑色,硝酸为黄色,盐酸为灰棕色,氢氟酸为灰白色。烧伤越深,痂皮的颜色越深。当眼部接触强酸时,可导致眼睑水肿、结膜炎、全眼炎,甚至失明。

(2)口服损伤:立即出现消化道损伤部位剧烈烧灼痛,口咽部黏膜充血、糜烂,恶心呕吐,吐出物可见血液和黏膜组织,严重者可发生穿孔、休克、代谢性酸中毒、肝肾损害等。后期幸存者可发生食管和胃部瘢痕增生、收缩、狭窄、消化功能减退等后遗症。

(3)吸入性损伤:出现咳嗽、胸闷、气促等呼吸道刺激症状,可见咳泡沫状痰或血痰,严重者可导致喉头痉挛水肿、胸部压迫感、呼吸困难,甚至窒息和 ARDS。

2.强碱损伤的表现

(1)皮肤接触损伤:轻者可见皮肤出现红、肿、热、痛等一般炎症反应,重者可见局部充血水肿、糜烂、溃疡、水疱、皮肤灼伤可达Ⅱ度以上、可形成白色痂皮。强碱接触眼部后,可引起眼睑和结膜充血、水肿,角膜混浊,严重者穿孔甚至失明。

(2)口服损伤:发生消化道严重灼伤和腐蚀,出现腹部绞痛,恶心、呕吐,呕出物可见血性黏液和黏膜坏死组织。严重者可出现局部脏器穿孔以及代谢性碱中毒、肝肾功能损伤、神志模糊而危及生命。幸存者常遗留食管狭窄。

(3)吸入性损伤:吸入高浓度氨气可出现咽喉疼痛,咳嗽咳痰,严重者可见咳出坏死的黏膜组织、呼吸困难、喉头水肿、肺水肿,甚至引起窒息、休克,诱发嗜睡、昏迷等意识障碍。

(三)诊断要点

通过评估患者接触、吸入或误服强酸、强碱等病史以及临床表现可做出诊断。同时应向患者及家属了解损伤化学物的种类、接触途径、浓度、剂量、温度及接触时间。皮肤接触者注意了解皮损面积大小、现场处理情况等。

三、急救与护理

强酸、强碱损伤的救治要遵循现场自救、互救与医疗专业救治相结合的原则。

(一)现场急救

救护者要做好自身防护,如穿戴防护衣、戴防护手套、护目镜、面罩等,立即将患者救离现场,协助其脱去污染的衣服、鞋帽等,并快速用大量清水冲洗皮肤及毛发。对于有呼吸困难、抽搐、昏迷等症状的危重患者,应就地组织抢救并呼叫"120",及早送往医院救治。

(二)急诊科救治

1.强酸损伤

(1)皮肤接触损伤:先用大量流动水冲洗 10～30 分钟,然后给予 2%～4%碳酸氢钠溶液冲洗 10～20 分钟或用 1%氨水、肥皂水或石灰水等冲洗以中和强酸,最后再用清水彻底冲洗创面。眼部接触者,先使用清水冲洗 10 分钟,再用生理盐水冲洗 10 分钟,冲洗时尽可能撑开眼睑,边冲洗边眨眼,将结膜冲洗彻底。注意保持患眼朝下,避免污水流入另一只眼中;冲洗后滴入 1‰硫酸阿托品、可的松及抗生素眼药水。

(2)口服损伤:应迅速稀释、中和强酸。先口服清水、蛋清、牛奶、米汤、豆浆等稀释强酸,随后给予氢氧化镁混悬液、氢氧化铝凝胶或石灰水等弱碱溶液以中和强酸。禁用碳酸氢钠、碳酸钠,因其遇酸可形成碳酸,会造成胃肠胀气,甚至穿孔。禁止催吐和洗胃。后期有瘢痕形成并狭窄者,应行手术修复。

(3)吸入性损伤:立即吸氧,可给予异丙肾上腺素、利多卡因、糖皮质激素等雾化吸入。再针对患者出现的呼吸道情况进行对症治疗,如喉头水肿严重引起窒息者,应考虑气管切开,保持呼吸道通畅。

(4)对症及综合治疗:①剧痛者给予镇痛药。②昏迷、抽搐、呼吸困难的危重患者立即给予吸氧,补充血容量,防治肺水肿、感染、休克。③维持水、电解质及酸碱平衡。④保护重要脏器,预防 MODS 等严重并发症。

2.强碱损伤

(1)皮肤接触损伤:持续流动水冲洗,直至创面无肥皂般滑腻感。随后可用 1‰醋酸、3‰硼酸等溶液来中和强碱。在冲洗前不主张使用中和剂,否则会产生中和热量,加重损伤。眼部接触者,处理同强酸损伤眼部的方法。但生石灰烧伤时禁用生理盐水冲洗,避免产生碱性更强的氢氧化钠。勿用酸性液体冲洗眼部,以免产热造成眼睛热力烧伤。

(2)口服损伤:可先服用清水、蛋清或牛奶稀释,随后吞服食用醋、3‰～5‰醋酸、5‰稀盐酸、柠檬汁或大量橘汁等弱酸性溶液来中和毒物。碳酸盐中毒应改为硫酸镁口服,以免导致胃肠胀气及穿孔。禁止催吐和洗胃。

(3)吸入性损伤:方法同吸入强酸损伤者。

(4)对症及综合治疗:方法同吸入强酸损伤者。

(三)护理措施

1.即刻护理

根据病情给予氧气吸入,保持呼吸道通畅,必要时建立人工气道,呼吸机辅助呼吸。建立静脉通道,维持酸碱、水、电解质平衡。

2.病情观察

密切观察患者的神志、血压、呼吸、脉搏等生命体征变化,并及时做好记录。

3.对症护理

强酸、强碱所致疾病多无特效疗法,大多采用对症治疗来减少患者痛苦。

(1)可使用数字疼痛评分法评估患者疼痛程度,应用深呼吸、听音乐等方法缓解疼痛,疼痛难忍者可适当使用止痛剂。

(2)强酸、强碱严重消化道损伤者,早期应禁食水,胃肠外营养。

(3)口服强酸、强碱者,应予端坐位,以防止胃内容物反流和误吸。因其口腔会出现不同程度的糜烂、溃疡、出血等,此时不宜漱口增加刺激,并禁止留置胃管以免造成胃穿孔。

(4)强酸、强碱灼伤眼部时,应翻转眼睑有效冲洗,疼痛剧烈者可酌情使用 2‰丁卡因滴眼。

4.心理护理

由于强酸、强碱损伤有强烈的刺激、腐蚀性,给患者带来剧烈的痛苦,尤其使面部等受损影响外观,患者容易产生自卑、绝望等不良情绪。因此,要加强心理安慰和疏导,防止患者出现过激行为,鼓励其树立战胜疾病的信心,积极配合治疗。

(四)健康教育

加强对强酸、强碱作业的安全管理。加大对从事强酸、强碱工作人员的安全防护教育,普及损伤后的抢救知识,出现损伤的患者应尽快就医抢救。需要注意的是在到达医院之前应同时采取力所能及的清洗措施。

第十二节　毒蛇咬伤

毒蛇咬伤是指人体被毒蛇咬伤,毒液由伤口进入人体后所引起的急性全身性中毒性疾病。我国已发现的毒蛇约 60 种,其中剧毒的 10 余种,如眼镜蛇、眼镜王蛇、金环蛇、银环蛇等。毒蛇咬伤以我国南方和沿海地区多见,夏、秋季高发,热带亚热带地区一年四季均可发生,咬伤部位以四肢最常见。

一、病因与发病机制

(一)病因

毒蛇咬伤好发于从事蛇作业(捕捉、圈养、宰杀、从事毒蛇研究)及从事野外作业的人群。人被毒蛇咬伤后,毒液被人体吸收,可造成局部及全身多系统器官损害。

(二)发病机制

根据蛇毒对机体的效应,将毒蛇分为神经毒类、血液毒类、肌肉毒类和混合毒 4 类。毒蛇咬人后,毒液从毒腺经排毒导管流至尖锐的毒牙注入人体,人体吸收后迅速扩散到全身,造成局部组织及全身多系统器官损害,严重者导致死亡。蛇毒成分复杂,其毒性化学成分主要是具有酶活性的多肽和蛋白质。不同蛇的毒性成分不同,一种蛇可含有多种有毒成分,但常以一种成分为主。蛇毒中毒按毒理作用大致分为以下 3 类。

1.神经毒素

主要作用于神经系统。

(1)麻痹伤口局部感觉神经末梢,引起肢体麻木,同时具有阻断运动神经与横纹肌之间的神经传导作用,引起横纹肌迟缓性麻痹瘫痪,导致呼吸肌麻痹,最终导致周围性呼吸衰竭。

(2)兴奋肾上腺髓质中的神经受体,释放肾上腺素,使血压升高;抑制胃肠道平滑肌引起肠麻痹;影响延髓血管运动中枢和呼吸中枢,导致休克和中枢性呼吸衰竭。

2.血液毒素

血液毒素种类多,成分更复杂。各类毒素主要作用于血液和心血管系统,对血细胞、血管内皮细胞及组织有破坏作用,引起凝血、出血、溶血和急性心脏、肾衰竭。如竹叶青、烙铁头、蝰蛇等。

3.肌肉毒素

是细胞毒素的一种,又称心脏毒素。可引起细胞破坏、组织坏死,严重者可出现大片坏死,深达肌肉筋膜和骨膜,导致患肢伤残;还可直接损害心肌,导致心肌细胞变性坏死。如眼镜蛇、海蛇等。

二、病情评估与判断

(一)健康史

评估患者有无毒蛇咬伤史,通过判断致伤蛇外观、咬伤牙痕特点、局部伤情和全身表现来鉴别是否为毒蛇咬伤。一般来说,毒蛇头部多呈三角形,身体花纹色彩鲜明,尾短而细。毒蛇咬伤的伤口一般可见一对大而深的牙痕或两侧小牙痕上方有一对大牙痕。条件允许的情况下可拍照,提供致伤蛇图片,或陪同者将致伤蛇一起带至医院。

(二)临床表现

毒蛇咬伤患者临床表现症状轻重与毒蛇种类、咬伤时注入人体内毒量多少、咬伤部位、就诊时间、现场伤口处理情况等有关。根据蛇毒的主要毒性作用,毒蛇咬伤的临床表现可归纳为以下 4 类:

1.神经毒表现

蛇毒吸收快,伤口反应轻微,常因局部症状不明显导致咬伤后重视不够,一旦出现全身症状,病情进展迅速,危险期是咬伤后 1~2 日,幸存者无后遗症。呼吸衰竭是主要死亡原因。

(1)局部症状:表现轻微,仅有微痒和轻微麻木、疼痛或感觉消失,无明显红肿,出血少。

(2)全身症状:一般在咬伤后 1~3 小时出现全身中毒症状。可出现四肢乏力、头晕、恶心、吞咽困难、言语不清、视物模糊、眼睑下垂、呼吸浅慢、窒息感、呼吸麻痹、惊厥、昏迷等。重症患者呼吸浅快且不规则,最终出现中枢性或周围性呼吸衰竭导致死亡。

2.血液毒表现

因局部症状出现较早,一般早期救治较为及时,但由于发病急、病程较持久,危险期较长。脏器出血、循环衰竭是主要死亡原因,幸存者常遗留局部及相关系统后遗症。

(1)局部症状:咬伤局部肿胀明显,剧痛,伴有出血不止、水疱和局部组织坏死。肿胀迅速向肢体近端蔓延,引起淋巴结炎和淋巴管炎,伤口不易愈合。

(2)全身症状:多在咬伤后 2~3 小时出现。主要表现有:①出血征象轻重不一,轻者皮肤黏膜散在瘀斑、口鼻出血、二便带血;重者出现咯血、颅内出血或多器官出血。②出现溶血性贫血和黄疸、血红蛋白尿、急性肾衰竭。③心率增快、血压升高、心律失常,严重者导致心力衰竭、心搏骤停。④继发 DIC、顽固性休克及 MSOF。

3.肌肉毒表现

海蛇咬伤后除上述神经毒表现外,还有横纹肌瘫痪和肌红蛋白尿,称为肌肉毒损伤。

(1)局部症状:局部剧痛、红肿、水疱和皮肤软组织坏死。肿胀可延及整个患肢,甚至躯干,溃烂坏死严重者可导致患肢残废。

(2)全身症状:心肌损害者可出现心功能不全;横纹肌大量坏死,血中钾离子增高引起严重心律失常。产生的肌红蛋白堵塞肾小管,引起少尿、无尿、急性肾衰竭,并且严重者可出现全身炎症反应综合征,甚至 MODS。

4.混合毒表现

咬伤后可同时出现神经毒、血液毒和肌肉毒的临床表现。如眼镜王蛇咬伤以神经毒表现为主,兼有肌肉毒表现。其临床特点是发病急,局部和全身症状均明显。

(三)辅助检查

1.实验室检查

血常规、凝血功能、生化检查如肝肾功能、电解质等,评估各脏器损害、感染、内环境及组织代谢等情况。

2.影像学检查

心电图、胸片等,评估各器官损害。

三、急救与护理

毒蛇咬伤的救治要遵守现场自救、互救和医学专业救治相结合。总的原则是:①迅速辨明是否为毒蛇咬伤,再分类处理。②立即清除局部毒液,阻止毒素继续吸收,尽快排出已吸收的毒素。③明确毒蛇种类后,尽快使用相应的抗蛇毒血清。④防治各类并发症。

(一)现场急救

现场急救原则:迅速清除和破坏局部毒液,延缓毒液吸收,尽快送医院急诊处理。若一时不能识别是否为毒蛇咬伤,先按毒蛇咬伤急救处理并密切观察。不要饮酒止痛,不要喝咖啡饮料。积极实施以下自救和互救措施。

1.脱离和认蛇

首先远离被蛇咬的地方,将伤者与毒蛇隔离,保证现场环境安全,防止再次被咬伤。其次是尽量记住蛇的基本特征,如蛇外形,颜色,蛇头形状,有条件最好拍摄致伤蛇照片。

2.保持镇定

伤者尽量保持冷静,切勿奔跑,应立即坐下或斜靠位,将伤肢放于低位。

3.解除压力

去除受伤部位的各种受限物品,如戒指、手镯、脚链、手表、较紧的衣(裤)袖等,以免因后续的肿胀导致无法取出,加重局部伤害。

4.制动

尽量全身完全制动,尤其是受伤肢体,可用夹板固定伤肢以保持制动,受伤部位保持在心脏水平以下,转运时可使用门板、担架等将伤者抬送。

5.绑扎

用宽布带或绷带等绑扎伤口近心端,松紧度以被绑扎肢体的远端动脉搏动减弱为宜(不妨碍动脉血的供应)。绑扎后每隔 30 分钟松解 1 次,每次 1~2 分钟。一般等到医院开始有效治疗(如注射抗蛇毒血清、伤口处理)10~20 分钟后方可去除绑扎。

6.促进排毒

若随身带有矿泉水或附近有水源,应立即冲洗伤口数分钟。除有效的负压吸毒和破坏局部蛇毒的措施外,避免迷信草药和其他未经证实或不安全的急救措施。

7.尽早进行医疗干预并转送医院

应用止痛剂、输液、心电监护、吸氧及血样品采集。迅速将患者送往就近医院进一步治疗。

（二）急诊科救治

1.应用特效解毒药物

抗蛇毒血清是目前国际公认的治疗毒蛇咬伤的首选特效解毒药,应用原则是尽早使用、同种专一、异种联合,病情加重可重复应用。一般选用与致伤毒蛇同种抗毒血清,必要时可联用多种抗蛇毒血清。使用方法:抗蛇毒血清 1 支加入 100～250mL 生理盐水中静脉滴注。

2.伤口清创排毒

伤口处理应在使用抗蛇毒血清后及早进行。清创的主要目的是清除可能残留的局部坏死组织、断牙、污染创面或感染灶。伤口肿胀明显,有发展为筋膜室综合征风险者,需及时切开减压;除此以外,伤口不常规要求做预防性切开,避免因切开增加出血和损伤神经、血管或肌腱,诱发感染的风险。可采取负压器吸引伤口,或采用胰蛋白酶或 1/1000 高锰酸钾溶液伤口内注射冲洗,以破坏或排出伤口局部蛇毒。清理坏死皮肤、组织或植皮应在出凝血功能基本恢复,病情稳定后再实施。如确定肢体或指/趾有坏疽,可考虑手术截去坏疽部分。常规应用 TAT 预防破伤风。

3.消肿止痛

是救治蛇咬伤的重要措施之一。可使用阿片类药物止痛。抬高肿胀疼痛的肢体,略高于胸骨角水平,有利于促进血液和淋巴回流及肿胀部位组织间隙的液体回吸收,减轻疼痛和局部压力,促进肿胀消退和疼痛缓解。如局部大水疱或血疱有破裂风险者,应针吸疱液减压,不宜剪切或撕去疱膜。

4.局部解毒

（1）取抗蛇毒血清 1/4～1/2 支、地塞米松 5～10mg、2％利多卡因 5mL 加入生理盐水 20mL 在伤口及周围皮下做环形封闭,可有效地中和伤口周围的蛇毒。

（2）选用胰蛋白酶 2000～4000U 加入注射用水 20mL 或糜蛋白酶局部环形封闭,可直接破坏蛇毒。

（3）选用蛇药制剂,将药片溶化后涂于伤口周围。

5.对症治疗,防治并发症

（1）毒蛇咬伤"伤在皮肉,病在全身",应积极给予脏器功能支持,预防并发症。

呼吸衰竭在毒蛇咬伤中发生率高,出现早,常需数周以上才能恢复,因此,必要时需建立人工气道予呼吸机辅助呼吸。

（2）加强循环支持,及时补液,必要时输注血浆、红细胞。保证每小时尿量≥100mL,注意电解质平衡,同时给予 B 族维生素、营养心肌和保肝药物。

（3）使用糖皮质激素,防治脏器功能衰竭、血小板减少、溶血等。

（三）护理措施

1.即刻护理

急诊接诊后立即送入抢救室,嘱患者卧床,保持呼吸道通畅,伤肢置于低位并制动;遵医嘱做抗蛇毒血清过敏试验。

2.病情观察

蛇毒中毒属于急性、复杂、危重的临床综合征,护理过程中应强化生命体征观察,必要时进行心电监护。观察尿量、尿比重变化,监测肾功能。观察患者有无溶血、出血倾向。观察患者伤口变化情况,有无肿胀、出血、渗液等情况,发现异常及时通知医生。

3.用药护理

静脉滴注抗蛇毒血清等药物时应在健侧肢体给药,速度宜先慢后快,并密切监测患者有无不良反应。伤口外敷蛇药时,应涂抹在伤口周围,避免伤口堵塞影响淋巴液流出。

4.饮食护理

鼓励患者多食新鲜蔬菜、水果等清淡易消化饮食,多饮水,可利尿排毒,保持大便通畅,防止蛇毒内结。

5.心理护理

毒蛇咬伤属意外事件,病情重,病死率较高。向患者及家属说清楚治疗方案、注意事项及预后。告知毒蛇咬伤的可治疗性,帮助患者建立战胜疾病的信心。

(四)健康教育

(1)对多蛇地区的居民和被蛇咬伤机会较多的人群进行蛇咬伤防治知识的宣传教育。人进入草丛前,应先用棍棒驱赶蛇类。在深山丛林中作业与执勤时,应穿长袖上衣,长裤及鞋袜,必要时戴防护手套和鞋靴。

(2)发动群众搞好住宅周围的环境卫生,彻底铲除杂草,清理乱石,堵塞洞穴,消灭蛇类的隐蔽场所,定期开展灭蛇及捕蛇工作。

(3)卫生部门应根据属地蛇类分布特点配备相应的抗蛇毒血清,并对相关人员进行蛇咬伤救治培训,建立健全的蛇伤防治网。

参考文献

[1]孙善碧,刘波,吴玉清.精编临床护理[M].广州:世界图书出版广东有限公司,2021.

[2]顾宇丹.现代临床专科护理精要[M].郑州:河南大学出版社,2021.

[3]王海峰,于秀月,王立霄,等.外科疾病诊疗与临床护理[M].沈阳:辽宁科学技术出版社,2022.

[4]纪伟仙,王玉春,郭琳,等.基础护理学与护理实践[M].哈尔滨:黑龙江科学技术出版社,2022.

[5]王秀萍,马显华,李惠贤,等.临床内科疾病诊治与护理[M].西安:西安交通大学出版社,2022.

[6]李密密,杨晓冉,刘东胜,等.现代常见病临床护理[M].青岛:中国海洋大学出版社,2022.

[7]王红霞,张艳艳,武静,等.基础护理理论与专科实践[M].成都:四川科学技术出版社,2022.

[8]宋丽娜.现代临床各科疾病护理[M].北京:中国纺织出版社,2022.

[9]高敏敏,滕晓辉,高玉娟,等.临床护理技术与专科实践[M].哈尔滨:黑龙江科学技术出版社,2022.

[10]孔翠,马莲,谭爱群.常见疾病基础护理实践[M].广州:世界图书出版广东有限公司,2021.

[11]李丛言,徐淑爽,刘金凤,等.临床常见疾病诊治与护理[M].西安:西安交通大学出版社,2022.

[12]陈倩,闫利利,张敏,等.实用常见病护理进展[M].哈尔滨:黑龙江科学技术出版社,2022.

[13]刘燕,冯德云,祝梅,等.基础护理技术与临床应用[M].哈尔滨:黑龙江科学技术出版社,2022.

[14]姚会,祭晓博,宋庆燕,等.临床多发病护理精粹[M].哈尔滨:黑龙江科学技术出版社,2022.

[15]张锦军,邹薇,王慧,等.临床实用专科护理[M].哈尔滨:黑龙江科学技术出版社,2022.

[16]韩清华.临床常见专科护理要点与实践[M].成都:四川大学出版社,2022.